国家癌症中心肿瘤专家答疑丛书

应对甲状腺癌专家谈

YINGDUIJIAZHUANGXIANAI ZHUANJIATAN

王晓雷　主编

中国协和医科大学出版社

图书在版编目（CIP）数据

应对甲状腺癌专家谈／王晓雷主编. —北京：中国协和医科大学出版社，2013. 10

（国家癌症中心肿瘤专家答疑丛书）

ISBN 978-7-81136-930-4

Ⅰ. ①应… Ⅱ. ①王… Ⅲ. ①甲状腺疾病-癌-诊疗 Ⅳ. ①R736. 1

中国版本图书馆 CIP 数据核字（2013）第 178102 号

国家癌症中心肿瘤专家答疑丛书

应对甲状腺癌专家谈

主　　编：王晓雷
责任编辑：吴桂梅

出版发行：**中国协和医科大学出版社**
（北京市东城区东单三条 9 号　邮编 100730　电话 010-65260431）
网　　址：www. pumcp. com
经　　销：新华书店总店北京发行所
印　　刷：涿州市汇美亿浓印刷有限公司

开　　本：710×1000　1/16 开
印　　张：18. 5
字　　数：200 千字
版　　次：2014 年 4 月第 1 版
印　　次：2022 年 1 月第 5 次印刷
定　　价：29. 80 元

ISBN 978-7-81136-930-4

国家癌症中心肿瘤专家答疑丛书

编辑委员会

国家癌症中心肿瘤专家答疑丛书

应对甲状腺癌专家谈

主　　编： 王晓雷

副主编： 吴跃煌

编　　者（按姓氏笔画排序）：

王　力　王　铸　王子平　王珊珊　王晓雷
王海燕　王懋杰　车轶群　丛明华　叶霈智
田爱平　乔友林　刘　炬　刘　敏　刘　鹏
刘跃平　吕　宁　孙　莉　朱　宇　毕新刚
许潇天　闫　东　齐　军　吴　宁　吴秀红
吴宗勇　吴晓明　吴跃煌　张海增　张燕文
李　宁　李　槐　李树婷　李彩云　李喜莹
杨宏丽　周冬燕　易俊林　郑　容　姚利琴
宣立学　赵方辉　赵东兵　赵京文　赵国华
赵维齐　徐　波　徐志坚　耿敬芝　袁正光
高　佳　黄初林　黄晓东　彭　涛　董莹莹
董雅倩　蒋顺玲　韩彬彬　魏葆珺

序

近些年来，随着我国的城镇化和人口老龄化不断加快，“癌症”这个词汇越来越频繁地出现在各种媒体，成为大众关注的话题。据统计，从世界范围来看，癌症发病率约以年均 3%左右的速度递增，现已成为人类第一位死因。《2012 中国肿瘤登记年报》统计，我国每年新发癌症病例 350 万，约 250 万人被癌症夺去生命。今后 10 年，中国的癌症发病率与死亡率仍将继续攀升。癌症耗费了大量的卫生资源，给整个社会造成了巨大的压力，也给癌症患者和家庭带来了身体上和精神上的痛苦以及沉重的经济负担。由于大多数晚期癌症疗效欠佳，所费不菲，这使得大众误以为所有的癌症都难以治愈且代价高昂，由此对癌症产生了恐惧心理。然而事实上并非如此，国际抗癌联盟（UICC）2010 年发表的研究结果，1/3 的癌症是可以预防的，1/3 的癌症是可以治愈的。如果能做到积极预防、及早发现、规范治疗，大多数癌症是有希望治好的。

在这场人类与癌症之间展开的没有硝烟的战斗中，仅仅凭借医务人员的努力是远远不够的。作为抗击癌症的主力军，医务人员不仅需要在治疗病患方面尽心竭力，还要将正确的抗癌知识通过各种形式的科普宣传与社会各界所有关心抗癌事业的人士分享，让更多的人正确的认识癌症。要将全社会各个层面的医疗活动的参与者都吸引到这个抗击癌症的队伍中来，政府、社会、防治机构、医务人员、研究人员、患者和家属，以及各界的热心人士携手并肩，汇聚力量，共同抗击癌症。

中国医学科学院肿瘤医院作为国家癌症中心的依托机构，拥有专业的医疗团队和先进的医疗水平，在肿瘤预防、肿瘤研究、早诊早治、多学科综合治疗等领域都做了大量的工作，取得了很多成绩。中国医学科学院肿瘤医院很早就认识到肿瘤防治需要社会的广泛参与，认识到防癌科普宣传的重要意义，长期以来不遗余力的通过报纸、电视、出版物、公益活动等多种形式普及癌症的防治知识。《国家癌症中心肿瘤专家答疑丛书》就是中国医学科学院肿瘤医院的名医专家们为大众奉献的一部内容新颖、形式生动的防癌科普丛书。

这部科普丛书涵盖了常见的18个癌种，通俗易懂、图文并茂，从癌症预防、研究到临床等多个不同角度深入浅出地解析肿瘤防治知识。充分体现了作者们传播健康生活方式、倡导正确防癌治癌的理念。希望广大读者能从中受益，拥有更加健康、更高质量的生活，享受更加美好的明天。

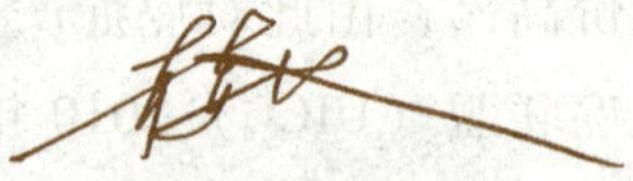

中国科学院院士

中国医学科学院肿瘤医院院长

2013年12月

前言

从全球发达国家癌症的发病规律中，我们看到癌症的发病率在一定阶段随经济的快速发展而呈增长趋势。在社会、人们给予普遍重视并采取相应措施之后，发病状况将逐渐趋缓。人类在攻克癌症的科学探索中取得的每一点进步，都将对降低癌症的发病率、提高癌症的治愈率起到不可低估的作用。我国目前正处在癌症的高发阶段，我们常常听到、看到以及周围的同事、亲友都有癌症发生，癌症离我们越来越近，癌症就在我们身边。癌症究竟是怎么回事，怎样才能减少患癌症的风险，得了癌症怎么办……，这些都是癌症患者、家属乃至大众问得最多的问题。为了帮助大家解除疑惑，了解更多相关知识，在癌症的治疗、康复和预防上给予专业性的指导，我们编写了这套丛书，希望能够协助患者、家属正确面对癌症，以科学的态度勇敢地与医务工作者共同战胜疾病。

《国家癌症中心肿瘤专家答疑丛书》（以下简称《丛书》）包括肺癌、胃癌、结直肠癌、肝癌、食管癌、膀胱癌、胰腺癌、淋巴瘤、肾癌、乳腺癌、宫颈癌、卵巢癌、鼻咽癌、下咽癌、喉癌、甲状腺癌、脑瘤、骨与软组织肿瘤等18种常见癌症，分为18个分册，方便读者选用。《丛书》以癌症的诊断、治疗、预防和康复为主线，介绍了癌症的临床表现、诊断、治疗方法、复查、预防与查体、心理调节以及认识癌症、病因的探究、如何就诊等相关内容。书后附有治疗癌症的案例供读者参考。书中内容均为当前在癌症预防、诊断、治疗、科研中的最新成果。例如，对一些癌症目前正在探索中的方法进行了客观的介绍；对于癌症的发生原因，也尽量将复杂的专业问题以简洁的语言呈现给读者。书中的观点、方法均以科学研究与临床实践为依据，严谨准确，坚决杜绝用伪科学引导、误导读者，帮助患者适时的选择治疗方法正确就医、康复。《丛书》中应读者需要还纳入了有关营养饮食、心理调节内容，在癌症的治疗康复中扩大了医疗之外的视野，提示患者和家属应更加关注合理的饮食和心理调节的重要性。为了更加贴近患者和家属，《丛书》采取了问答形式，读者找到问题便可以得到答案，方便读者使用。书后的“名家谈肿瘤”，是本书的另一特色，这些权威实用的科普内容，是专家们多年科学研究的成果和临床诊疗经验的总结，是奉献给读者的科普精粹。

《丛书》各册的主编都是长期工作在临床一线的医生，参加《丛书》撰写的作者都是活跃在本专业领域的中青年专家、业务骨干。部分资深专家也加入到编者行列，为了帮助癌症患者，普及科学知识，大家聚集在一起，在繁忙的临床科研教学工作中挤出时间撰写书稿。有的分册在编写前还向患者征集问题或将初稿送患者阅读修改。每本分册都是专家与读者的真诚对话，真心交流，字里行间流露出专家对读者的一片热忱、一份爱心。《丛书》的编写覆盖了肿瘤内科、外科、麻醉、诊断、放疗、病理、检验、药理、营养、护理、肿瘤病因、免疫、流行病学等肿瘤临床、肿瘤基础领域的专业知识，参编专家100余人。有些专家特为本书撰写的稿件已经可以自成一册，因为篇幅所限，只摘取了其中少部分内容。大家都有一个共同的心愿：为读者提供最好的读物。我们邀请肿瘤知名专家陆士新、孙燕、程书钧、黄国俊、屠规益、殷蔚伯、储大同、唐平章、赵平为《丛书》撰稿，他们都欣然同意，在百忙中很快将稿件完成。《丛书》是参与编辑人员集体的奉献。在书稿的编写出版过程中还有很多令人感动的故事，点点滴滴都体现了专家们从事医学科学的职业追求和职业品格，令人敬佩，值得学习。在此，对参加《丛书》撰写的专家、学者及所有人员表示衷心的感谢！还要特别感谢原中国科普研究所所长袁正光教授，从另一角度补上了癌症患者应如何对待死亡一页，为我们能够正视死亡、坦然面对死亡揭开了一层面纱。策划编辑张平同志，在18本《丛书》的组稿、修改、协调、联络全过程中发挥了中心作用，做出了重要贡献，在此对她表示感谢！

《丛书》作为科普读物还存在着许多不足，由于专家们希望为读者提供更多的专业知识，书中的内容、用语仍然偏专业些，为此在每册书的最后都列出了一些专业名词解释，有助于读者进一步学习相关专业知识，提高科学认知。

最后，希望《丛书》能够给予读者更多的帮助。患者在这里可以找到攻克癌症的同盟军，我们将共同努力，为战胜疾病、恢复健康而奋斗。作为科普读物，本书还有诸多不足，请广大读者给予指正。

丛书主编
国家癌症中心副主任
中国医学科学院肿瘤医院党委书记
2013年10月1日于北京

目录

一、临床表现篇

1. 什么是临床表现？/ 1
2. 发热、乏力、厌食是不是肿瘤患者特有的症状？/ 1
3. 甲状腺癌最常见的临床表现是什么？/ 2
4. 早期甲状腺癌患者有哪些临床表现？/ 2
5. 晚期甲状腺癌患者有哪些临床表现？/ 2
6. 甲状腺癌患者为什么会出现说话声音沙哑？/ 3
7. 为什么有些甲状腺癌患者会出现腹泻？/ 3
8. 为什么有的甲状腺癌患者会自己延误诊治？/ 3
9. 如何自我检查甲状腺癌？/ 4
10. 甲状腺癌颈部转移的淋巴结自我检查有什么特点？/ 4
11. 甲状腺癌患者有哪些常见体征？/ 5
12. 甲状腺肿物生长迅速说明什么？/ 5
13. 什么是恶病质？/ 6

二、诊断篇

14. 甲状腺结节都是癌吗？/ 7
15. 发现甲状腺癌最简单的方法是什么？/ 7
16. 如何做甲状腺的自我检查？/ 8
17. 什么是甲状腺的核素扫描？/ 8
18. 甲状腺有结节的患者一定要做核素扫描吗？/ 8
19. 鉴别甲状腺肿物的良、恶性应首选哪项检查？/ 9
20. 如何读懂甲状腺超声检查报告？/ 9
21. 甲状腺癌患者一定要做 CT 检查吗？/ 10
22. 一旦确诊甲状腺癌还需要做 PET-CT 吗？/ 10
23. 超声或 CT 检查发现颈部淋巴结

肿大就是肿瘤转移了吗？/ 11
24. 甲状腺癌患者是做CT检查好还是做MRI好？/ 11
25. 对甲状腺结节一定要做穿刺活检吗？/ 12
26. 甲状腺穿刺活检有哪些检查方法？/ 12
27. 哪种甲状腺穿刺方法更好一些？/ 13
28. 甲状腺穿刺有危险吗？会引起肿瘤扩散吗？/ 13
29. 如何看懂细针穿刺细胞学检查报告？/ 14
30. 如何区分肿物是来自甲状腺还是甲状旁腺？/ 14
31. 身体其他部位有癌，甲状腺上有结节是转移了吗？/ 15
32. 诊断甲状腺癌颈部淋巴结转移是选用CT还是超声检查好？/ 15
33. 为什么甲状腺癌患者还需要做喉镜检查？/ 15
34. 哪些甲状腺癌患者需要做气管镜检查？/ 16
35. 哪些甲状腺癌患者需要做食管镜检查？/ 16
36. 甲状腺癌患者为什么要做肺部检查？/ 16
37. 甲状腺癌肺部检查是选用X线胸片还是CT好？/ 17
38. 靠抽血能查出甲状腺癌吗？/ 17
39. 什么是肿瘤标志物？/ 17
40. 去医院抽血化验能查几种肿瘤标志物？/ 18
41. 怀疑某种肿瘤时，为什么医生常要求查几种肿瘤标志物？/ 20
42. 什么是肿瘤标志物的灵敏度？/ 20
43. 什么是肿瘤标志物的特异性？/ 21
44. 临床上针对甲状腺肿瘤诊疗常用的血液检验项目有哪些？/ 21
45. 为什么甲状腺癌患者需要定期检验血清促甲状腺素水平？/ 21
46. 甲状腺素有哪些类型？/ 22
47. anti-TSHR是什么，有什么临床意义？/ 22
48. 什么是降钙素？检测血液中降钙素水平有什么临床意义？/ 23
49. 什么是PTH？有什么临床意义？/ 23
50. 什么是TG与ATG？有什么临床意义？/ 24

51. 什么是T-Uptake？／24
52. 不同医疗机构检测的甲状腺激素结果有可比性吗？／25
53. 哪些检查需要空腹？／26
54. 为何要空腹抽血？／26
55. 肿瘤患者复查时检测肿瘤标志物正常，是否还需要继续做影像学检查么？／28
56. 什么是晨尿？尿常规分析为什么一般要求留取晨尿进行检测？／28
57. 什么是中段尿？留取合格的尿常规分析标本有哪些注意事项？／29
58. 尿培养中有细菌一定是尿路感染吗？／29
59. 如何留取粪便常规检查标本？／30
60. 什么是粪便潜血检查？有哪些疾病会出现粪便潜血阳性？／30
61. 留取粪便潜血标本需要做哪些准备？／31
62. 甲状腺癌是如何分期的？／31

三、治疗篇

63. 一旦确诊甲状腺结节是良性的，需要诊治吗？／33
64. 如何治疗青少年的甲状腺结节？／33
65. 什么是综合治疗？／33
66. 甲状腺癌有哪些治疗方法？／34
67. 甲状腺癌主要治疗方法是什么？／34
（一）外科治疗／35
68. 什么是根治性手术？什么是姑息性手术？／35
69. 什么是择期手术、限期手术和急诊手术？／36
70. 甲状腺结节都需要手术治疗吗？／36
71. 手术会刺激甲状腺癌转移吗？／37
72. 手术前为什么要做全面检查？／37
73. 为什么要签署知情同意书？／38
74. 术前需要履行哪些知情同意手续？什么人有资格签署手术知情同意书？／38
75. 手术知情同意书中写了那么多并发症，是否都会发生？／40
76. 手术前医生会向患者及家属交代哪些内容？／40
77. 手术前医生找患者谈话，患者

及家属需要了解哪些内容？/41
78. 手术前患者为什么需要禁食、禁水？/41
79. 月经期患者能接受手术吗？/42
80. 手术日患者家属应该做点什么？/42
81. 为什么手术前需要患者做好心理准备？/42
82. 为什么手术前需要患者进行呼吸道准备？/43
83. 手术前一天为什么要做手术区域皮肤准备？/43
84. 甲状腺癌合并甲状腺功能亢进症患者做手术有危险吗？/44
85. 对甲状腺癌合并糖尿病患者做手术有风险吗？/44
86. 对甲状腺癌合并高血压患者做手术有风险吗？/44
87. 有颈椎病或做过颈椎手术的患者能接受甲状腺手术吗？/45
88. 甲状腺癌患者手术前不能吃饭、喝水，能吃降血糖药吗？/45
89. 甲状腺癌患者手术前不能进食，能吃降压药吗？/45
90. 甲状腺癌患者术前抗凝药需要停吗？/46
91. 为什么有的甲状腺癌患者术前要放鼻饲管？/46
92. 手术日需要患者做什么准备？/46
93. 手术前患者特别紧张怎么办？/47
94. 手术有什么流程？/47
95. 患者进入手术室后，医务人员为什么要反复核对患者信息？/47
96. 为什么患者在手术室会感觉比较冷？/48
97. 手术小组主要有哪些人员参加？/49
98. 主要麻醉方法有哪些？/49
99. 什么是全身麻醉？/49
100. 全身麻醉对大脑会不会有损伤？/50
101. 什么是局部麻醉？/50
102. 什么是局麻强化麻醉？/51
103. 通常所说的“全麻”或“半麻”指的是什么？/51
104. 麻醉有什么风险吗？/51
105. 为什么老年人的麻醉风险比年轻人大？/52
106. 麻醉医生做些什么工作呢？/52
107. 为什么麻醉医生术前要访视患者？/53
108. 麻醉医生为什么要询问患者的

既往病史和目前的身体状况？/ 54
109. 麻醉医生为什么要了解患者的吸烟史和饮酒量？/ 54
110. 术前戒烟多长时间有效？/ 55
111. 患者可以选择麻醉方式吗？/ 55
112. 为什么要签署麻醉知情同意书？家属可以代签吗？/ 55
113. 为什么对甲状腺癌患者建议采用全身麻醉？/ 56
114. 术前化疗对麻醉有影响吗？/ 56
115. 什么是气管插管？难受吗？/ 57
116. 患者应该怎样配合麻醉和手术？/ 57
117. 松动的牙齿或假牙对麻醉有什么影响吗？/ 58
118. 什么是麻醉恢复室？/ 58
119. 全身麻醉结束后醒来时患者会有什么感觉？/ 59
120. 手术结束后会出现哪些状况？患者什么时候才能回病房？/ 59
121. 哪些患者需要到重症监护室监护？/ 60
122. 甲状腺手术后的瘢痕大吗？/ 60
123. 同样是甲状腺癌手术，为什么有的伤口长，有的伤口短？/ 61
124. 甲状腺乳头状癌患者应切除多少甲状腺组织为好？/ 61
125. 两侧甲状腺上都有结节，要切除整个甲状腺吗？/ 62
126. 为什么有时只有一侧腺体上有肿瘤，却要切除整个甲状腺？/ 62
127. 按良性做的甲状腺癌手术后还需要再次手术吗？/ 62
128. 甲状腺癌淋巴结转移分几个区域？/ 63
129. 甲状腺癌患者为什么要清扫气管、食管沟淋巴结？/ 63
130. 为什么做完甲状腺手术，残余的甲状腺上还有结节？/ 64
131. 手术当中的冰冻检查报告准确吗？/ 64
132. 甲状腺乳头状癌侵犯了周围组织器官时怎么办？/ 64
133. 甲状腺乳头状癌患者一定要清扫颈部淋巴结吗？/ 65
134. 哪些甲状腺乳头状癌患者需要做颈淋巴结清扫？/ 66
135. 颈淋巴清扫（切除）手术的范围有多大？对外观影响大吗？/ 66

136. 甲状腺滤泡状癌该如何治疗？/ 66
137. 甲状腺髓样癌该如何治疗？/ 67
138. 甲状腺未分化癌患者可以采用手术治疗吗？/ 67
139. 甲状腺未分化癌患者应以什么治疗方法为主？/ 67
140. 什么是甲状腺微小癌、隐性癌及多中心性癌？/ 68
141. 甲状腺的手术复杂吗？/ 68
142. 甲状腺手术后并发症与哪些因素有关？/ 68
143. 如果出现术后并发症，患者和家属应该怎么办？/ 69
144. 为什么有的患者术后需要再次返回手术室处理？/ 70
145. 为什么甲状腺癌患者手术后床旁要备气管切开包？/ 70
146. 为什么有的甲状腺癌患者需要做气管切开？/ 71
147. 气管切开和气管造瘘可以关闭吗？需要多长时间？/ 71
148. 为什么有的甲状腺癌患者手术后要放置鼻饲管？多长时间可以拔除？/ 72
149. 为什么有的甲状腺癌患者手术后进食呛咳？/ 72
150. 为什么有的甲状腺癌患者手术后高音唱不上去？/ 73
151. 为什么有的甲状腺癌患者手术后出现声音嘶哑？/ 73
152. 甲状腺癌患者手术后声音嘶哑能恢复吗？/ 74
153. 甲状腺癌患者手术后为什么会嗓子疼？/ 75
154. 为什么有的甲状腺癌患者手术后出现手脚麻木？/ 75
155. 甲状腺癌患者手术后出现的甲状旁腺功能减退会缓解吗？/ 75
156. 如何治疗甲状腺癌患者术后出现的甲状旁腺功能减退？/ 76
157. 为什么有时颈部引流管可引出乳白色液体？/ 76
158. 手术后患者出现乳糜漏该如何处理？/ 77
159. 为什么颈淋巴结清扫手术后患者会感觉耳垂、脖子麻木，肩膀酸痛、发沉？/ 77
160. 为什么颈淋巴结清扫术后患者会出现脸肿？/ 77
161. 为什么颈淋巴结清扫术后患者会出现抬肩困难，如何纠正？/ 78
162. 为什么做了颈淋巴结清扫术后颈部还会有淋巴结？/ 78
163. 为什么甲状腺癌手术后有的患

者会出现进食阻挡感？/ 78
164. 术后伤口疼痛怎么办？/ 78
165. 术后疼痛对患者有什么影响？/ 79
166. 有哪些常用的术后镇痛方法？/ 79
167. 术后患者躁动怎么办？/ 80
168. 术后恶心、呕吐与麻醉有关吗？/ 80
169. 如何帮助患者术后尽快康复？/ 80
170. 家属在癌症患者术后护理中可以帮助做些什么？/ 81
171. 手术后患者该如何配合，利于身体的恢复？/ 83
172. 为什么手术后患者会出现发热？/ 84
173. 为什么手术后患者要进行早期活动？/ 84
174. 什么是下肢静脉血栓？/ 85
175. 下肢静脉血栓有什么危害？/ 85
176. 如何预防下肢静脉血栓？/ 85
177. 如何正确有效地穿弹力袜？/ 86
178. 出院后还需要继续穿弹力袜吗？/ 87
179. 弹力袜如何保养？/ 87
180. 下肢静脉血栓会有哪些表现？/ 87
181. 术后患者什么时候可以开始吃东西？/ 88
182. 甲状腺术后近期饮食有哪些注意事项？/ 88
183. 什么是清流食、流食、半流食和软食？/ 90
184. 患者术后不能吃饭会影响伤口愈合吗？/ 91
185. 甲状腺手术后几天能拆线？拆线后几天可以洗澡？/ 91
（二）放射治疗/ 92
186. 什么是放射治疗（放疗）？/ 92
187. 放疗和核辐射有关系吗？/ 92
188. 放疗对甲状腺癌有效吗？/ 93
189. 放疗可取代手术治疗吗？/ 94
190. 甲状腺癌患者一定需要放疗吗？/ 94
191. 什么时候才考虑甲状腺癌放疗？/ 95
192. 哪些患者不能耐受放疗？/ 95
193. 放疗前患者需要做哪些心理准备？/ 95
194. 放疗的流程是怎样的？/ 96
195. 什么是放疗计划设计？/ 96
196. 为什么要做放疗计划设计？/ 97
197. 什么是放疗的靶区勾画？/ 97
198. 放疗对患者的着装有什么要

求？/ 98
199. 头颈部放疗前为什么要拔除坏牙？/ 98
200. 头颈部放疗对头发有什么要求？/ 98
201. 放疗前吃东西少或吃不进东西应该怎么办？/ 99
202. 若放疗前置入营养管影响放疗效果吗？/ 99
203. 糖尿病会增加放疗风险吗？如何应对？/ 99
204. 有哪些治疗肿瘤的放疗技术？/ 100
205. 什么是术前放疗或术前同期放化疗？/ 100
206. 放疗期间可以联合靶向药物吗？/ 101
207. 什么是放射增敏剂？/ 101
208. 什么情况需要用放射增敏剂？/ 102
209. 放疗增敏剂有什么不良反应？用放疗增敏剂有什么要求？/ 102
210. 放疗过程中身体会出现哪些反应？/ 102
211. 癌症患者放疗期间怎么应对合并症？/ 103
212. 放疗中营养支持为什么特别重要？放疗中什么食物不能吃？/ 103
213. 放疗期间如何保护皮肤？/ 104
214. 放疗期间应该怎样补充营养？/ 105
215. 放疗期间不想吃饭怎么办？/ 105
216. 放疗过程中有哪些营养支持方法？/ 106
217. 放疗期间白细胞减少怎么办？需要停止放疗吗？/ 107
218. 放疗期间需要使用治疗辐射损伤的药物吗？/ 107
219. 放疗期间如果机器坏了，放疗中断会影响疗效吗？/ 107
220. 放疗期间患者能洗澡吗？/ 108
221. 接受放疗期间的患者能和亲人接触吗？/ 109
222. 放疗期间患者可以做运动吗？/ 109
223. 放疗过程中为什么要进行中期疗效评价？/ 109
224. 如何自我检测放疗的效果？/ 110
225. 放疗的不良反应可以预防和减轻吗？/ 111
226. 头颈部放疗有什么后遗症吗？/ 112
227. 皮肤和黏膜反应在放疗结束后还需要持续多久？/ 112

228. 放疗后什么时候复查？复查时需要查哪些项目？/ 113
229. 放疗结束后还需要继续使用放疗辐射损伤保护的药物吗？/ 113
230. 放疗后肿瘤复发了应该注意什么？/ 113
231. 放疗后肿瘤患者在日常生活中需要注意什么？/ 114
（三）内科治疗/ 114
232. 什么叫内分泌治疗？/ 114
233. 什么是分化型甲状腺癌患者术后的内分泌治疗？/ 115
234. 分化型甲状腺癌患者手术后为何要通过服用甲状腺激素来抑制促甲状腺素的水平？/ 115
235. 有哪些目前常用的甲状腺素制剂？/ 116
236. 甲状腺激素替代治疗中应注意哪些问题？/ 117
237. 切除的是甲状腺右叶，可以服用左旋甲状腺素钠吗？/ 117
238. 甲状腺素制剂有不良反应吗？/ 117
239. 孕妇能吃甲状腺素制剂吗？/ 118
240. 什么叫化学药物治疗（化疗）？/ 119
241. 甲状腺癌患者需要化疗吗？/ 119
242. 术后多长时间开始化疗比较合适？/ 120
243. 化疗过程中会出现哪些不良反应？/ 120
244. 如何减轻化疗的不良反应？/ 120
245. 接受放、化疗的肿瘤患者为什么要频繁进行血常规检查？/ 121
246. 化疗中出现白细胞减少应如何处理？应注意哪些问题？/ 121
247. 化疗中出现血小板减少应如何处理？应注意哪些问题？/ 122
248. 化疗中出现贫血应如何处理？应注意哪些问题？/ 122
249. 化疗患者为什么会掉头发？如果掉头发该怎么办？/ 123
250. 化疗期间饮食应注意些什么？有忌口吗？/ 123
251. 化疗后呕吐怎么办？/ 124
252. 化疗后粪便干燥怎么办？/ 125
253. 化疗后手指和脚趾麻木怎么办？/ 125
254. 化疗后出现口腔黏膜炎和溃疡，有什么办法可以减轻疼痛？/ 125
255. 化疗后恶心，但又吐不出来怎么办？/ 126

256. 化疗期间可以上班吗？/ 127
257. 抗肿瘤化疗药物有哪几大类？/ 127
258. 应该如何选择进口药物和国产药物？/ 128
259. 为什么大多数化疗方案需要联合几种化疗药进行？/ 128
260. 什么是化疗耐药？/ 129
261. 化疗周期是指一个星期吗？/ 129
262. 化疗是天天做吗？/ 129
263. 如何正确对待化疗，消除恐惧？/ 130
264. 是不是化疗的不良反应越大疗效越好？/ 130
265. 怎么才能知道化疗药物是否有效？/ 131
266. 如何评价化疗效果？/ 131
267. 化疗多长时间可以看出疗效？/ 131
268. 什么是化疗方案？/ 132
269. 如何根据患者的耐受制订化疗方案？/ 132
270. 接受放化疗需要定期检测哪些指标？有什么意义？/ 133
271. 如果多种化疗方案均无效怎么办？/ 133
272. 什么是生物治疗？/ 133
273. 根治性甲状腺癌术后应用干扰素-α或白介素-2能预防复发和转移吗？/ 134
274. 细胞免疫治疗对晚期甲状腺癌的效果怎么样？/ 134
275. 什么是靶向治疗？/ 134
276. 生物靶向治疗和化学治疗是一回事吗？/ 135
277. 根治性甲状腺癌术后应用靶向药物是否能预防复发和转移？/ 135
(四) 介入治疗/ 136
278. 什么是肿瘤的介入治疗？/ 136
279. 肿瘤的介入治疗有哪些方法？/ 136
280. 甲状腺癌适合介入治疗吗？/ 136
281. 什么是动脉栓塞术？什么是化疗栓塞术？/ 136
282. 经血管介入治疗时有哪些常用的造影剂和栓塞剂？/ 137
283. 与外科手术相比介入治疗肿瘤有哪些特点？/ 137
284. 非血管性介入治疗恶性肿瘤的方法有哪些？/ 137
285. 介入治疗前需要做哪些准备？/ 138
286. 经过血管介入治疗肿瘤有哪些并发症？/ 138
287. 什么是肿瘤栓塞后综合

征？/ 138
288. 经动脉栓塞术后为什么会出现发热？/ 139
289. 如何处理经动脉栓塞术后发热？/ 139
290. 动脉栓塞治疗后为什么会出现疼痛？/ 139
（五）能量消融/ 140
291. 什么是能量消融治疗？/ 140
292. 甲状腺癌适合能量消融治疗吗？/ 140
293. 物理消融的禁忌证是什么？/ 140
（六）核素治疗/ 141
294. 什么是放射性核素治疗？/ 141
295. 放射性核素能治疗肿瘤吗？/ 141
296. 放射性核素主要用于哪些肿瘤的治疗？/ 142
297. 应用放射性核素治疗安全吗？/ 142
298. 晚期肿瘤患者中骨转移发生率是多少？/ 142
299. 放射性核素治疗骨转移的效果如何？/ 143
300. 临床上常用什么放射性药物治疗骨转移？/ 143
301. 哪些患者适合接受放射性核素治疗？/ 143
302. 哪些患者不宜接受放射性核素治疗？/ 144
303. 甲状腺癌患者有淋巴结转移一定要做核素治疗吗？/ 144
304. 放射性核素治疗骨转移有哪些常见的不良反应？/ 144
305. 甲状腺癌肺转移如何治疗？/ 145
306. 为什么用^{131}I治疗甲状腺癌？/ 145
307. 哪些甲状腺癌患者适合接受^{131}I治疗？/ 145
308. 哪些甲状腺癌患者不宜接受^{131}I治疗？/ 146
309. 为什么有些甲状腺癌患者手术后还需要应用^{131}I治疗？/ 146
310. ^{131}I治疗有不良反应吗？/ 146
311. 接受^{131}I治疗后患者有什么注意事项？/ 147
312. 核素治疗会对周围人造成辐射吗？/ 147
313. 核素治疗期间为什么要停用甲状腺素制剂和限制含碘饮食？/ 147
314. 常见含碘的药物和食物有哪些？/ 148
（七）中医中药治疗/ 148
315. 中医治疗甲状腺癌有效吗？/ 148

316. 中医在肿瘤治疗中有哪些优势？/ 149
317. 中药中有抗癌药物吗？/ 149
318. 中医药配合放、化疗能同时使用吗？/ 150
319. 中医药治疗肿瘤的基本治法是什么？/ 151
320. 肿瘤患者，放、化疗后练习气功是否有益？/ 152
（八）癌痛的治疗/ 152
321. 什么是癌性疼痛？疼痛分几级？/ 152
322. 疼痛程度分为几级？每级的标准是什么？/ 154
323. 甲状腺癌晚期疼痛吗？/ 154
324. 如何向医生描述疼痛？/ 154
325. 癌症患者感到疼痛有哪些原因？/ 155
326. 疼痛有哪些伴随症状？/ 155
327. 治疗癌痛三阶梯镇痛方案是什么？/ 155
328. 三阶梯镇痛方案的基本原则是什么？/ 156
329. 三阶梯镇痛方案有哪些常用镇痛药？/ 157
330. 什么是药物的耐药性？镇痛药也能产生耐药性吗？/ 158
331. 什么是药物的依赖性？镇痛药会产生依赖性吗？/ 158
332. 什么是阿片类镇痛药？/ 159
333. 什么是非阿片类镇痛药？/ 159
334. 长期用阿片类镇痛药会成瘾吗？/ 160
335. 癌痛应该从什么时候开始镇痛治疗？/ 160
336. 非阿片类药吃了不管用，多吃点就行了吗？/ 161
337. 阿片类药物是治疗癌痛的首选吗？/ 161
338. 阿片类药物的不良反应有哪些？出现后应立即停药吗？/ 162
339. 害怕增加阿片类药物剂量，部分缓解疼痛就可以凑合了？/ 162
340. 一旦使用阿片类药就不能停止，需要终身用药吗？/ 163
341. 长期服用阿片类药物的患者有最大剂量的限制吗？/ 163
342. 两个长效阿片类药物能否联合使用？/ 164
343. 口服阿片类控释片控制疼痛趋于稳定，但有时会出现突发性疼痛怎么办？/ 164
344. 哌替啶（杜冷丁）是最安全有效的镇痛药吗？/ 165
345. 癌痛患者在接受其他抗肿瘤治疗的同时可以使用镇痛药吗？/ 165

346. 特殊原因导致的癌痛怎么办? / 165
347. 癌痛患者如果合并神经病理性疼痛怎么办? / 166
348. 治疗癌痛除口服镇痛药外，还有哪些方法? / 166
349. 癌痛患者进行心理治疗有意义吗? / 166
（九）输血/ 167
350. 甲状腺手术出血多吗? 手术中需要输血吗? / 167
351. 手术中是否需要输血? / 167
352. 输家属的血是否更安全? / 168
353. 什么是全血? / 168
354. 什么是成分血? / 169
355. 全血和成分输血的疗效哪种更好? / 169
356. 临床常用的红细胞成分血有哪些? / 170
357. 什么是新鲜冰冻血浆? / 170
358. 血型检测有哪些常见结果? / 170
359. 何时需要输注红细胞? / 171
360. 何时需要输注新鲜冰冻血浆? / 171
361. 肿瘤患者输血有哪些风险? / 172
362. 肿瘤患者输血会促进肿瘤的复发吗? / 172
363. 什么是自身输血? / 173
364. 哪些患者适合自身输血? / 173
365. 如何评价血液输注后的效果? / 174
（十）营养/ 174
366. 营养和食物是一回事吗? / 174
367. 什么是膳食? / 174
368. 如何平衡膳食? / 175
369. 有哪些常规膳食? / 176
370. 如何配置普食? / 176
371. 如何配置软食? / 176
372. 如何配置半流质饮食? / 176
373. 如何配置流质饮食? / 177
374. 什么是膳食宝塔? / 177
375. 哪些食物有抗癌作用? / 178
376. 哪些食物中可能含有致癌因素? / 178
377. 营养支持有什么作用? / 179
378. 有哪些肠外营养输注方式? / 179
379. 什么是营养素? 有什么功能? / 179
380. 什么是膳食纤维，有什么作用? / 180
381. 多吃蔬菜水果对预防癌症有益吗? / 180
382. 摄入营养素的高低与肿瘤的发生有关吗? / 180

383. 肿瘤患者需要忌口吗？/ 182
384. 补品有抗肿瘤作用吗？/ 182
385. 哪些蔬菜、水果具有抗癌、防癌作用？/ 183
386. 肿瘤患者营养不良有哪些常见症状？如何解决？/ 185
387. 癌症预防和患癌后应如何营养？/ 186
388. 如何选择富含维生素的食物？/ 186
389. 营养素与常见肿瘤预防的关系？/ 187
（十一）正在探讨的其他治疗方法/ 188
390. 为什么需要新药？/ 188
391. 什么是抗肿瘤新药临床试验研究？/ 189
392. 抗肿瘤新药是怎么研发出来的？/ 189
393. 一个新药的研发需要多长时间？为什么？/ 190
394. 如何能够参加新药临床研究？/ 190
395. 什么是I期临床试验？/ 191
396. 什么是II期临床试验？/ 191
397. 什么是III期临床试验？/ 192
398. 什么是IV期临床试验？/ 192
399. 什么是临床研究中的知情同意？/ 192

四、复查与预后篇

400. 复诊时，如何向医生反馈病情变化？/ 194
401. 治疗后的甲状腺癌患者是否还应该定期到医院进行检查？/ 194
402. 治疗后多长时间复查一次合适？/ 194
403. 甲状腺癌患者复查有哪些内容？/ 195
404. 复查发现肿瘤标志物增高，应该怎么办？/ 195
405. 什么是预后？/ 195
406. 什么是5年生存率？/ 196
407. 甲状腺癌可以治愈吗？/ 196
408. 甲状腺癌患者手术后还能继续工作吗？/ 196
409. 甲状腺癌患者手术后能够结婚和要小孩吗？/ 197
410. 甲状腺癌术后多长时间开始复查？/ 197
411. 间隔多长时间复查一次？/ 197
412. 甲状腺癌转移到淋巴结、肺，是不是就是淋巴癌、肺癌了？/ 197

413. 病理报告中：淋巴结转移“3/8”，这些数字是什么意思？/ 198
414. 查血清降钙素水平对甲状腺髓样癌有什么作用？/ 198

五、心理调节篇

415. 得了病以后总是很烦躁，为什么？/ 199
416. 患者很烦躁，应该怎么办？/ 199
417. 患者怎样做才有利于与癌症做斗争？/ 200
418. 患者怎样吃好？/ 201
419. 患者有压力，如何发泄呢？/ 201
420. 害怕手术，采用中药治疗行吗？/ 202
421. 害怕化疗，不化疗行吗？/ 202
422. 家人患癌，自己会得癌吗？/ 202

六、预防篇

423. 癌症可以预防吗？/ 204
424. 哪些生活方式有助于预防癌症？/ 204
425. 为什么老年人更容易发生癌症？/ 204
426. 为什么常出现家庭多名成员患癌症？/ 205
427. 如果多名家庭成员患癌症，应该注意什么？/ 205
428. 吸烟与癌症有什么关系？/ 205
429. 为什么有些人吸烟却并没有患癌症？/ 206
430. 感染会导致癌症吗？/ 207
431. 饮食与癌症的发生有关系吗？/ 207
432. 如何通过控制饮食降低癌症发生风险？/ 207
433. 是否应该相信某些宣传所讲的抗肿瘤饮食？/ 208
434. 饮酒与肿瘤有关系吗？/ 208
435. 多大酒量对于预防癌症来讲属于安全量？/ 208
436. 体力活动缺乏与癌症有关系吗？/ 208
437. 如何通过锻炼和体力活动降低癌症风险？/ 209
438. 肥胖与肿瘤有关系吗？/ 210
439. 如何通过控制体重降低癌症发

生风险呢？/ 210
440. 生殖因素和激素与癌症有关系吗？/ 211
441. 为什么有些职业容易患肿瘤？/ 211
442. 如何预防职业相关癌症？/ 211

七、认识甲状腺癌篇

443. 什么是甲状腺？是平时说的扁桃体吗？/ 213
444. 甲状腺长在身体的什么位置？/ 214
445. 为什么甲状腺随吞咽动作可上下移动？/ 215
446. 为什么会有异位甲状腺？/ 215
447. 甲状腺的生理功能是什么？/ 216
448. 甲状腺与碘有什么关系？/ 216
449. 甲状腺素有什么功能？/ 217
450. 甲状腺除了分泌甲状腺素，还有其他功能吗？/ 218
451. 摘除甲状腺后，感觉抵抗力下降了，有关系吗？/ 219
452. 什么是肿瘤？/ 219
453. 肿瘤是怎样命名的？/ 220
454. 什么是癌症？/ 220
455. 什么是隐匿性癌？/ 221
456. 什么是甲状腺癌？/ 221
457. 为什么甲状腺癌女性多见？/ 221
458. 什么是转移？/ 222
459. 甲状腺癌的转移途径有哪些？/ 222
460. 什么是分化？/ 222
461. 肿瘤细胞的分化程度与恶性程度有什么关系？/ 223
462. 什么是化生？/ 223
463. 什么是癌基因？/ 223
464. 什么是抑癌基因？/ 223
465. 什么是免疫组织化学染色？/ 224
466. 如何解读免疫组化染色报告？/ 224
467. 什么是增生？/ 224
468. 什么是不典型增生？/ 225

八、肿瘤病因的探究篇

469. 甲状腺为什么会长结节？/ 226
470. 甲状腺癌遗传吗？/ 227
471. 哪些因素与甲状腺癌有关？/ 227

472. 甲状腺恶性肿瘤的发病因素有哪些？/ 228
473. 哪些人要特别注意有可能发生甲状腺癌？/ 229

九、就诊篇

474. 如何选择就诊医院？/ 230
475. 如何在医院选择就诊科室？/ 230
476. 如何做好就医前的准备？/ 231
477. 如何选择医院的专家门诊？/ 231
478. 选择哪种方式预约挂号？/ 231
479. 建立就诊卡、挂号需出示患者哪些身份证明的证件？/ 232
480. 什么是银医卡？银医卡开展哪些自助服务项目？/ 233
481. 为何要建立正式病案？/ 233
482. 做检查需要预约吗？能直接检查吗？/ 233
483. 体检时发现某项肿瘤标志物结果偏高，该如何挂号？/ 234
484. 看病的一般流程是什么？/ 234
485. 医院里发的传单可信吗？/ 234
486. 医院的哪些科室诊治甲状腺疾患？/ 235
487. 看甲状腺一定要挂专家号吗？/ 235

十、典型病例

病例一　早期病例/ 236
病例二　中期病例/ 236
病例三　晚期病例/ 237

十一、名家谈肿瘤

增强“自我科学抗癌”意识/ 238
五十年来我国肿瘤防治工作的发展和体会/ 241
少吃多动　预防肿瘤/ 244
对癌症治疗的一点看法/ 246
面对癌症作战的现代策略/ 249
防治肿瘤，从改变自己做起/ 252
勇气创造奇迹　科学铸造明天/ 256

十二、名词解释

一、临床表现篇

1. 什么是临床表现？

临床表现是指患者得了某种疾病后身体发生的一系列异常变化。临床表现包括症状和体征。症状就是指患者主观感觉的身体不适或异常表现，如头痛、乏力、吞咽困难等；而体征则是指由医生通过**望诊**、**触诊**、**听诊**查到的客观异常表现，如**听诊**时听到的心脏杂音、**触诊**时触到的肝、脾大等。

每位患者会因疾病的不同而所表现的症状和体征也不尽相同，如普通感冒，患者主要症状表现为鼻塞、流涕、喉痛，偶有发热，而无明显的体征；甲状腺癌的主要症状为声嘶、颈部肿块，同时会有明显的体征，检查可以发现甲状腺肿大、声带固定、颈部淋巴结肿大等。

2. 发热、乏力、厌食是不是肿瘤患者特有的症状？

多种疾病会引起发热。低热伴乏力、厌食常见于肺结核、慢性炎症、免疫力低下等；长期心理紧张、情绪不稳定也会引起体温中枢紊乱，造成不明原因的持续低热。高热常见于细菌感染引起的疾病，如细菌性肺炎、急性胆囊炎、急性扁桃体炎等。因此，发热、乏力、厌食都是人体某些疾病的普通反应，并非肿瘤患者特有的症状，有时患了肿瘤而没有特殊的症状，如甲状腺肿瘤，很多是在体检时被发现的。

3. 甲状腺癌最常见的临床表现是什么？

甲状腺癌患者最常见的临床表现是下颈部肿块。但并非所有甲状腺结节或肿块都是甲状腺癌。当甲状腺结节或肿块伴有下列情况者应高度警惕可能患了甲状腺癌：①甲状腺的多发结节中有一个结节特别突出，而且质地较硬，同时在颈部发现淋巴结肿大者；②其他部位有转移灶，同时甲状腺有肿块或疼痛者；③长期甲状腺肿大或慢性甲状腺炎，近期迅速增大变硬者；④伴有声音嘶哑、呼吸困难、吞咽困难者；⑤青少年甲状腺结节，应首先考虑为甲状腺癌；⑥长期腹泻而无脓血便，常伴有面部潮红或内分泌肿瘤者；⑦原因不明的颈淋巴结肿大，经抗感染治疗不缩小者。

4. 早期甲状腺癌患者有哪些临床表现？

甲状腺癌发病初期多无明显的症状和体征，通常在体检时通过医生的触摸或超声检查无意中发现的甲状腺小肿块。有些较小的肿块，如3~4毫米的肿块，即使通过医生的触摸也难以发现，只有通过超声检查才能发现。

5. 晚期甲状腺癌患者有哪些临床表现？

晚期甲状腺癌患者会出现声音嘶哑、**咯血**、呼吸困难、吞咽梗阻感等症状。甲状腺邻近喉、气管、食管，甲状腺癌晚期，肿瘤会侵犯以上器官。侵犯喉或喉返神经时，会引起声音嘶哑；侵犯气管时，会引起咳嗽、痰中带血或**咯血**；当肿瘤在气管腔内继续生长，阻塞管腔时，会引起呼吸困难；当肿瘤侵犯食管时，会出现进食梗阻感。有时甲状腺癌或转移的淋巴结引起颈内静脉或上腔静脉回流障碍可以导致颜面部肿胀，颈部或上胸壁的表浅静脉扩张。

6. 甲状腺癌患者为什么会出现说话声音沙哑？

甲状腺背面紧邻支配声带活动的喉返神经。甲状腺癌或转移的淋巴结容易侵犯喉返神经。甲状腺癌对喉返神经的侵犯能引起支配声带活动的喉返神经麻痹，导致声带无法活动。此时在间接喉镜或纤维喉镜的检查中可以看到在发音或深吸气时，一侧声带固定不动。由于声带固定、声门闭合不严，因此出现声音嘶或失声现象。有时巨大的甲状腺肿引起颈内静脉和深部淋巴回流障碍可以导致喉头水肿，也可导致声音嘶哑。

7. 为什么有些甲状腺癌患者会出现腹泻？

部分甲状腺髓样癌的患者会出现腹泻。甲状腺髓样癌起源于甲状腺滤泡旁细胞或称C细胞。这种癌细胞可分泌多种胺类和多肽类激素，如降钙素，此外，还有5-羟色胺、组胺、前列腺素及促肾上腺皮质激素（ACTH）样物质等。这些激素会导致部分患者出现顽固性腹泻，多为水样泻，但肠吸收障碍不严重，常伴有面部潮红。当肿瘤切除后腹泻即可消失，肿瘤复发或转移时腹泻又可出现。

8. 为什么有的甲状腺癌患者会自己延误诊治？

甲状腺癌早期通常无症状，不会影响正常的生活和工作。因此，有的甲状腺癌患者即使发现了甲状腺上的肿物也不在意，不做进一步的检查和治疗，任凭肿瘤发展。而且甲状腺结节是良性还是恶性与肿物的大小没有关系。有时甲状腺上很小的结节，甚至只有2、3毫米，也有可能是恶性的。因此，一旦发现甲状腺结节，无论大小都应该到医院就诊，弄清楚结节的性质，早期治疗。等出现症状或不适，已经影响工作和生活时，通常肿瘤已发展到晚期。这时候再治疗，一是治疗效果差，肿瘤难以控制；二是治疗后人体功能损失大，如需要气管切开、手术后低钙等，会对工作和生活造成永久的影响。

9. 如何自我检查甲状腺癌?

甲状腺癌的质地通常都比较硬。自我体检时，触摸甲状腺一般会有三种质感：①硬：像石头或木头一样硬；②韧：像按压鼻尖一样的感觉；③软：像按压自身肌肉一样的感觉。当甲状腺癌的病灶位置比较表浅时，摸上去感觉比较硬；当甲状腺癌的病灶生长在甲状腺深面时，肿瘤表面覆盖着正常甲状腺和肌肉时，摸起来会感觉比较韧。正常甲状腺摸起来比较软。甲状腺上的肿物会随着吞咽动作而上下移动。

10. 甲状腺癌颈部转移的淋巴结自我检查有什么特点?

甲状腺癌患者的颈部淋巴结转移通常会出现在侧颈部，位于甲状腺病灶的同侧。早期的转移多出现在下颈部，当转移病灶逐渐增多时，亦会出现在上颈部。这些病灶摸起来圆圆的，按压不疼，质地硬或韧，用手能够推动，但不随吞咽动作而移动。

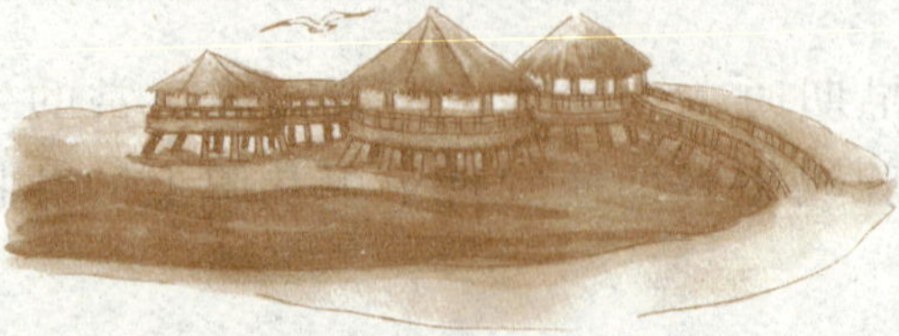

11. 甲状腺癌患者有哪些常见体征？

甲状腺癌常见颈部肿物、颈静脉曲张、面部水肿或上睑下垂、瞳孔缩小、颜面无汗。

最常见的体征是颈部肿物。大多是在健康体检时无意中发现的颈前或颈侧肿物。这些肿物可能是甲状腺上的，也可能是颈部淋巴结转移的病灶。甲状腺上的肿物位于颈前下方，可单发或多发，肿物质硬或韧、边界不清、缓慢生长，随吞咽上下移动。颈部转移的淋巴结多位于甲状腺肿物的同侧下颈部，可为单发或多发，肿物质硬或韧、边界清楚、不随吞咽动作上下移动，用手能够推动。

病变至晚期时会出现周围结构受侵的体征。颈静脉受侵，则表现为颈静脉曲张、面部水肿等，侵犯交感神经时会出现一侧上睑下垂、瞳孔缩小、颜面无汗等体征。甲状腺癌的终末期患者会出现恶病质的体征。

12. 甲状腺肿物生长迅速说明什么？

甲状腺肿物生长迅速说明有可能为甲状腺未分化癌或原有的甲状腺癌出现恶性程度升高。1～2周内出现肿物固定，声音嘶哑，呼吸困难。常表现呼吸困难、喘鸣、吞咽困难、声音嘶哑。易发生血行播散转移至脏器，且常有颈部淋巴结转移，有时颈部转移淋巴结和甲状腺的原发灶融合在一起。

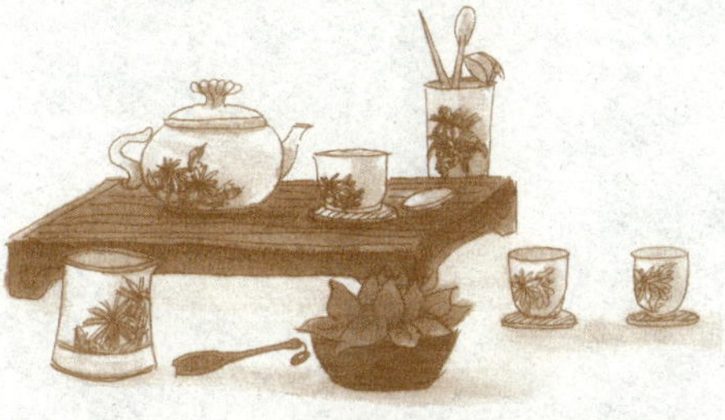

13. 什么是恶病质？

恶病质是指人体显著消瘦、贫血、精神衰颓等全身功能衰竭的恶劣状况。多种疾病都可导致患者出现恶病质，包括恶性肿瘤、艾滋病（AIDS）、严重创伤、严重败血症等，其中恶性肿瘤导致的恶病质最为常见，称为肿瘤恶病质。

肿瘤恶病质是机体的代谢发生了紊乱，这种紊乱是多种因素引起的。与饥饿引起的脂肪丢失不同，恶病质患者不仅丢失脂肪，还丢失肌肉组织，且摄食并不能逆转恶病质患者的肌肉消耗。体重下降是恶病质患者最常见症状（体重下降超过5%表明正在发展为恶病质，体重下降超过15%则确认已经进入恶病质状态），除此之外，还包括食欲减退、疲劳、肌肉消耗、感觉及知觉异常、贫血和水肿等。

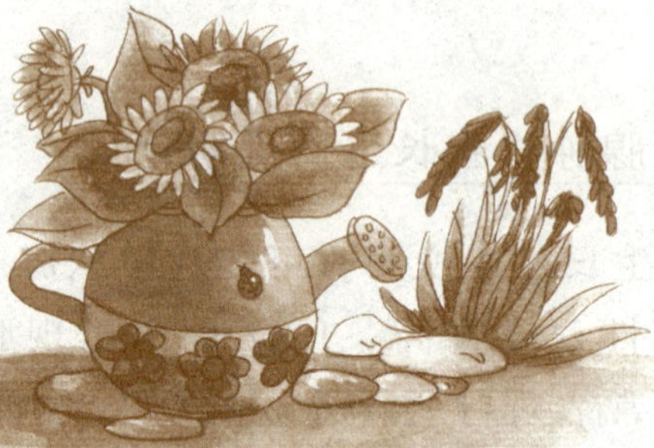

二、诊断篇

14. 甲状腺结节都是癌吗？

甲状腺结节不全是甲状腺癌。

有多种疾病可以导致甲状腺结节。甲状腺结节类疾病可归纳为五类：①单纯性甲状腺肿（包括弥漫性甲状腺肿和结节性甲状腺肿）；②甲状腺功能异常（甲状腺功能亢进或减退）；③甲状腺炎症；④甲状腺发育异常；⑤甲状腺肿瘤。其中以良性病变最为多见。甲状腺癌只占非常小的一部分。因此，一旦发现甲状腺结节，不必恐惧，到医院进行进一步检查，明确诊断，根据不同的疾病采用相应的治疗手段。

15. 发现甲状腺癌最简单的方法是什么？

由于甲状腺位于颈部，位置表浅，用手就可以摸到。因此，发现甲状腺癌的最简单方法就是体检，甚至是自我体检，触诊可以发现甲状腺结节、甲状腺肿大。另外就是照镜子观察颈部是否有随吞咽移动的包块。

需要说明的是：用手触摸只能发现较大的甲状腺肿物，直径小于 1 厘米的甲状腺肿物难以通过触摸发现。

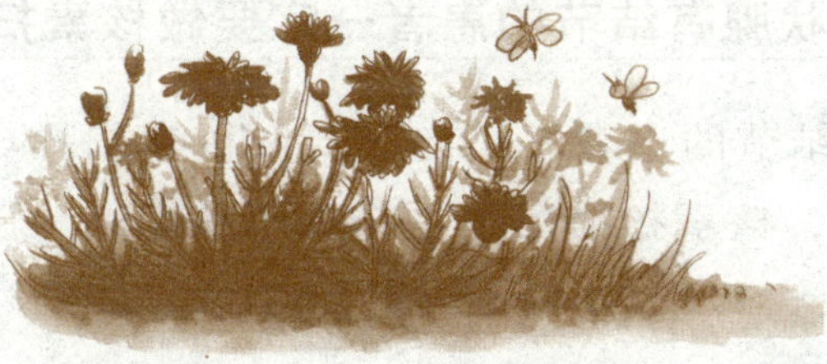

16. 如何做甲状腺的自我检查?

通常甲状腺不能清晰见到，如果发现肿物，且能随吞咽动作而上下移动，则大多为甲状腺肿物。肥胖而颈部短粗者，不易显露甲状腺，可让其头部后仰而使甲状腺显露清晰。

甲状腺的自我**触诊**：在环状软骨的下方，先检查甲状腺峡部。右手拇指放于右侧气管旁，其余四指放在左侧颈部，用右侧拇指上下推压气管，触摸并感觉右侧甲状腺。再做吞咽动作，以确定肿物是否随吞咽动作而上下活动。检查左侧时，用左手拇指放于左侧气管旁，其余四指放在右侧颈部，用左侧拇指上下推压气管，触摸并感觉左侧甲状腺。再做吞咽动作，以确定肿物是否随吞咽动作而上下活动。

17. 什么是甲状腺的核素扫描?

核素也称为放射性核素、同位素。甲状腺的核素扫描显像技术的主要原理是利用放射性核素的射线对人体的可穿透性，使放射性药物经口、静脉或吸入的途径进入人体，根据其理化性质和人体的生理状况以及放射性核素在甲状腺的选择性分布的特点，通过体外放射性探测器，进行检测。可以同时了解甲状腺的形态及功能状况。^{131}碘（^{131}I）或^{99m}锝（^{99m}Tc）是甲状腺扫描最常用的放射性核素。

18. 甲状腺有结节的患者一定要做核素扫描吗?

甲状腺有结节的患者不一定非要做核素扫描。随着超声检查的进步和普及，核素扫描已不再作为甲状腺结节患者首选的和必需的检查手段。甲状腺的核素扫描在诊断异位甲状腺及功能自主性甲状腺瘤方面具有突出的优势，它主要用于发现甲状腺的转移性病灶、评价治疗效果、判断甲状腺手术后残留甲状腺的大小等。

19. 鉴别甲状腺肿物的良、恶性应首选哪项检查？

颈部超声检查是诊断甲状腺肿物性质的首选检查手段。超声检测具有方便、无创、价廉、普及率高的优点。它不仅可以发现触诊发现不了的小于1厘米的肿物，甚至可以发现甲状腺内二三毫米的肿物。超声对于鉴别肿物的囊、实性准确率极高，而且，可以判断甲状腺肿物的性质。一个有经验的超声科医生，超声诊断甲状腺癌的准确性可达90%。超声检查的目的是：①确定肿物是否位于甲状腺内，是弥漫性或是局限性；②鉴别肿物是囊性或实性；③确定肿物是单发或多发；④可判断肿物是良性或恶性；⑤可对手术后或用药后疗效进行评价。

20. 如何读懂甲状腺超声检查报告？

甲状腺癌在超声检查中的特征有：①低回声结节；②结节内回声不均匀；③形态不规则、边界不清；④沙粒样钙化（点状强回声）；⑤肿物的中心血流或血流丰富等。上述超声特点单独存在时，并不能说明甲状腺结节是恶性的，但如果具备的特征越多，甲状腺癌的可能性越大。所以彩超报告中提示甲状腺结节伴上述两种以上特点者应警惕甲状腺癌的可能性。而结节是否单发、结节大小、性别等因素与良恶性无明显相关性。

其中，40%甲状腺乳头状腺癌有沙粒体（沙粒样钙化或超声下的点状强回声)，甲状腺超声可见到细小的点状钙化或点状强回声，是甲状腺乳头状癌特征性的征象。

21. 甲状腺癌患者一定要做 CT 检查吗?

甲状腺癌患者不一定都要做 CT 检查。

CT 检查在鉴别甲状腺实性或囊性病变方面准确率与 B 超检查相近，但在良、恶性肿瘤的鉴别方面，其准确性比甲状腺超声检查的准确率低，目前仍不能令人满意。增强 CT 主要用于：①了解甲状腺癌侵犯气管与食管的范围；②了解甲状腺癌淋巴结转移的位置和范围。因此对于早期甲状腺癌，在不怀疑有淋巴结转移或器官、食管受侵犯时，一般不选用 CT 检查。

22. 一旦确诊甲状腺癌还需要做 PET-CT 吗?

PET-CT 显像可获得全身各组织器官的断层图像，可一目了然地了解全身整体状况，完成全身肿瘤筛查，达到早期发现病灶和诊断疾病的目的。和普通的体检相比，PET-CT 针对于肿瘤具

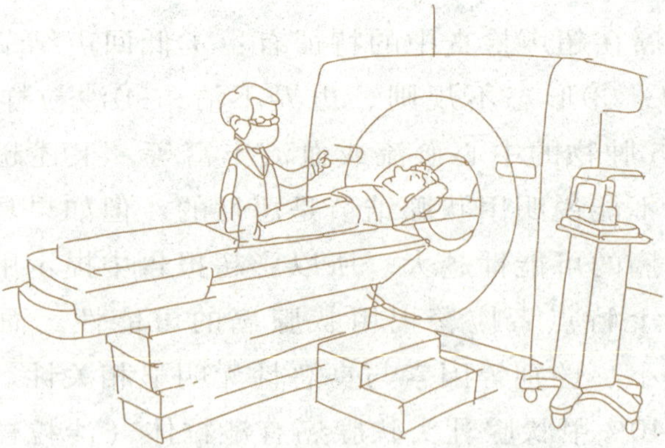

有高度的敏感性和高特异性，但费用较高。目前临床常用的检查手段已能满足甲状腺癌的诊治需要，不必每个患者均行 PET-CT 检查。

23. 超声或 CT 检查发现颈部淋巴结肿大就是肿瘤转移了吗?

颈部的淋巴结肿大不一定都是因为淋巴结转移。

正常情况下，颈部有 300~400 个淋巴结，这些淋巴结在淋巴结炎、淋巴结核、淋巴瘤、转移癌的情况下都会增大，而淋巴结炎更为多见。因此，超声、CT 检查发现淋巴结肿大并不一定就是转移了。需要有经验的医生**触诊**检查淋巴结的边界、光滑度、活动度、质地等特征来判断淋巴结肿大可能的原因。超声和 CT 检查发现淋巴结肿大，并且具有恶性特征时，还需要手术或**活检**进一步病理检查才能确诊。

24. 甲状腺癌患者是做 CT 检查好还是做 MRI 好?

虽然磁共振成像（MRI）获得成像信息的物理原理与 CT 完全不同，但在诊断甲状腺肿物良、恶性的准确率上两者类似，均比甲状腺超声检查的准确率低。MRI 在甲状腺癌检查的应用范围和前述的 CT 应用范围相似，主要用于甲状腺癌和淋巴结转移的定位诊断。但是，由于 MRI 增强技术不使用含碘显影剂，因此，对于准备行核素治疗的甲状腺癌患者建议选择 MRI 检查，尽可能不选择使用含碘的显影剂增强 CT 检查，以免延误后面的核素治疗。

25. 对甲状腺结节一定要做穿刺活检吗?

虽然有经验的超声科医生通过超声检查诊断甲状腺癌的准确性可达90%，仍有部分患者难以辨别肿物的良、恶性。为了明确诊断，就需要做甲状腺的穿刺活检进行病理学检查。通常符合下列情况的患者建议行穿刺活检：①直径大于10mm的实性低回声结节；②超声检查怀疑囊外生长或颈部淋巴结转移的甲状腺结节；③儿童或青春期有颈部放射线接触史，甲状腺乳头状癌、甲状腺髓样癌或多发性内分泌腺瘤病Ⅱ型患者的一级亲属，已经做过甲状腺癌手术的患者，血清降钙素水平升高者；④直径虽小于10mm，但超声检查发现有与恶性病变相关征象，如肿物为低回声和（或）边界不规则、有微小钙化或结节内血流信号紊乱的结节。

26. 甲状腺穿刺活检有哪些检查方法?

甲状腺穿刺检查包括针吸细胞学活检（细针穿刺，FNA）和穿刺组织活检（粗针穿刺）两种。

（1）针吸细胞学检查：不需麻醉，通常在超声引导下以普通6~8号注射针头上接10~20毫升注射器，待穿刺针进入肿块后回抽筒芯，使针筒内呈负压，维持负压，将细针做深刺和进针动作反复抽吸2~3次，放松针筒使负压消失，负压消失后，再拔除细针。穿刺物推于玻璃片上，在显微镜下观察。

（2）穿刺组织学检查：操作简单类似针吸细胞学检查，但所用穿刺针较粗，取出物为组织块，可做病理学检查。

27. 哪种甲状腺穿刺方法更好一些?

针吸细胞学**活检**和穿刺组织**活检**各有优、缺点。目前，应用较多的是针吸细胞学**活检**。

针吸细胞学检查损伤轻微，痛苦小，穿刺后不留瘢痕，操作简单，短时间内即可获得结果，患者乐于接受。但细胞学检查只能显示细胞的形态和不同类型细胞的比例，不能反映结节的组织结构，有时难以做出肯定的诊断。因此，不如组织病理学检查的结果准确、可靠。

穿刺组织学检查损伤小，几乎不留瘢痕，可提供病变组织的全貌和不同组织成分的受侵程度，以及各种类型的细胞、纤维和血管之间的解剖关系，诊断准确率较高。但容易引起出血，有损伤喉返神经、气管的可能。如果是恶性肿瘤还有癌细胞沿针道扩散的可能。穿刺后局部可有轻度疼痛，一般在几个小时后消失。

28. 甲状腺穿刺有危险吗？会引起肿瘤扩散吗?

甲状腺穿刺检查是一项相对比较安全的检查方法，最常见问题就是穿刺后局部可有轻度疼痛，一般在几个小时后消失。如有持续加重的胀痛，需警惕甲状腺穿刺出血的可能。针吸细胞学检查引起肿瘤扩散的可能性极小，而穿刺组织学检查沿针道扩散的可能性较针吸细胞学检查的可能性大。无论是何种穿刺，医生都会在手术时将穿刺的针道一齐切除，将肿瘤沿针道扩散的可能降到最低。

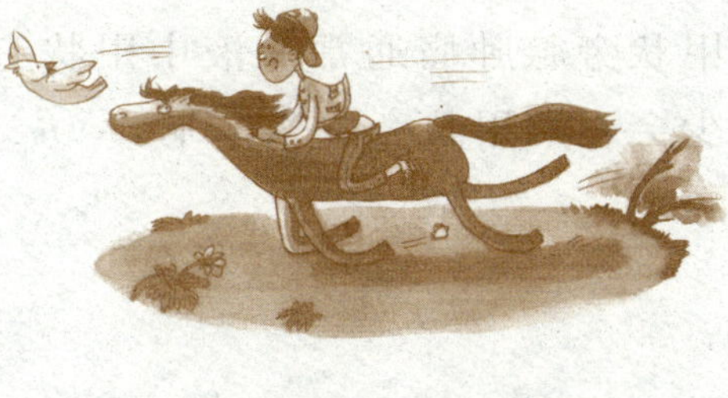

29. 如何看懂细针穿刺细胞学检查报告?

针吸细胞学诊断可能会出现以下五类结果：①无法诊断：标本处理过程中出现错误或滤泡细胞数量不足；②良性：为最常见的结果。良性细胞学结果包括胶样结节、增生性结节、淋巴细胞性或肉芽肿性甲状腺炎和良性囊肿；③滤泡病变：包括所有根据形态学不能确定良、恶性的滤泡样标本。这些病变包括腺瘤样增生、滤泡性腺瘤和滤泡癌、嗜酸细胞瘤和滤泡变异型乳头状癌；④可疑恶性：标本中细胞学特征提示恶性，但又不完全符合恶性肿瘤确诊标准；细胞结构不完整和（或）标本固定、保存不好，但又有提示恶性肿瘤的明确征象；⑤恶性：标本具有恶性肿瘤的细胞学特征，最常见的是乳头状癌，还包括髓样癌、未分化癌、淋巴瘤及其他甲状腺恶性肿瘤和转移性癌。

针吸细胞学**活检**结果对甲状腺结节治疗方式的选择非常重要，可使近50%的患甲状腺结节的患者避免手术，而甲状腺癌的发现率由15%上升至50%。

30. 如何区分肿物是来自甲状腺还是甲状旁腺?

甲状旁腺一般有4个，即上甲状旁腺和下甲状旁腺，左、右各2个。这4个甲状旁腺紧邻甲状腺的背面，在发生甲状旁腺瘤时，易和甲状腺背面突出的结节或甲状腺周围的淋巴结相混淆，即使超声和CT检查也难以区分。此时，抽血查甲状旁腺素的水平有助于鉴别。甲状旁腺肿瘤通常血液中甲状旁腺素水平较高，而甲状腺疾病很少会影响甲状旁腺素水平。

31. 身体其他部位有癌，甲状腺上有结节是转移了吗？

虽然身体其他部位的癌转移到甲状腺上非常少见，但也发生过。从理论上讲，甲状腺有丰富的血液供应，当身体其他部位肿瘤广泛转移时亦可通过血液转移到甲状腺内。甲状腺上从其他部位转移来的癌通常有乳腺癌、肺癌、肾癌、皮肤恶性黑色素瘤、纤维肉瘤、肝癌、胆道癌、卵巢癌、前列腺癌、绒毛膜癌等。其中，乳腺癌最为常见。因此，身体其他部位有癌，甲状腺有结节，不能掉以轻心，应进一步检查，如超声、穿刺活检等，以明确甲状腺结节的性质。

32. 诊断甲状腺癌颈部淋巴结转移是选用 CT 还是超声检查好？

CT 和超声检查诊断颈部淋巴结转移的准确率不相上下。但 CT 检查结果还有助于术者看清转移淋巴结的位置、数目以及转移淋巴结与周围组织器官的关系，对制订手术方案的帮助更大，因此，对有颈部淋巴结转移的甲状腺癌患者还是选择 CT 检查比较好。

33. 为什么甲状腺癌患者还需要做喉镜检查？

甲状腺患者手术前做喉镜检查的目的主要是判定声带活动情况。声带活动是由喉返神经支配的，它紧贴在甲状腺的背面。如果甲状腺肿物或甲状腺癌侵犯了喉返神经，则会出现一侧声带固定。

甲状腺癌患者一旦出现声音嘶哑（声带固定），说明肿瘤或转移灶已经穿出甲状腺或淋巴结，很有可能也会侵犯周围的组织和器官，如气管、食管、椎前肌肉、甲状旁腺等，需要 CT、

MRI 等进一步检查，以判断病变范围，制订手术方案。

34. 哪些甲状腺癌患者需要做气管镜检查？

下列情况的患者需要做气管镜检查：①怀疑气管受侵犯者；②超声、CT 或 MRI 检查已经证实气管受侵犯的患者。

气管镜检查的目的主要是判定气管管腔情况。气管紧贴在甲状腺的背面，甲状腺从两侧面和前面包绕气管。如果甲状腺癌或甲状腺周围的淋巴结转移癌侵犯了气管壁并突入管腔，通过气管镜检查就可确诊，且可以了解侵犯的范围，为手术做好准备。

35. 哪些甲状腺癌患者需要做食管镜检查？

对于进食有梗阻感、怀疑食管受侵犯的患者或 CT 或 MRI 检查已经证实食管受侵犯的患者需要做气管镜检查。

甲状腺手术前检查食管镜的目的主要是判断食管管腔情况。食管在甲状腺的背面，甲状腺从两侧面包绕食管。如果甲状腺癌或甲状腺周围的淋巴结转移癌侵犯了食管壁并突入管腔，通过食管镜检查就可确诊，且可以了解侵犯的范围，为手术做好准备。

36. 甲状腺癌患者为什么要做肺部检查？

X 线胸片是所有肿瘤患者必须做的一项常规检查，目的是初步了解患者胸部，尤其是肺脏有无异常。除 X 线胸片外，对于高龄、有慢性肺病的患者还要检查肺功能，了解肺的功能情况。

37. 甲状腺癌肺部检查是选用 X 线胸片还是 CT 好?

在判断甲状腺癌患者有无肺转移和纵隔淋巴结转移方面，肺部 CT 检查优于 X 线胸片。

所有甲状腺癌均有远处转移的可能，肺转移最为多见。通常甲状腺癌的肺转移病灶较小，X 线胸片难以发现。而且，由于胸骨的阻挡，X 线胸片也难以发现甲状腺癌的纵隔淋巴结转移。因此，甲状腺癌患者的肺部检查首选 CT 检查。如果在术前发现患者有肺转移则需要行全甲状腺切除，为术后核素治疗做准备。如在术后随诊中发现肺转移，则需要切除残余甲状腺后行核素治疗。

38. 靠抽血能查出甲状腺癌吗?

除了甲状腺髓样癌外，大多数甲状腺癌不存在特异的生化或免疫学及肿瘤标志物指标的异常，目前还缺乏可靠的实验室指标，难以靠抽血检查做出临床诊断。在世界卫生组织（WHO）甲状腺癌病理学分类的 12 种亚型中，只有甲状腺髓样癌具有分泌降钙素的特性。因此，血清降钙素的水平对于诊断甲状腺髓样癌具有特异性。血清降钙素水平升高的甲状腺肿块患者应进一步检查有无甲状腺髓样癌的可能。

39. 什么是肿瘤标志物?

肿瘤标志物是指在恶性肿瘤发生和增殖过程中，由于肿瘤细胞的基因不同表达（高或低表达）而合成、分泌并脱落到体液或组织中的物质，或是由机体对肿瘤反应而异常产生并进入体液或组织中的物质。这些物质有的不存在于正常人体内，只存在于胚胎中；有的在正常人体内含量很低，当发生肿瘤时其含量逐渐增加超过正常人的水平。总之能够反映肿瘤存在和生长的这一类物质被称为肿瘤标志物。

40. 去医院抽血化验能查几种肿瘤标志物？

到目前为止人类发现的与肿瘤相关的标志物有大约上百种，但是能够常规应用到临床实验室检测的项目只有几十种，以下是临床常规检测的部分肿瘤标志物。

表 临床常用的肿瘤标志物检测项目及其临床意义

序号	名称	英文对照	参考范围	临床意义
1	甲胎蛋白	AFP	0~7ng/ml	诊断原发性肝细胞癌和生殖细胞的标志物。常见 AFP 水平增高的疾病有肝癌、睾丸癌、卵巢癌等，转移性肿瘤也会增高，良性疾病如肝硬化、急慢性肝炎、先天胆道闭锁等也可增高
2	糖类抗原 125	CA125	0~35U/ml	用于卵巢肿瘤的辅助诊断及肿瘤复发的监测。其他恶性肿瘤如乳腺癌、胰腺癌、肝癌、胃癌、肺癌等也可见增高，子宫内膜异位、盆腔炎等也可见增高
3	糖类抗原 153	CA15-3	0~25U/ml	是乳腺癌辅助诊断及复发监测的指标。肺癌、卵巢癌患者也可见不同程度升高
4	糖类抗原 199	CA19-9	0~37U/ml	是结肠癌、胰腺癌的辅助诊断指标。肝胆系统癌、胃癌、食管癌、乳腺癌、淋巴瘤、卵巢癌等也会出现不同程度升高，胰腺炎也会增高

续 表

序号	名称	英文对照	参考范围	临床意义
5	糖类抗原724	CA72-4	0~9.8U/ml	是消化、生殖、呼吸系统等腺癌的主要辅助诊断指标。常用于检测胃、肠道及卵巢上皮的恶性肿瘤
6	糖类抗原242	CA242	0~20U/ml	是结肠癌、胰腺癌的辅助诊断指标
7	癌胚抗原	CEA	0~5ng/ml	结肠癌、胰腺癌、胃癌、肺癌、肝癌、乳腺癌可见增高，一些非肿瘤疾病也可增高
8	细胞角质素片段19	Cyfra21-1	0~3.3ng/ml	是诊断非小细胞肿瘤的指标
9	铁蛋白	FER	男：30~400ng/ml 女：13~150ng/ml	常用于肝癌患者AFP测定值低时的补充检测项目，其他肿瘤（肺、胰腺、胆道、大肠等）患者铁蛋白也可相应增高
10	总前列腺特异性抗原	T-PSA	0~4ng/ml	前列腺癌、前列腺增生、前列腺炎患者都可升高
11	游离前列腺特异性抗原	F-PSA	0~0.93ng/ml	辅助T-PSA，诊断及鉴别诊断前列腺癌
12	神经元特异性烯醇化酶	NSE	0~18ng/ml	是小细胞肺癌的特异性诊断标志物。对于神经内分泌系统肿瘤、神经细胞瘤、黑色素瘤、甲状腺髓样瘤也有重要诊断价值

续 表

序号	名称	英文对照	参考范围	临床意义
13	鳞状上皮细胞癌抗原	SCC	0~1.5ng/ml	是鳞状上皮细胞癌的诊断指标。子宫颈鳞状上皮细胞癌、肺鳞癌、食管癌、膀胱癌肿瘤患者血清中都可见升高
14	组织多肽特异性抗原	TPS	0~110U/L	多数上皮细胞肿瘤呈阳性，非上皮组织来源的肿瘤呈阴性

41. 怀疑某种肿瘤时，为什么医生常要求查几种肿瘤标志物？

怀疑某种肿瘤时，医生常要求查几种肿瘤标志物。是因为每种肿瘤标志物的灵敏度和特异性都不同。单一指标只能反映某种肿瘤的一个侧面，联合检测多种肿瘤标志物，可以提高该种肿瘤的阳性检出率，帮助临床医生对疾病的诊断。如甲状腺髓样癌时，除血清降钙素升高外，还会伴有癌胚抗原（CEA）的升高。

42. 什么是肿瘤标志物的灵敏度？

灵敏度表示某一试验从已知某一种疾病的人群中查出这种病真正阳性结果的比例。例如测定100例结直肠癌患者血清中CA242的含量，如果60例阳性、40例阴性，那么CA242诊断结直癌的灵敏度为60%。

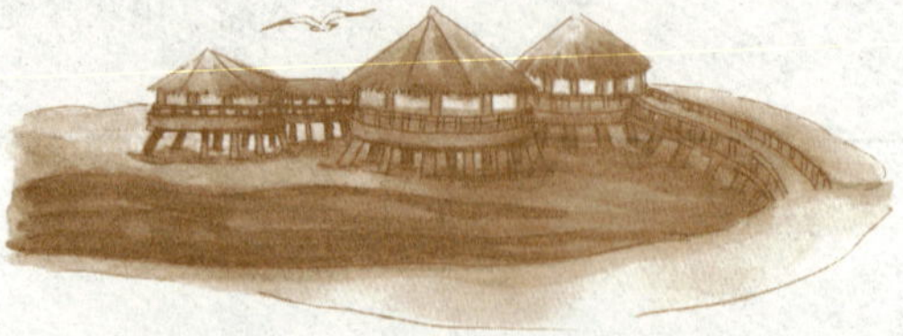

43. 什么是肿瘤标志物的特异性？

特异性表示某一试验能从正常人群中检出某一疾病的阴性结果的能力。例如测定100例正常人血清中CA19-9的含量，如果2例阳性、98例阴性，那么CA19-9诊断结直癌的特异性为98%。

灵敏度为100%和特异性100%的理想肿瘤标志物至今仍未发现，目前临床常规检测的肿瘤标志物都没有完全的器官特异性。恶性肿瘤是非常复杂的疾病，因此为了提高诊断的灵敏度，医生常要选择几项相关的检测标志物，辅助临床判断病情。

44. 临床上针对甲状腺肿瘤诊疗常用的血液检验项目有哪些？

甲状腺肿瘤诊疗常用的检验项目有促甲状腺素（TSH）、甲状腺激素（T_3、T_4、FT_3、FT_4）、甲状旁腺素（PTH）、甲状腺球蛋白（TG）、降钙素（CAL）、甲状腺素结合力（T-Uptake）、甲状腺球蛋白抗体（anti-Tg）和促甲状腺素受体抗体（anti-TSHR）等。

45. 为什么甲状腺癌患者需要定期检验血清促甲状腺素水平？

目前认为血清促甲状腺素（TSH）水平升高与分化型甲状腺癌的发生、发展有直接关系。分化型甲状腺癌患者在手术治疗后服用甲状腺素制剂的目的之一就是要将血清促甲状腺素的浓度降下来，防止甲状腺癌的复发和转移。所以甲状腺癌患者术后需要密切关注血清 TSH 水平，定期检测。一旦血清 TSH 水平升高，就需要加大服用的甲状腺素制剂的量，通过甲状腺素对 TSH 的负反馈调节作用，使 TSH 水平降下来。

需要特别指出的是，TSH 的分泌有昼夜节律性，清晨 2~4 时最高，然后逐渐降低，至下午 6~8 时最低。所以，需要定期检测血清 TSH 水平的甲状腺肿瘤患者，也要注意检测时间的选择，最好保持相对固定的时间段，如每次选择在早 8 时采集血标本。

46. 甲状腺素有哪些类型？

甲状腺素包括 T_3、T_4、FT_3、FT_4。

T_3 全称为三碘甲状腺原氨酸。T_3 增高常见于甲状腺功能亢进症。T_3 水平降低主要见于甲状腺功能减退症、T_3 低下综合征等。T_4 全称为四碘甲状腺原氨酸，即甲状腺素，血清 T_4 真正代表了甲状腺功能。

FT_3 和 FT_4 就是在血液中以游离形式存在的 T_3、T_4，此处 F 代表“游离”的意思。甲状腺激素真正的生理作用是通过 FT_3 和 FT_4 来发挥的。可以作为区别甲状腺功能亢进症、甲状腺功能减退症及甲状腺功能的亚临床状态，是反映甲状腺功能的灵敏指标，1989 年 Hamburger 推荐以高灵敏度的 TSH、FT_3 和 FT_4 为甲状腺功能测定的首选方法已被临床界广泛采纳。

甲状腺功能亢进症的诊断灵敏度顺序为：$TSH>FT_3>T_3>FT_4>T_4$。

甲状腺功能减退症的诊断灵敏度顺序为：$TSH>FT_4>T_4>FT_3>T_3$。

47. anti-TSHR 是什么，有什么临床意义？

anti-TSHR 是促甲状腺素受体抗体的英文缩写，也常写作 TRAb，是一种甲状腺刺激性自身免疫抗体。anti-TSHR 是一种甲状腺的自身抗体，是在毒性弥漫性甲状腺肿（Graves 病）自身免疫过程中产生的，可以刺激甲状腺产生甲状腺激素，表现为血清甲状腺激素水平增高，TSH 水平降低。

首次就诊的毒性弥漫性甲状腺肿患者中，血清 anti-TSHR 阳性率可以达到 90%，甚至 100%。因此，测定血清 anti-TSHR 有利于对毒性弥漫性甲状腺肿的鉴别诊断。

48. 什么是降钙素？检测血液中降钙素水平有什么临床意义？

降钙素是由甲状腺滤泡旁细胞分泌的一种肽类激素。顾名思义，降钙素的主要功能是降低外周血液循环的血钙水平。降钙素与甲状旁腺素（PTH）作用的靶器官相同，但作用正好相反；它与 PTH 相辅相成，维持着血钙水平的相对恒定。

正常人血清和甲状腺组织中降钙素含量甚微，但在甲状腺髓样癌患者中，血清降钙素水平显著增高。因此，检测血清降钙素水平，有助于髓样癌的辅助诊断。国外有研究表明，甲状腺髓样癌患者术后高水平降钙素提示肿瘤病灶的残留，水平越高，复发越早。但也有部分患者十几年保持高降钙素水平而无病灶复发。

49. 什么是 PTH？有什么临床意义？

PTH 即甲状旁腺素，是甲状旁腺主细胞分泌的一种多肽类激素。在 PTH 和降钙素的协同作用下，维持血钙水平相对恒定。

PTH 增高主要见于各种原发和继发性甲状旁腺功能亢进症。PTH 分泌旺盛，骨形成与骨消蚀的平衡遭到破坏，破骨活性增强，导致高血钙，甚至引起结石、骨折或骨畸形。PTH 水平降低主要见于各种甲状旁腺功能减退症，这种状况下，PTH 分泌不足时，会导致磷酸钙在骨骼大量沉积。

50. 什么是TG与ATG？有什么临床意义？

TG是甲状腺球蛋白的英文缩写，是体内碘在甲状腺腺体的贮存形式。TG水解后生成甲状腺素和3，5，3′-三碘甲状腺原氨酸，即T_4和T_3。

ATG（anti-TG）是甲状腺球蛋白抗体的缩写，也常见TGAb的缩写形式，是自身免疫性甲状腺疾病患者血清中的一种常见自身抗体。ATG与甲状腺过氧化物酶抗体，常用于慢性淋巴细胞性甲状腺炎（桥本甲状腺炎）的鉴别诊断、疗效监测。

TG并不能作为甲状腺肿瘤特异性的标志物用于定性诊断。因为一些良性甲状腺疾病，如单纯性甲状腺肿患者的血清TG也可以在正常范围内。

甲状腺全切后的患者以及甲状腺癌^{131}碘治疗后患者，其血TG应处于较低水平。若术后随诊过程中发现血TG浓度升高，则提示甲状腺肿瘤的复发或转移，应采取进一步的治疗措施。

51. 什么是T-Uptake？

T-Uptake是甲状腺素结合力的英文名称，其检测结果以甲状腺素结合指数（TBI）的形式报告。通过测定血清T-uptake水平，可以了解甲状腺素的结合位点数。

由于大部分甲状腺素以与运载蛋白结合的形式存在，在血清甲状腺素结合力正常情况下，血液中游离的甲状腺素和结合的甲状腺素处于平衡状态。游离甲状腺素指数（FT_4I）是总甲状腺素T_4和TBI的商，反映了甲状腺素运载蛋白质含量和甲状腺素含量这两种变化因素。

52. 不同医疗机构检测的甲状腺激素结果有可比性吗?

不同医疗机构检测的甲状腺激素水平结果不一定具有可比性，需要根据情况区别对待。首先，不同检测方法，检验结果会存在差异。临床上常用的检测方法有电化学发光、化学发光、放射免疫、酶联免疫吸附试验等。其次，不同试剂厂家之间检验结果会存在差异。不同品牌的试剂，生产工艺、抗原抗体反应体系和检测线性范围均存在较大的差异。再次，试剂厂家和检测方法相同，但检测体系不同，即采用不同型号的检测设备，其检测结果也会存在差异。最后，试剂厂家、检测方法和检测体系完全相同，采用的试剂批号不同，检验结果之间也会存在一定的差异。所以，很难保证不同医疗机构间的甲状腺激素检验结果在数值上有可比性；但是，尽管不同试剂厂家、不同检测方法和不同检测体系所得到的具体的检验结果可能不同，但在阴、阳性方面，应具有相对较高的一致性。

甲状腺激素的质量控制工作非常复杂，要求高、成本较高，因此，只有在一些大的三甲医院才有相对完善的质量控制体系。目前，卫生部临床检验中心已经对常见的甲状腺激素如 TSH、T_3、T_4、FT_3 和 FT_4 等开展室间质量评价工作；各省、市临床检验中心也在逐步开展该项工作，以确保同一检测方法、同一试剂厂家、同一检测体系的不同医院的检验结果具有较高的可比性。

为了保证检验结果的可比性，满足肿瘤患者病情监测的需要，建议：①最好选择在同一家医院连续进行甲状腺激素的检测；②如果不能在同一家医院，应尽可能选择相同的检测方法或采用同一厂家的检测系统进行检测；③选择较高等级的医疗机构，这些医疗结构一般都能按照规定参加卫生部临床检验中心和省、市临床检验中心组织的甲状腺激素类检验项目室间质量评价，并在实验室内部开展室内质量控制，能够保证检验结果的准确性。

总之，将不同医院的甲状腺激素检验结果进行比较时，应注意其采用的检测方法、试剂厂家以及检测体系等是否相同，这样的比较才有意义。

53. 哪些检查需要空腹？

患者到医院做血液化验前，负责采集静脉血的护士都要询问“吃饭了吗？是空腹吗？”部分医院在抽血室和检验申请单上也有提示：“患者抽血前应空腹”。

随着医学的发展，临床检验项目不断增加，截至2013年我们国家批准的检验项目就有1000多项。各个医院根据临床诊疗的需求不同，开展的检验项目数量和内容也不同，但是基本检验项目是相同的，包括血液、生化、免疫等（如血、尿、粪常规，肝功能、肾功能、血糖、血脂、凝血相关项目、肝炎病毒等检验）。

临床生物化学检测项目中，肝功能、肾功能、血脂、血糖、离子及血液凝集等系列项目的检测，需要空腹抽血检测。

临床血液、尿液的基础检验项目中，血常规、晨尿常规需要空腹抽血或留尿检测。

临床免疫检测项目中，甲状腺功能相关的检测项目需要空腹抽血。

54. 为何要空腹抽血？

（1）人在空腹时，机体处在相对的生理**基础代谢**状态，这个时间段抽血检验其测试结果能够准确反映机体真实情况，并且可排除饮食、药物等因素对检测结果的影响。

（2）多数人在晨间运动较少，而经过进食、劳动、运动、工作等诸多相对运动量较多的因素的影响下，可使一些化验指标发生波动，不利于测定结果的相对稳定和准确。人体生物周期的变化，某些项目指标因采血时间不同，变化较大，如皮质醇分泌高峰在早晨，下午至晚间则逐渐下降。血液基础检验中的血常规里的项目就会在一天当中随着进食、活动等**基础代谢**的变化而波动，因此在同一时间测定的结果具有可比性。如果需要定期监测某个项目比较结果时，建议在相同的时间段进行检测的结果可比，另外与以往所做结果做比较时还要结合病情综合分析。

（3）若早晨验血前进食，尤其是吃了牛奶、豆浆、油炸食品、鸡蛋、糕点等食物后，食物消化后产生的大量**乳糜微粒**便会很快地吸收进入血液，此时血液会“浑浊”，医学上称为“**脂肪血**”。由于不少血液生化检查是通过标本颜色的变化来作出判断的，若血液因**乳糜微粒**而显得浑浊时，那么检验人员和检测仪器就很难观察分辨清楚。特别是在使用仪器做血脂测定时，“脂肪血”将影响测定的准确性。食用高糖食物两小时内可使血糖迅速升高，不能反映真实的血糖结果。因此在前 1 天晚间进食后到第 2 天清晨，空腹时间达 10 小时以上，身体内各种化学物质已达到相对稳定和平衡，此时抽血可得到相对稳定和准确的结果。因此，建议做生化相关项目检验时采用空腹抽血，但在特殊情况需要时也可以在清淡饮食后 6 小时采血化验，不过，做血脂检验时，必须在餐后 10～12 小时方可采血。为了使某些验血项目检测的更精确，希望患者一定要遵循医嘱。

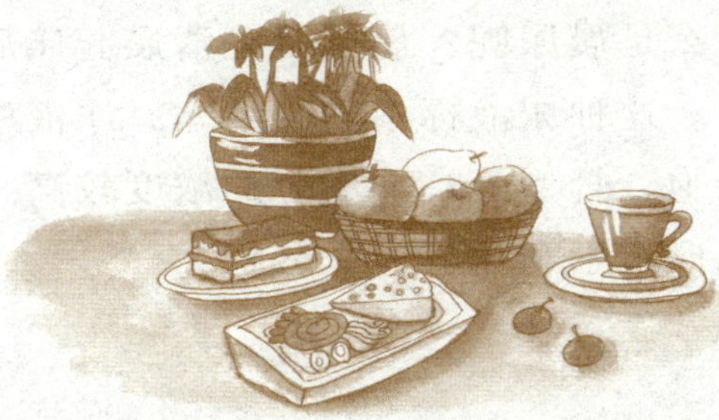

55. 肿瘤患者复查时检测肿瘤标志物正常，是否还需要继续做影像学检查么？

监测恶性肿瘤复发是肿瘤标志物在临床中应用的重要部分。在病情监测过程中，肿瘤标志物异常升高，应警惕肿瘤复发或进展。如果复查过程中发现肿瘤标志物正常，是否提示病情控制稳定，不需要继续进行影像学等检查呢？

事实上，即使复查中发现肿瘤标志物正常，患者仍需遵医嘱做进一步检查，主要有以下两方面理由：

（1）肿瘤标志物是恶性肿瘤发生过程中肿瘤细胞分泌或肿瘤细胞破坏而释放入血的抗原成分，当肿瘤较小或肿瘤细胞释放的抗原量较少时，释放入血的抗原成分非常有限，且被全身血液大幅度稀释，可能无法被现有的技术检测到，造成检测结果的**假阴性**。

（2）肿瘤细胞本身存在异质性。即使相同病理类型、相同临床分期的患者，其血清肿瘤标志物的浓度也存在很大差异。因此，并不是所有的肿瘤复发时，均会伴有肿瘤标志物的升高。

综上所述，单靠肿瘤标志物的检验结果是无法判断病情的，患者需遵医嘱做进一步检查。

56. 什么是晨尿？尿常规分析为什么一般要求留取晨尿进行检测？

医生在开尿常规检查单时一般都会交代患者最好留取晨尿进行送检，那么什么是晨尿呢？晨尿就是清晨起床后第一次排尿时收集的尿液标本。这种尿液标本较为浓缩，尿液中的血细胞、上皮细胞、病理细胞、管型等有形成分的浓度较高、形态也较为完整，有利于尿液形态学和化学成分分析。

57. 什么是中段尿？留取合格的尿常规分析标本有哪些注意事项？

留取尿液常规分析时一般要求患者取中段尿标本进行送检，那么什么是中段尿呢？中段尿顾名思义就是排尿过程中中间排出的尿，即不留先排出的尿，也不留最后排出的尿，只收集中间段的尿液。这种标本有什么优点呢？它可以避免男性精液和女性外阴部的一些分泌物混入尿液标本中对检查结果造成影响，从而出现一些检查项目的假性升高。

尿常规分析标本虽然易得，但是留取合格的标本对于得到正确的化验结果也是至关重要的。尤其是尿标本一般由患者自己留取送检，患者更应该遵从医嘱留取标本。那么留取合格的尿常规分析标本还有哪些注意事项呢？

（1）留取尿常规分析标本前到医院指定地点领取清洁的一次性标本容器。

（2）女性患者应避开月经期，在外阴清洁的情况下留取中段晨尿送检。

（3）男性患者应避免精液、前列腺液等对标本的污染。

（4）留取标本后要立即送检。如送检不及时就会导致尿液中细菌增殖、酸碱度改变、细胞等有形成分破裂，造成检测结果的不准确。

58. 尿培养中有细菌一定是尿路感染吗？

尿培养中有细菌不一定是尿路感染。因为尿液标本极易受杂菌污染，如采集中段尿时尿液受到尿道口正常菌群（如葡萄球菌、大肠埃希菌等）或周围环境的污染、尿液放置时间过久

（超过2个小时），均可能导致尿培养有细菌检出。另外，在排除**假阳性**的基础上，清洁中段尿或导尿留取尿液（非留置导尿）定量培养革兰阴性球菌菌落计数≥10^5/ml、革兰阳性球菌菌落计数≥10^4/ml，才可诊断为真性细菌尿。这时，应结合患者临床表现，判断患者是否为细菌性尿路感染。

59. 如何留取粪便常规检查标本？

粪便标本是由患者自己留取送检，留取合格的标本对于得到正确的化验结果也是至关重要的。所以患者更应该遵从医嘱留取标本。留取合格的粪便常规标本还有哪些注意事项呢？

（1）留取粪便常规检查标本前到医院指定地点领取清洁的一次性防渗漏标本容器。

（2）应留取异常成分的粪便，如含有黏液、脓血等病变成分的标本送检；外观如无异常，需从表面、深处及粪便多处取材送检。送检标本大小以蚕豆大小为宜。

（3）灌肠标本或服油类泻剂的粪便标本不宜送检。

（4）应避免混有尿液、消毒剂及污水等杂物。

（5）留取后应立即送检。放置时间过久，可能会导致细胞破裂、阿米巴等一些寄生虫的死亡，难以检出异常成分，从而影响检测结果的准确性。

60. 什么是粪便潜血检查？有哪些疾病会出现粪便潜血阳性？

粪便潜血检查就是用化学或免疫学的方法验证粪便中是否含有血液的试验，这种情况下一般出血量很少，且因红细胞被消化分解肉眼见不到，粪便颜色改变，且粪常规显微镜检查也不能发现红细胞。阳性结果即表示粪便中含有血液，引起粪潜血的疾病主要有消化道出血、药物性胃黏膜损伤、胃肠道结核、寄生虫病及胃肠恶性肿瘤等。因此，粪潜血检查也就成为了**筛查**消化道恶性肿瘤的重要检查项目之一。

61. 留取粪便潜血标本需要做哪些准备？

由于化学法主要是通过血红蛋白中含铁血红素具有过氧化物酶的活性分解过氧化物、催化色原物质氧化呈色等一系列化学反应得出检测结果，这就要求患者应在留取粪便潜血标本前 3 天禁食动物血、肉类、维生素 C 等，以免在用化学法检查粪便潜血时出现假性结果。而用免疫法进行粪便潜血检查时则是直接检测粪便中的血红蛋白，故不需要禁食上述食品。但是如果出血部位在上消化道，由于红细胞或血红蛋白会被消化分解，采用免疫法进行检测则会出现**假阴性**结果，故需采用化学法进行检测。

62. 甲状腺癌是如何分期的？

2009 年美国癌症联合委员会（AJCC）对 2002 年版甲状腺癌的 TNM 分期进行了修订，推出了第 7 版分期标准。

2009 年 AJCC 甲状腺癌 TNM 分期表

T—原发肿瘤	N—区域淋巴结	M—远处转移
T_1：肿瘤最大径≤2cm，局限于甲状腺内	N_0：未发现区域淋巴结转移	M_0：无远处转移

续 表

T—原发肿瘤	N—区域淋巴结	M—远处转移
T_2：肿瘤最大径>2cm，但≤4cm，局限于甲状腺内	N_1：有区域淋巴结转移 N_{1a}：Ⅵ区转移 N_{1b}：转移至单侧、双侧或对侧颈部或上纵隔淋巴结	M_1：有远处转移
T_3：肿瘤最大径>4cm，局限于甲状腺内或任何肿瘤伴有最小程度的甲状腺外侵犯		
T_4：T_{4a}：肿瘤无论大小，超出甲状腺包膜，侵及皮下软组织、喉、气管、食管或喉返神经 T_{4b}：肿瘤侵犯椎前筋膜或包绕颈动脉或纵隔血管 所有的未分化癌		

分期：

	45岁以下 分化型甲状腺癌	45岁以上 分化型甲状腺癌和髓样癌	未分化癌
Ⅰ	无远处转移	$T_1N_0M_0$	
Ⅱ	有远处转移	$T_2N_0M_0$	
Ⅲ		$T_3N_0M_0$、$T_{1\sim3}N_{1a}M_0$	
$Ⅳ_a$		T_{4a}、N_0、M_0 T_{4a}、N_{1a}、M_0 $T_{1\sim4a}$、N_{1b}、M_0	T_a、N、M
$Ⅳ_b$		T_{4b}、任何N、M_0	T_{4b}、N、M_0
$Ⅳ_c$		任何T、任何N、M_1	任何N、M_1

三、治疗篇

63. 一旦确诊甲状腺结节是良性的，需要诊治吗？

甲状腺结节即使已经诊断为良性，也需要定期复查。

甲状腺良性结节中，结节性甲状腺肿有癌变可能；甲状腺腺瘤癌变率 10%；慢性淋巴细胞性甲状腺炎（又称桥本甲状腺炎），有可能合并癌或恶性淋巴瘤；慢性纤维化性甲状腺炎难以与癌鉴别。因此即使甲状腺结节已确诊为良性也需要定期复查，通常需要 3~6 个月复查 1 次，观察结节发展情况，早期发现异常，早期治疗。

64. 如何治疗青少年的甲状腺结节？

青少年的甲状腺结节中，甲状腺癌的比例较成人高，可达 50%~70%。因此，青少年的甲状腺结节一定要引起足够的重视，提高警惕，仔细检查，防止漏诊，密切随诊。一旦证实为甲状腺癌，采用手术治疗和内分泌治疗。青少年甲状腺癌大部分为分化较好的乳头状腺癌，尽早手术治疗，预后良好。

65. 什么是综合治疗？

综合治疗是指根据患者的具体情况，如身体情况、病理类型、侵犯范围（病理分期）和发展趋势，合理地、有计划地应用现有治疗手段的最佳组合，以期较大幅度地提高治愈率、延长生存期、提高患者生活质量。肿瘤的综合治疗并不是简单地将手术、化疗、放疗、生物治疗和中医药治疗等几种治疗方法进行组合，而是一个系统的治疗过程，是一个有计划、有步骤、有顺序的因人而异个体化治疗的综合，需要手术、放疗和化疗等多学科有效地协作才能顺利完成。综合治疗方案不是一个机械不变的模式，在具体诊治过程中，会随着诊断的逐步完善和疗效的差异等予以适当调整。

66. 甲状腺癌有哪些治疗方法？

甲状腺癌（尤其是分化型甲状腺癌如乳头状腺癌、滤泡状腺癌）相对发病率低和患者生存时间较长，有时决定治疗方法以及比较各种治疗造成的价值有一定的困难。因此在分化型甲状腺癌的外科手术切除范围、核素治疗以及内分泌治疗时甲状腺功能的抑制程度上仍存在争议。至于每个患者具体应用何种治疗方法，主要取决于患者的年龄、肿瘤的病理类型、病变的程度以及全身状况等。一般采用以手术为主的综合治疗：以手术为首选，能手术切除时尽可能手术治疗，术后辅以内分泌治疗，必要时选用放、化疗在内的综合治疗，效果最佳。

67. 甲状腺癌主要治疗方法是什么？

甲状腺癌的治疗原则以外科手术切除为主。不论病理类型如何，只要有手术指征就应尽可能手术切除。因甲状腺癌对放疗敏感性差，单纯甲状腺癌放疗只有姑息疗法。但对于手术后有残留、肿瘤负荷较小者，术后放疗有一定价值。具体应根据手术切除情况、病理类型、病变范围、年龄等因素而定：对分化好的乳头状癌或滤泡癌，即使是术后局部复发者也可再次手术治疗，仍能达到根治或长久的姑息作用。如手术后有残留或广泛的淋巴结转移，应及时给予术后放疗，尽可能降低局部复发率，改善预后。

（一）外科治疗

68. 什么是根治性手术？什么是姑息性手术？

（1）根治性手术是指以力求达到根除疾病为目的命名的外科手术，属于局部治疗手段，不同恶性肿瘤实施根治性手术切除的范围都有具体规定，是恶性肿瘤外科治疗的标准术式之一。对于绝大多数早期恶性肿瘤患者通过根治性手术可以达到根治的目的。

但需注意的是，根治性手术并非都能达到根除肿瘤的目的。某些早期癌症并不需要切除如此大的范围也能达到“根治”的

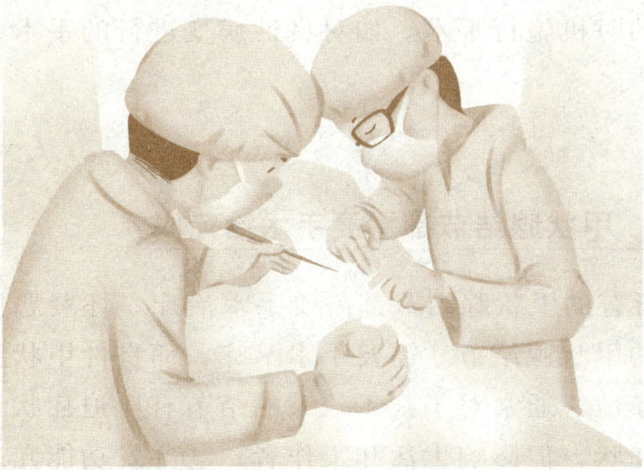

效果，并能保留器官的功能。因此，患者及家属应该听听医生们的建议是否实施根治性手术或保留器官功能的手术。

（2）姑息性手术是指以减轻患者痛苦、提高生活质量，延长生存期、减轻体内肿瘤负荷为目的切除原发病灶或转移性病灶的手术。

69. 什么是择期手术、限期手术和急诊手术？

外科手术根据疾病的危急程度分为择期手术、限期手术和急诊手术。

（1）急诊手术是指需要在最短的时间内必须进行的紧急手术，否则会危及患者的生命的手术。

（2）限期手术是指需要在一定限期内实施的手术。即外科手术时间不宜过久延迟，手术前也有一定的准备时间，否则会影响其治疗效果或失去治疗的有利时机的一类手术。如各种恶性肿瘤的根治性手术。

（3）择期手术是指可以选择适当的时机实施的手术，手术时机的把握不致影响治疗效果，容许术前充分准备或观察，再选择最有利的时机施行手术。如对良性病变进行的手术、整形类手术等。

70. 甲状腺结节都需要手术治疗吗？

不是所有的甲状腺结节都需要手术治疗。怀疑恶性或已经证实为恶性的甲状腺结节才需要手术治疗，而良性甲状腺结节的手术则需要谨慎。通常对于：①较大的结节有压迫症状者；②虽未引起压迫症状，但影响生活和工作者；③并发功能亢进或怀疑癌变的甲状腺结节患者才需要手术治疗。

71. 手术会刺激甲状腺癌转移吗?

甲状腺癌的手术治疗不会导致或刺激甲状腺癌的转移。

甲状腺癌易出现淋巴结转移和血行转移，而且这些转移灶在早期常呈隐匿状态，在隐匿状态时这些小的转移灶通常很小，目前的常规检查方法如超声、CT、MRI难以发现。在治疗甲状腺原发灶后，原来的隐匿的转移病灶继续生长变大，通过临床检查手段发现后才被诊断为转移。因此，会被患者误以为手术导致的转移。其实，术后发现的转移，与手术刺激无直接关系。如不做手术，任由恶性肿瘤生长，迟早会出现转移。

72. 手术前为什么要做全面检查?

外科手术是一项有创伤性的诊疗手段，并伴有不同程度的风险。因此，在手术前进行全面检查是了解患者身体状况、疾病情况、手术耐受能力和可能出现的风险的重要步骤。检查一般包括常规检查和专科检查两方面。手术前常规检查主要包括：血常规及血型、尿常规、粪常规；心电图，胸部正、侧位X线片，超声检查；肝、肾功能，血电解质，**生化全套**，血糖，出、**凝血功能**，乙型肝炎（**乙肝**）**两对半**，丙型肝炎（丙肝）、艾滋病、梅毒等的相关病原学检查。专科检查则要根据病变的部位进一步行影像造影、CT、MRI等大型仪器设备的检查，内镜检查、相关肿瘤标志物检查、细胞学检查、肿瘤组织**活检**或穿刺**活检**病理学检查，所有这些都是为准确诊断，仔细制定手术计划，更好地完成手术，保障患者治疗。

73. 为什么要签署知情同意书?

签署知情同意书是国家法律法规的要求，国务院颁布实施的《医疗机构管理条例》第33条规定：“医疗机构施行手术、特殊检查或者特殊治疗时，必须征得患者同意，并应当取得其家属或者本人同意并签字；无法取得患者意见时，应当取得家属或者关系人同意并签字。”《执业医生法》第26条规定：医生进行实验性临床医疗，应当经医院批准并征得患者本人或者其家属同意。

人的生命健康权是受法律严格保护的，个人身体所蕴含的生命和健康，只有自己有处置权，其他任何人无权处置。手术这种有风险性的医疗行为包含着对患者身体即健康权、生命权的处置。医生有手术技能，但又无权擅自处置患者身体，患者出于治疗疾病的目的，须授权医生为自己实施手术。在手术知情同意书的签名正是患者对其身体支配权的外部表现形式。

74. 术前需要履行哪些知情同意手续？什么人有资格签署手术知情同意书?

患者知情同意是指患者对病情、诊断和治疗（例如手术）方案、治疗的益处及可能带来的风险、费用开支、临床试验等真实情况有了解与被告知的权利，患者在知情的情况下有选择接受与拒绝的权利。按卫生部要求应由患者本人签署知情同意书。当患者不具备完全民事行为能力时，才会由其法定代理人签字；患者因病无法签字时，也可以由其授权人签字。患者的知情同意选择权是每一个患者都具有的权利，知情同意书可以作为医疗机构履行说明告知义务的证据，也是患者及家属行使知情权的证据。

让患者及其亲属能客观认识诊疗目的、效果、可能产生的并发症及意外等情况，充分享有知情权。

在患者接受诊治的过程中，需要患者履行的知情同意手续包括以下几个方面：

（1）术前、术中知情手续：所有手术前主管医生会与患者进行术前谈话，并签署手术知情同意书。其内容包括术前诊断、手术指征、手术方式、可选择的诊疗方法及优缺点、术中和术后的危险性、可能的并发症及防范措施。术中置入身体的内置物（如吻合器、固定器等），术前谈话中会记明选择的类型；术中病情变化或手术方式改变需及时告知患者家属并由其授权人书面在告知单上签名。手术的不确定因素较多，手术引起患者新的疾病甚至死亡的风险与疾病的治疗效果相伴相随。有时候手术可能达不到根治疾病的目的，达不到患者希望的理想状态，甚至使患者失去生命。手术风险具有不确定性、不可预测性等特征。

（2）如果在治疗中进行临床试验、药品试验、医疗器械试验，及其他特殊检查、特殊治疗，主管医生将在治疗前向患者及家属告知相关情况，征求意见，由患者及家属签署同意检查、治疗的知情同意书。

（3）创伤性诊疗知情手续：对患者进行任何创伤性诊疗均需进行谈话告知并签署同意书。内容包括当前的主要病情、采取创伤性诊疗活动的目的及必要性、医疗风险、其他可选择的诊疗方法及优缺点、可能的并发症、注意事项及防范措施。

（4）麻醉知情制度：在进行麻醉操作前，麻醉医生会告知患者相关情况并由患者或其授权人签署同意书。告知内容包括术前诊断、麻醉名称及方式、麻醉风险、防范措施。

（5）输血知情制度：输血前经管医生会向患者告知相关情况并由患者或其授权人签署同意书。告知内容包括输血的目的、必要性、种类、数量、可能发生的风险、并发症及防范措施。

75. 手术知情同意书中写了那么多并发症，是否都会发生？

并发症是指患者发生了现代医学科学技术能够预见但却不能避免和防范的不良后果。一般分为两种情况：一种是指一种疾病在发展过程中引起另一种疾病或症状，如消化道肿瘤可能有引发肠梗阻、肠穿孔或大出血等并发症；另一种是指在临床诊疗和护理过程中，患者因治疗一种疾病而合并发生了与诊疗这种疾病有关的另一种或几种疾病或症状。外科手术并发症是影响手术效果极为重要的因素，也常常是损害患者健康甚至致死亡的重要原因。手术知情同意书中写的并发症均是基于手术对组织器官损坏可能带来的病症，术中、术后是否发生并发症受多种因素影响，每位患者的自身状况、疾病情况、医疗单位及医生的技术水平等许多因素都是影响并发症的因素，并发症的发生率也受多种因素影响，如高龄患者手术并发症发生率就大于年轻患者。并不是手术知情同意书中写的并发症都会发生，医护人员也在尽力减少并发症的发生。

76. 手术前医生会向患者及家属交代哪些内容？

手术前手术医生通常会和患者及家属谈话签字。谈话内容主要为患者目前诊断为何病、准备采取什么手术治疗、手术大致的操作过程。手术中可能会遇到哪些问题、将会如何处理、手术后可能会出现什么情况、一旦发生如何处理、在手术治疗后还将有哪些治疗手段。实际上，该过程是告知过程，签字只是为了确认医生已经完成告知义务，让患者和家属对疾病和要进行的手术有个了解。

77. 手术前医生找患者谈话，患者及家属需要了解哪些内容？

手术前患者和家属最重要的是要解除思想顾虑，做好心理和生理各个方面的准备。患者及家属可以向主管医生或主刀医生咨询手术目的、麻醉方式、手术方式以及术中、术后可能出现的各种风险或不适等情况。同时配合医务人员的指导作好术前准备，术前因其他疾病服用药物的应向医生说明，以明确是否需要停药。

78. 手术前患者为什么需要禁食、禁水？

禁食、禁水，是指禁止吃食物和饮水。一般手术前都要求患者禁食、禁水，其主要目的是排空胃内容物，避免术中、术后发生呕吐造成**误吸**。因为手术操作时刺激腹膜或内脏，有些麻醉药物也可刺激消化系统，造成患者呕吐。而麻醉后，呼吸道保护性反应已减弱，故呕吐物可**误吸**入呼吸道引起阻塞或吸入性肺炎。

正常人胃内物质排空需要 4～6 小时，当情绪激动、恐惧、焦虑或疼痛不适时，可导致排空速度减慢，因此成人一般在手术前 8～12 小时开始禁食，以保证胃彻底排空。有些患者偷偷地瞒着医生和护士进食、水，这是非常危险的，极易造成手术中**误吸**，甚至导致窒息死亡的严重后果。如果术前禁食、禁水时间不够或又吃了东西，则需推迟手术时间，甚至取消该手术。

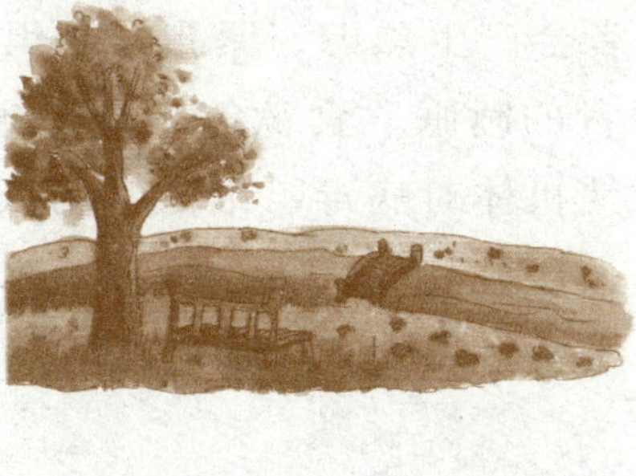

79. 月经期患者能接受手术吗？

除非是急诊手术，月经期患者不宜实施择期或限期手术。因为月经期患者脱落的子宫内膜含有较多**纤溶酶原激活物**，导致血液中**纤维蛋白溶解系统**活动增强，容易导致出血量增多，增加了手术危险性。此外，月经期患者抵抗力减低，增加了感染的风险；多数患者手术后需要卧床和留置导尿管，也增加了护理的难度。如果甲状腺的手术操作时间不长，创面较小，月经期可以考虑手术。如甲状腺手术时间长，创面较大，建议月经停止后再手术治疗。

80. 手术日患者家属应该做点什么？

手术日患者的直系亲属应该在患者进入手术室前到达病房陪伴患者，这对患者是一个安慰。在手术进行过程中，家属需在手术等候区耐心等待，不要离开，因为在手术中如果发现一些特殊情况，医生需要及时找家属商谈，并请家属做出决策。手术结束后，患者回到病房，在向手术医生和麻醉医生了解病情后，家属就可以按照医院要求留人陪护或由院方监护。

81. 为什么手术前需要患者做好心理准备？

手术前有些患者会产生焦虑、紧张、恐惧、不安及抑郁等不良情绪，可影响患者的睡眠、食欲等，导致患者健康状况下降，免疫功能减退，致使机体对病毒、细菌等的抵抗力降低，还可导致患者心率加快、血压升高等，将会增加手术的风险及术后并发症的发生率。因此，积极的情绪和良好的心理准备是保证手术顺利进行的首要条件。

82. 为什么手术前需要患者进行呼吸道准备？

手术后患者因为伤口疼痛而不敢深呼吸、咳嗽和排痰，导致呼吸道分泌物在呼吸道内积聚，降低了肺的通气量，加重呼吸道阻塞，造成肺不张，呼吸道易感染致肺炎，因此需在手术前进行呼吸道准备。

吸烟的患者应该在手术前 1~2 周停止吸烟，以减少上呼吸道的分泌物。

练习正确咳痰的方法：腹式呼吸（用鼻深吸气，尽力鼓起腹部，屏气 1~2 秒后，嘴唇微缩成吹蜡烛状缓慢呼气，呼气时腹部自然回缩）数次→深吸气→憋住气→放开声门，收缩腹肌使气体快速冲出，将痰咳出。

有呼吸道炎症者，术前应用抗生素、雾化吸入等治疗，待感染控制后才可以接受手术。

83. 手术前一天为什么要做手术区域皮肤准备？

皮肤是机体的天然防御线，手术会破坏此防御线而增加感染的机率。手术前进行皮肤准备的目的就是预防手术后切口感染。皮肤准备通常在手术前一天进行，皮肤准备的内容包括除去患者手术区域的毛发、污垢及微生物。手术区皮肤准备的范围一般应包括以切口为中心，半径在 20 厘米以上的范围。此外，手术前一天患者还应修剪指甲、剃须、洗头、洗澡。小儿可以不剃体毛，只清洗。

84. 甲状腺癌合并甲状腺功能亢进症患者做手术有危险吗？

对合并甲状腺功能亢进症的患者做手术有可能导致甲状腺危象的发生，主要表现为高热、大汗、心动过速，呕吐、腹泻、烦躁不安，甚至昏迷，如不及时抢救，可导致死亡。主要原因是术前准备不充分。手术是最常见的促发因素，其他还有感染、精神压力大、身体创伤等使甲状腺素释放过多等因素。

多在术后6~18小时出现。临床表现为恐惧不安、手颤、精神躁动、不能自控、高热、心动过速、恶心、呕吐、血压波动，常伴有腹泻，晚期可陷入昏迷、虚脱等，最后死于心力衰竭、肺水肿和水电解质紊乱。

预防的关键在于做好术前准备。术前应给予抗甲状腺功能亢进症药物或碘剂控制甲状腺功能亢进；使心率减慢，80次/分左右，血压稳定，脉压减小；全身症状改善，情绪稳定，手颤、失眠和腹泻等症状改善或消失。

85. 对甲状腺癌合并糖尿病患者做手术有风险吗？

甲状腺手术通常对人体的创伤并不大，生理扰乱小，在控制好糖尿病的情况下，手术风险并不大。

86. 对甲状腺癌合并高血压患者做手术有风险吗？

甲状腺手术通常对人体的创伤并不大，手术本身风险并不太大。但高血压可能导致麻醉中和手术中出现剧烈的血压波动，诱发心脑血管意外和增加术中、术后出血。麻醉医生和手术医生会根据具体情况使用药物加以控制。必要时会暂缓手术，进一步控制血压后再考虑手术。

87. 有颈椎病或做过颈椎手术的患者能接受甲状腺手术吗?

做甲状腺手术时，患者会仰卧，肩下垫枕头，头后仰。这个姿势会对颈椎造成一定的影响，因此有颈椎病或做过颈椎手术的患者做甲状腺手术应提前向医生说明。医生会在手术时采取措施，避免颈椎病加重，或伤及颈椎。

88. 甲状腺癌患者手术前不能吃饭、喝水，能吃降血糖药吗?

手术后患者处于**应激状态**，人体对于降糖药物的反应下降。因此，在手术前后医生会使用胰岛素控制血糖，以保证手术的安全。所以，手术前不必再服用降糖药物。在出院后可停用因手术使用的胰岛素，恢复患者日常生活中的糖尿病治疗方法。

89. 甲状腺癌患者手术前不能进食，能吃降压药吗?

甲状腺手术通常对人体的创伤并不大，在控制好高血压的情况下，手术风险并不大。为避免麻醉和手术中可能会出现剧烈的血压波动。因此，手术当日，可根据患者服用抗高血压药物的习惯，用1口水将抗高血压药物服下，避免因停用抗高血压药物导致的术中血压剧烈波动。

90. 甲状腺癌患者术前抗凝药需要停吗？

有些患者长期服用抗凝药物。抗凝药物会导致手术中出血量增加，手术后渗血增多或发生术后出血。如果甲状腺的手术操作时间不长，创面较小，可不停用抗凝药物；如甲状腺手术时间长，创面较大，建议适当停用抗凝药物。

91. 为什么有的甲状腺癌患者术前要放鼻饲管？

甲状腺从两侧包绕食管，甲状腺癌的手术有时会涉及食管。如果肿瘤累及食管，手术中需要判断食管位置。由于肿瘤呈浸润性生长，肿瘤常常会和食管融成一团，难以区分。手术中可通过事先放的胃管判断食管的位置，对食管加以保护，以免误伤食管。另外，一旦食管切除了一部分，手术后患者不能经口进食，需要通过胃管进行进食。

92. 手术日需要患者做什么准备？

手术日不要化妆，要去除患者的唇膏、指甲油，以便于手术中观察患者末梢血液循环情况；要取下活动性假牙，因为假牙可能会脱落而阻塞呼吸道；取下发卡、假发、金属物品、饰物等，因为金属会导电，饰物会伤及患者；将随身携带的所有贵重物品，如首饰、钱、手表，交由家属保管；如为助听器、隐形眼镜，可暂时戴着，便于与手术室工作人员谈话、沟通，可于手术前一刻取下。患者贴身穿着干净的病服；依照要求禁食、禁水；术前要排空膀胱，其目的是为了避免麻醉后造成手术台上排尿，避免手术过程中误伤膨胀的膀胱，避免患者手术后因受麻醉影响或麻醉未清醒而发生排尿困难。

93. 手术前患者特别紧张怎么办?

任何人接受手术治疗时都会紧张，这是正常的反应。消除患者的紧张心理是麻醉医生术前访视要做的事情。访视时麻醉医生应向患者解释手术前、后的程序，患者也应要放松心情，对有疑问可向医生咨询消除疑虑。患者家属应该配合医生做一些安慰工作，尽量减轻患者的紧张情绪。如果患者晚上不能入睡可告诉值班医生，值班医生可以给患者服用一些安眠药物帮助睡眠。手术前充足的休息，保持良好的体力对手术和术后恢复很重要。

94. 手术有什么流程?

接患者入手术室时要核对患者信息→在手术等候区等候，再次核对患者信息后进入手术间→进行输液、导尿等手术前准备→麻醉→实施手术→手术结束后如有需要进入麻醉恢复室或重症监护病房进行严密观察和监测，直至患者清醒、**生命体征**恢复稳定→安全返回病房。

95. 患者进入手术室后，医务人员为什么要反复核对患者信息?

为加强对医疗机构的管理，指导并规范医疗机构手术安全核查工作，保障医疗质量和医疗安全，卫生部制定了《手术安全核查制度》。该制度的规范要求手术前进行核查工作。核查内容主要包括以下三方面：

（1）患者身份核对：医务人员通过核对姓名、科室、床号、病案号、腕带信息等确定患者的身份。对于可能服用镇静药、听力障碍、身份无法确认的昏迷手术患者，可以通过核对其腕带上的姓名、病案号进行身份确认。

（2）手术部位核对：涉及双侧、多重结构（手指、脚趾、病灶部位）、多平面部位（脊柱）的手术时，在患者接入手术室前，医生将对手术侧或部位作手术标识。巡回护士接患者入手术间前，需进行手术部位标识的核对。

（3）一般情况的核对：如禁食、禁水情况，有无假牙、过敏史，既往病史、手术史等。

手术安全核查工作要由具有执业资质的手术医生、麻醉医生和手术室护士三方，分别在麻醉实施前、手术开始前和患者离开手术室前，共同对患者身份和手术部位等内容进行核查。其目的就是要保证患者的医疗安全，希望患者予以理解和配合。

96. 为什么患者在手术室会感觉比较冷？

患者进入手术室后，由于手术间温度相对较低，消毒及手术过程中暴露术野会使患者大量热量散失，因此，在术前和术后患者常会感觉有些冷。

手术室温度比较低，是因为手术室内各种高科技精密仪器、设备正常运转的要求，某些手术也要求在温度较低的情况下进行。手术室的温度和湿度同时也会对空气中的细菌的含量产生影响，对手术后感染发生率也可能产生影响。因此，对手术室内的温度和湿度有严格的要求。手术室的温度应始终保持在23~25℃，相对湿度保持在40%~60%。

患者在手术室期间，医护人员会在手术室规定允许的范围内给予患者适当的保温措施，如手术前加盖棉被、手术中应用温毯机进行保温、对输液及冲洗液进行加温后再给患者输注、手术后盖棉被等保温措施，尽可能保持患者体温在正常范围之内。

97. 手术小组主要有哪些人员参加？

一般一台手术由主刀医生、2~3 名助手、麻醉师、器械护士及巡回护士共同完成，如手术中需要射频消融、术中放疗等特殊治疗，还需要其相关医生及技术人员参与。

98. 主要麻醉方法有哪些？

主要的麻醉方法有三种：全身麻醉（全麻）、局部麻醉（局麻）和椎管内麻醉。每一种麻醉还有许多不同的形式和操作方法，麻醉医生会根据手术方式和患者自身状况选择最佳的麻醉方法。

99. 什么是全身麻醉？

麻醉医生可以通过呼吸面罩或气管导管给患者吸入全身麻醉药，也可以通过静脉途径给患者注射麻醉药。麻醉药物产生中枢神经系统抑制，大脑不能从神经系统接受任何疼痛信号，患者表现为暂时神志消失、全身痛觉丧失、遗忘、反射抑制和骨骼肌松弛。麻醉药物对中枢神经系统抑制的程度与体内药物浓度有关，并且可以控制和调节。全身麻醉期间，麻醉医生会使用各种设备严密监测患者的**生命体征**和各重要脏器的功能，适当调整麻醉深度。这种抑制是完全可逆的，手术结束后停止使用麻醉药物，体内残存的麻醉药物可以被代谢分解或从体内排出，患者的神志及各种反射会逐渐恢复。

100. 全身麻醉对大脑会不会有损伤？

常有患者问麻醉医生“全身麻醉会不会损伤大脑，影响智力或记忆力？”回答是不会的。目前临床使用的所有全身麻醉药其作用都是短暂的、一过性的，即停止使用后经过短时间的代谢分解，排出体外，其麻醉作用也会完全消失，更不会遗留中枢神经系统的任何伤害和不良反应。因此不必担心全身麻醉会损伤患者的大脑。

101. 什么是局部麻醉？

局部麻醉是将局麻药应用于身体外周局部神经时，只产生躯体某一部位的麻醉，使该部位不感觉疼痛。局部麻醉也是完全可逆的，不产生组织损害。常用的局部麻醉有表面麻醉、局部浸润麻醉和神经阻滞麻醉。表面麻醉是将局麻药与局部黏膜（如眼黏膜、鼻腔黏膜、口腔黏膜等）直接接触，穿透黏膜作用于神经末梢产生局部麻醉作用。我们经常说的局麻主要是指局部浸润麻醉。局部浸润麻醉是沿手术切口分层注射局麻药，麻醉组织中的神经末梢而产生局部麻醉作用。神经阻滞麻醉不是把局麻药用于神经末梢，而是把局麻药注射于神经干（丛）旁，阻断神经的传导功能，达到手术无痛，常用的神经阻滞麻醉有臂丛麻醉和颈丛麻醉。

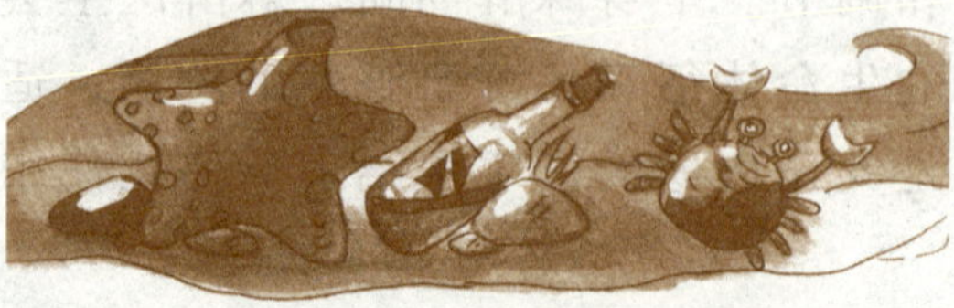

102. 什么是局麻强化麻醉？

有些可以在局部麻醉下完成的手术，由于患者会感觉紧张、恐惧，甚至不配合行为，需要在局部麻醉的同时辅助基础麻醉。基础麻醉就是静脉应用一些药物使患者进入类似睡眠但非麻醉的状态，患者保留自主呼吸，对手术过程无知晓。手术过程中要求麻醉医生连续监测患者的心跳、呼吸、血氧等重要**生命体征**，掌握好用药剂量和浓度，同时要准备好急救设备，及时发现和处理一切异常情况。

103. 通常所说的“全麻”或“半麻”指的是什么？

“全麻”即全身麻醉，手术中患者将完全失去知觉和痛觉，医生经静脉将麻醉药物注入患者体内，在患者睡着后将气管插管插入，帮助患者呼吸，并吸入麻醉气体。“半麻”包括：硬膜外麻醉、腰麻（蛛网膜下隙麻醉和腰硬联合麻醉）。“半麻”患者是清醒的，如果患者希望睡着，也可以给予镇静剂。

104. 麻醉有什么风险吗？

麻醉的风险不仅与外科手术大小、种类、麻醉方法有关，而且还与患者术前身体状况及内、外科疾病有关。实施麻醉后会影响患者生理状态的稳定性、手术创伤和失血可使患者生理功能处于**应激状态**、外科疾病以及并存的内科疾病会引起不同程度的病理生理改变，这些都能增加麻醉的风险。因此“只有小手术，没有小麻醉”。麻醉医生的工作就是使这些风险降到最低，手术前会完善一些必要的检查和准备，将患者的身体调整到最佳状态，手术过程中会利用先进的仪器随时监测患者的**生命体征**，以保证麻醉安全。如发现由于手术、麻醉或是患者原有的疾病产生威胁患者生命的问题时，会及时采取各种措施，维持患者生命功能的稳定。

105. 为什么老年人的麻醉风险比年轻人大？

一般来讲，处于相同环境中年龄越大，麻醉与手术风险越大。与年轻患者相比，老年患者常合并糖尿病、高血压、心血管疾病、脑血管病等全身性疾病，这些高危险因素会增加手术及麻醉的困难程度。对于老年患者，除非紧急手术，需要在手术前将患者的各合并症尽可能控制在代偿良好的范围内，以降低麻醉风险。老年患者对于麻醉药的耐受程度、代谢排泄都要差于年轻患者，麻醉风险增加。但麻醉和手术的风险是由多种因素决定的，如麻醉医生的经验、患者所就诊医院的综合实力等，所以手术风险应该结合环境因素综合判断，只要准备充分，老年人的手术也可顺利完成。

106. 麻醉医生做些什么工作呢？

经常有患者及家属问外科医生这样的问题："谁给我们打麻药？"许多患者认为麻醉只是"打一针，睡一觉"这么简单。麻醉实际上很复杂，麻醉医生的工作贯穿患者手术前、手术中以及手术后。从患者准备手术的当天，就和麻醉医生结下不解之缘。手术前一天，麻醉医生会到病房进行术前访视，了解患者的病情，清楚患者术前用药情况（如告知哪些药物应该继续服用至手术日，哪些药物应该停用），对患者的全身情况进行系统的麻醉风险评估，尽可能将机体调整到最好的状态再行麻醉，告知患者麻醉可能存在的风险及并发症，以及围术期一些必要的操作。

从患者进入手术室的那刻起，麻醉医生就时刻伴随身边。麻醉医生与外科医生、手术室护士一起核对手术信息，给患者进行全方位的监测（如血压、脉搏、体温、血氧饱和度、呼气末二氧化碳分压、肌肉松弛程度、平均动脉压、中心静脉压等），根据病情的需要及手术的方式为患者实施麻醉。手术中，麻醉医生要根据监护仪上的各种数据维持患者**生命体征**平稳，对手术中出现的各种异常情况正确判断并及时处理，保证患者术中生命安全。所以大家常常说：“外科医生治病，麻醉医生保命”。

手术结束后，麻醉医生会让患者恢复意识、清醒、**生命体征**稳定地返回病房，同时会根据不同的情况给患者进行术后镇痛。

此外，各科室危重病患者实施的急救气管插管、无痛内镜检查、有创伤性诊断检查的监护与麻醉、癌痛治疗也是麻醉医生工作的一部分。

107. 为什么麻醉医生术前要访视患者？

为减少麻醉手术后并发症，增加手术安全性，麻醉医生需要在手术麻醉前对患者的全身情况和重要器官生理功能作出充分的评估，评定患者接受麻醉和手术的耐受力，并采取相应的防治措施，选择适当的麻醉药物及方法，这都需要手术前对患者进行访视。麻醉医生在手术前需要了解的情况包括①病史：患者是否有心脏病、高血压、糖尿病、气管炎、哮喘、青光眼等疾病？②过敏史：患者是否对药物（尤其是麻醉药）和食物过敏？**过敏反应**是否很严重？③手术及麻醉史：患者是否接受过手术和麻醉？有无不良反应等；④生活习惯：患者是否吸烟？每天吸几支烟？是否经常喝酒？睡眠好不好？麻醉医生根据患者的不同情况制定相应的麻醉方案，同时向患者及家属解释有关的麻醉注意事项，回答患者提出的问题。签署麻醉知情同意书和决定术后镇痛方式也是在手术前访视时完成。总之，有效的手术前访视可以让麻醉医生对将要进行的麻醉做到心中有数，是患者麻醉安全的重要保证。

108. 麻醉医生为什么要询问患者的既往病史和目前的身体状况？

由于麻醉和手术会对人体的各项生理功能产生影响，所以麻醉医生要尽可能多了解患者的情况。麻醉医生在手术中除了使患者解除疼痛、感到舒适外，同时要全程监测患者的各项**生命体征**，保证患者术中各重要**生命体征**平稳。麻醉医生必须熟悉患者身体状况及既往疾病的治疗经过，才能为手术选择合适的麻醉方法和监护措施，并把目前的治疗延续到手术中。对病情的详尽了解将帮助麻醉医生对麻醉、手术中发生的异常情况做出快速、准确的判断和有效的治疗。

109. 麻醉医生为什么要了解患者的吸烟史和饮酒量？

香烟和酒精对机体的影响很大，有时甚至超过服用药物的作用。由于烟、酒对人体的心、肺、脑、肝等脏器会产生不同的影响，所以吸烟、饮酒可改变术中药物的作用。酒精依赖症的患者中枢神经系统对吸入麻醉药和静脉诱导药有较高耐受性。由此可见让麻醉医生了解患者吸烟、饮酒的情况是十分重要的。有些患者会有所保留地告诉医生自己吸烟及饮酒的数量，要知道麻醉医生只有充分了解患者身体状况才能提供安全的麻醉方法，所以要对医生讲实话。

110. 术前戒烟多长时间有效？

戒烟早期，有些患者咳痰量会增加，还有些患者出现新的呼吸道反应性疾病或原有症状加重。戒烟早期还可能出现与尼古丁戒断相关的激动和焦虑症状（也就是烟瘾发作）。停止吸烟 2 天（至少 12 小时），吸烟产生的有害物质和尼古丁水平降至正常，机体由于吸烟导致的缺氧状态会有所改善。但研究表明，只有戒烟 6~8 周以上，手术后呼吸系统并发症才显著降低。但癌症手术基本都是择期手术或限期手术，往往不能等这么久才实施手术，至少在手术前戒烟 2 天还是应该能做到的，当然，彻底戒掉更好。

111. 患者可以选择麻醉方式吗？

患者可以选择麻醉方式。一些手术可以采用多种麻醉方法，麻醉医生在了解、分析手术要求和患者具体情况之后，将会选择一种合适的麻醉方法，告知患者并做必要的解释。如患者对某种麻醉有自己的看法，可以提出，医生会考虑患者的意见并结合麻醉原则要求制定出安全、有效、舒适的麻醉计划。

112. 为什么要签署麻醉知情同意书？家属可以代签吗？

由于个体差异及合并疾病的不同，每个人对麻醉的耐受和反应都不一样，麻醉过程中可能会出现意外和并发症。任何麻醉都伴随着一定的风险，作为患者及家属，有必要也有权利充分了解麻醉存在的风险，这就是为什么手术患者都要进行麻醉前谈话且签字的原因。

原则上只要患者有一定的认知能力，那么患者的意愿永远是第 1 位的，应该由患者本人签署术前麻醉知情同意书，这是患者的权利。但如果家属和患者本人有良好的沟通，家属能够代表患者的意愿，患者本人又签署了委托协议，委托某位家属替本人做主，那么这位家属可以代签麻醉知情同意书。

113. 为什么对甲状腺癌患者建议采用全身麻醉?

对于甲状腺肿物压迫气管移位、狭窄或软化者；胸骨后或纵隔内甲状腺肿瘤手术操作可致呼吸道进一步干扰受压；甲状腺术后复发或怀疑恶变，手术范围大，时间长者；患者体胖颈短，术中头颈后仰不易维持呼吸道通畅，或患者难以耐受者，宜选用气管插管全身麻醉。

另外，甲状腺由来自自主神经系统的交感神经和副交感神经支配。在手术过程中，牵拉、钳夹腺体都会刺激这些神经，引起患者恶心、心悸、胃肠不适等症状。因此甲状腺手术通常以全身麻醉为佳。

114. 术前化疗对麻醉有影响吗?

使用化疗药后会对身体各脏器产生毒性作用，主要表现为心脏毒性（心功能不全、心律失常、心电图改变等）、**骨髓抑制**、重要脏器功能损害（肝、肾、肺等）、**胃肠道反应**、**过敏反应**等，化疗药也会与麻醉药物产生相互作用，增加麻醉和手术的风险。不过不用担心，麻醉医生会根据患者身体状态和所用的化疗药物制订相应的麻醉方案，以确保术中安全平稳。

115. 什么是气管插管？难受吗？

全身麻醉后患者的自主呼吸消失，为确保患者呼吸道通畅，需要在患者的气管内置入一根气管导管与麻醉机相接行控制呼吸。气管导管通常从患者的口腔或鼻腔插入气管内，插管前麻醉医生会从静脉注射一些药物使患者意识消失、呼吸停止、肌肉松弛（临床上称为麻醉诱导），然后才行气管插管，所以患者对整个插管过程没有感觉，也不会感到难受。

116. 患者应该怎样配合麻醉和手术？

麻醉与手术能否顺利进行，除了医务人员的技术水平和认真负责的工作精神外，患者配合也十分重要。

（1）要树立信心，相信医生，放松心情。过分紧张，睡眠不好，可使手术当天血压波动，影响麻醉和手术。

（2）要严格按照医生的嘱咐准备。对医生要讲实话，尤其是全身麻醉手术前，是否吃了东西，是否发热，女性患者是否有月经来潮等都应先告诉医生，让医生考虑是否暂停手术，以免引起不良后果。

（3）进手术室前，要排空尿、便，戴有活动假牙的患者要取下假牙，以防麻醉插管时脱落，误入食管或呼吸道。不要把贵重物品带进手术室。

（4）不同的手术、不同的麻醉，所采取的体位不同。腰麻和硬脊膜外麻醉，需患者采取坐位或侧卧位进行穿刺操作，当医生和护士摆好患者体位后，不能随意移动或改变，如有不适或疼痛，可告诉医生，乱动会影响穿刺操作。

（5）有的手术要插导尿管或胃管，这些导管都会给患者带来一些不适或疼痛，需要忍受，千万不能随意将导管拔出。

（6）非全身麻醉手术，患者在手术台上处于清醒状态，应安静闭目接受手术，不要随意和医护人员谈话，更不要胡乱猜疑医护人员的某些话，以免引起误会或枉背包袱。

117. 松动的牙齿或假牙对麻醉有什么影响吗？

如果患者有松动的牙齿或者假牙，麻醉医生在气管插管时可能会损伤到牙齿，导致牙齿脱落、牙龈出血，牙齿可能会掉入气管引起窒息。所以对于活动性的或能取下的假牙，术前要求全部取下，交家属保存。特别是前面的单颗假牙最好摘掉，后面固定假牙没有关系，整口假牙不用摘掉，带着还可以保护牙龈，起支撑作用。明显活动的前门牙，在手术前应请口腔科医生处理。

118. 什么是麻醉恢复室？

麻醉后恢复室又称麻醉后监测治疗室，负责对麻醉后患者进行严密观察和监测，直至患者的**生命体征**恢复稳定。恢复室紧邻手术室，便于麻醉医生或外科医生对患者的观察及处理，如发生紧急情况也便于送往手术室进一步治疗。

手术与麻醉都会在一定程度上扰乱人体的正常生理，特别是对那些术前一般情况较差、经受了全身麻醉或大型手术的患者。手术后患者如存在麻醉未醒、呼吸循环功能不稳定等需要持续监护的情况，将被送入麻醉恢复室。麻醉恢复室内配备有专门的麻醉医生、麻醉护士及齐全的设备，能实施及时有效的监测和抢救，使患者顺利渡过手术后、麻醉后的不稳定时期，保障患者的安全。

119. 全身麻醉结束后醒来时患者会有什么感觉？

一般全身麻醉恢复时，由于麻醉药物的作用还没有完全消失，患者可能会嗜睡，可能会有伤口疼痛或咽部不适，留置导尿管者可能因为尿道受到刺激有想排尿的感觉等。通常麻醉医生在术前访视时会嘱咐患者，如果手术后麻醉恢复时出现这样的情况如何配合医生解决不适。如如果有导尿管可以直接排尿、如果伤口疼痛医生可给予合适剂量的镇痛药。

120. 手术结束后会出现哪些状况？患者什么时候才能回病房？

随着危重疑难患者施行复杂麻醉和手术的增加，手术结束并不意味着麻醉作用的消失和主要生理功能的完全恢复，再加上手术麻醉期间已发生的循环、呼吸、代谢等功能的紊乱未能彻底纠正，麻醉后仍有发生各种并发症的危险。麻醉、手术后的患者仍需要由经过专业训练的医护人员在麻醉后恢复室进行精心治疗、护理，麻醉后常见的恶心、呕吐、疼痛、血压过高或过低等并发症才能得到及时处理。全麻患者必须在完全清醒（意识清醒、肌力恢复）后，并且各重要**生命体征**平稳才能送至病房。对于病情危重需要手术后持续监护治疗的患者，必须送重症监护病房治疗。

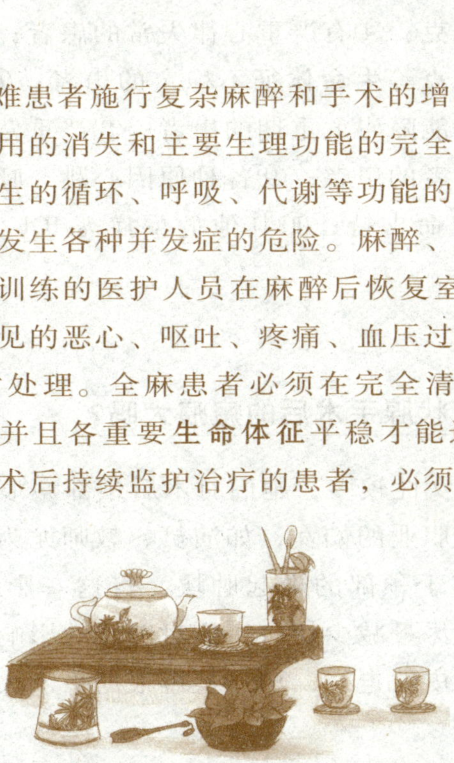

121. 哪些患者需要到重症监护室监护?

重症监护病房又称ICU，是英文 intensive care unit 的缩写，原意为加强护理单位。重症监护病房是利用各种各样的现代化设备及先进的治疗手段，如呼吸机、监护仪、输液泵、起搏器、冰毯、胃肠道外营养等治疗手段，对各种各样的危重患者，进行非常密切的观察并用特殊的生命支持手段，以提高这些患者存活机会的一个特殊治疗护理病区。ICU 收治对象：原则上为各种危重的急性或慢性可逆性疾病。主要包括①各种复杂大手术后患者，尤其术前有合并症（如合并心脏疾病、糖尿病、高血压等）或术中**生命体征**不稳定者（如循环呼吸不稳定、大出血以及手术创伤比较大可能出现并发症的患者）；②心、肺功能衰竭患者；③各种类型的休克；④有严重心律失常的患者；⑤严重感染、败血症、感染性休克等**生命体征**不稳定的患者；⑥器官移植术后；⑦各类急性脑功能障碍危重期的患者；⑧严重营养及水、电解质及代谢严重失衡者的患者；⑨各种原因心跳、呼吸骤停，心肺复苏后需进一步生命支持；⑩其他危重症需 ICU 监测和治疗的患者等。

122. 甲状腺手术后的瘢痕大吗?

甲状腺患者女性较多，她们对术后颈部瘢痕影响美观极为关心。在一些特殊职业的妇女，如演员、教师尤为突出。外科手术不仅要切除显露于颈部的隆起肿块，将这一影响容貌的因素去除，另一方面要尽量减少切口瘢痕对美观的影响。甲状腺手术切口多数是沿颈部皮纹走行，切口长短根据手术大小进行选择，术后瘢痕通常不会很大。

123. 同样是甲状腺癌手术，为什么有的伤口长，有的伤口短？

甲状腺癌患者手术切口的选择主要与手术操作的范围有关，手术医生会根据手术范围决定手术切口的长度。仅有甲状腺原发灶的手术切口较短，而甲状腺癌颈淋巴结清扫的手术切口就会比较长。

124. 甲状腺乳头状癌患者应切除多少甲状腺组织为好？

甲状腺癌手术的基本原则是切除原发处和转移灶。但不同类型的甲状腺癌治疗又有差别。

乳头状腺癌甲状腺切除范围：仅仅行甲状腺肿瘤的局部切除术范围是不够的，此术式不能保证完全切除原发癌。行此术后再行患侧甲状腺腺叶切除术的组织病理学检查，60%~70%仍可查见残余癌。

单侧甲状腺乳头状腺癌，临床上尚未证实有多灶癌存在时，目前多数人主张行患侧腺叶合并峡部切除术。对于①组织学证实为多癌灶；②术时发现对侧腺体有癌；③颈部有放疗史者，建议行全甲状腺切除。当癌位于峡部时，应将峡部连同两侧部分腺叶整块切除。

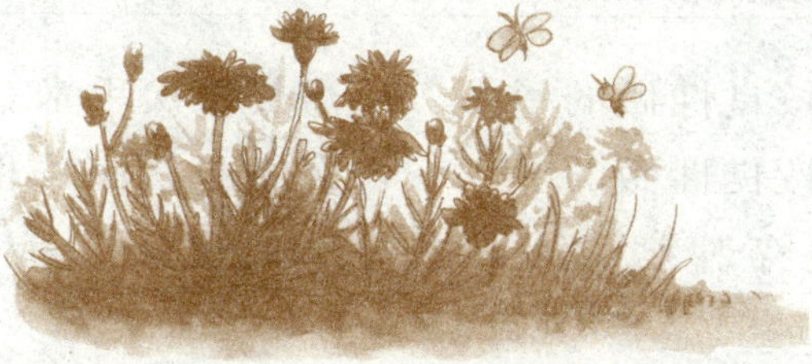

125. 两侧甲状腺上都有结节，要切除整个甲状腺吗?

不一定要切除整个甲状腺。

对于手术治疗，国际上有些国家外科医生主张对分化型甲状腺癌，做甲状腺全切除术，手术后加用^{131}碘治疗；不论颈部有无淋巴结转移，主张颈清扫术。这些“过分治疗”的倾向不利于患者治疗后维持原有生存质量。由于甲状腺癌，尤其是甲状腺乳头状腺癌和滤泡状腺癌，治疗后10年生存率在90%左右，不宜采取过激手术。因此，对于两侧甲状腺上都有结节的，只要切除是癌的一侧腺体，对侧只做良性肿物切除，保留大部分腺体。如果两侧结节都是癌的，则需要切除双侧甲状腺。

126. 为什么有时只有一侧腺体上有肿瘤，却要切除整个甲状腺?

近年主张根据患者和病变的具体情况做重点选择。通常将甲状腺癌患者分为高危组和低危组。高危险组：男40岁及女>50岁者，甲状腺癌侵犯腺外组织器官，分化较差的，有远处转移的。对低危组：男<40岁、女<50岁者，或微小癌，癌局限于甲状腺体内，无远处转移。高危组患者行甲状腺全切除术。

127. 按良性做的甲状腺癌手术后还需要再次手术吗?

甲状腺癌按良性做的手术，还需要再次手术。

甲状腺癌按良性做的手术，再次做甲状腺癌根治术者，其中约45%还有残存肿瘤。因此，对于此类患者应首先选择再次手术。

但再次手术的并发症发生率明显升高。由于再次手术是在上次手术的疤痕中进行，解剖层次消失，手术操作困难，出现喉返神经、甲状旁腺损伤的机会较大。

128. 甲状腺癌淋巴结转移分几个区域?

甲状腺的淋巴管网极为丰富，其引流淋巴结也较多。甲状腺的区域性淋巴结为：①甲状腺周围淋巴结（气管食管沟淋巴结）；②颈内静脉上、中、下组淋巴结；③颈后三角、前上纵隔淋巴结属于第二级的淋巴结。甲状腺癌淋巴结转移最多见甲状腺周围淋巴结；其次是颈内静脉下组，上组淋巴结转移多发生在甲状腺上极的病变。颈后三角的淋巴结转移尚不多见

129. 甲状腺癌患者为什么要清扫气管、食管沟淋巴结?

甲状腺癌淋巴结转移最多见甲状腺周围淋巴结，即气管食管沟淋巴结。病理学研究证实：60%～80%甲状腺癌合并气管食管沟淋巴结转移。因此，无论甲状腺癌有无气管食管沟淋巴结转移，通常需要清扫该区域的淋巴结。

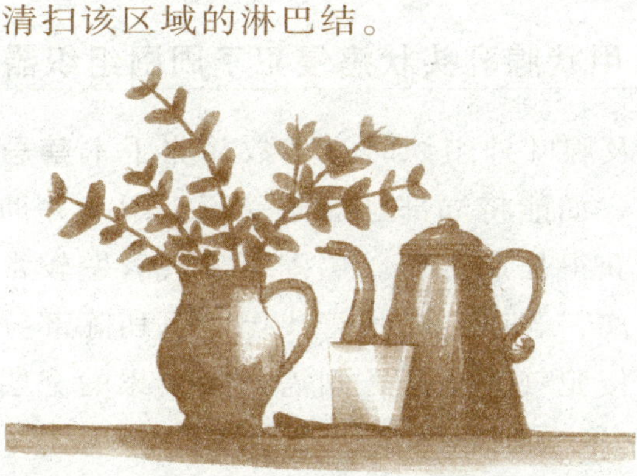

130. 为什么做完甲状腺手术，残余的甲状腺上还有结节？

甲状腺癌治疗中发现，甲状腺上通常有多个结节，一般仅有一个结节为恶性。在将恶性一侧的甲状腺腺叶切除后，通常将对侧腺体上的结节，送术中**冰冻检查**。如果证实为良性后，为保证残余腺体功能，对于残余的小结节不予处理。另外，残余甲状腺上缝合形成的结节，在手术后的超声检查中也会被判断成甲状腺结节。

131. 手术当中的冰冻检查报告准确吗？

甲状腺手术中的**冰冻检查**对于甲状腺手术非常重要。结果不仅影响甲状腺的切除范围，还肩负着判断有没有颈淋巴结转移，是否需要颈淋巴结清扫的任务。通常一个有经验的病理科医生的冰冻准确性在90%~95%。虽然这已经是非常高的数字了，但还有个别患者会出现冰冻结果与手术后的最终病理学检查报告不符的情况。

132. 甲状腺乳头状癌侵犯了周围组织器官时怎么办？

当癌肿累及腺叶外组织时，多数并非手术**禁忌证**，不可轻易放弃手术治疗，如能将局部肿瘤与受累组织一并彻底切除，一些患者仍有可能获得长期生存。癌固定于气管壁较常见，多数可以从气管锐性分离，若已侵犯气管浅层。可切除部分气管软骨与肿瘤组织；如已侵犯气管全层，则需切除受累的全层气管壁，缺损难以修复时，可开放造口。严重的甲状软骨受损，则须做全喉切除术。食管壁受累时，可切除受侵的肌层或全层，并修复食管。颈总动脉受侵也较常见。如难以全部切除时，可残留少量的癌组织于动脉壁，术后再行核素治疗或放疗。

切除大部分肿瘤后，即使局部残留少量的癌组织，目前经过10年以上观察，其中65.3%的患者无明显不适。可见姑息性切除有缓解局部压迫及延长生存期的作用。在可能的情况下，争取切除可能切除的癌组织，不要轻易放弃手术。

133. 甲状腺乳头状癌患者一定要清扫颈部淋巴结吗？

经过CT和超声检查没有发现颈部淋巴结转移时，在是否行预防性**淋巴结清扫术**方面，专家们有不同意见。一种意见认为乳头状腺癌转移早，而且颈淋巴转移阳性率高，即便临床摸不到淋巴结也主张行预防性颈**淋巴结清扫术**；另一种意见则认为，乳头状腺癌分化良好、恶性程度低、生长极慢，**预后**相对良好，主要易淋巴转移，过早地清除颈淋巴结反而破坏了防御系统，破坏了防止肿瘤扩散的第一道防线。甲状腺乳头状癌发生颈淋巴结转移并不影响**预后**；临床淋巴结阴性者，日后淋巴结转移仅为7%~15%，出现转移后再手术对**预后**并无明显影响。因此现多主张较保守的治疗方法，即切除原发肿瘤，仅在临床上出现淋巴结转移时才行清扫术。

对临床上已有淋巴结转移者，而且原发灶可以切除，一般均主张行甲状腺原发与转移癌联合根治切除术。有时颈部肿块经病理学检查证实为淋巴结转移性乳头状癌，即使未能发现甲状腺上的病灶，亦应行同侧联合根治术。

134. 哪些甲状腺乳头状癌患者需要做颈淋巴结清扫?

对临床查体及CT、B超检查未发现肿大淋巴结的，即N_0患者，不主张做颈淋巴结清扫。颈**淋巴结清扫术**的**适应证**：①临床检查能触及肿大淋巴结者；②CT及B超检查高度怀疑转移者；③手术中冰冻切片检查证实有颈部淋巴结转移者。

135. 颈淋巴清扫（切除）手术的范围有多大？对外观影响大吗?

甲状腺癌患者的颈淋巴清扫手术的范围包括气管食管沟，颈内静脉上、中、下区，颈后三角区。上界到下颌骨下缘，内侧到颈部中线，下界到锁骨水平，外侧界到斜方肌缘，深面到椎前筋膜。要将该区域内的淋巴脂肪组织整块切除。

甲状腺癌的淋巴结转移癌很少穿破淋巴结包膜，颈淋巴清扫手术后很少能见到复发的病例，且患者常为青年女性，为减少破坏功能及外形，除广泛转移侵犯周围组织外，近年已很少采用传统颈**淋巴结清扫术**，而应用具有较多优点的改良式颈淋巴结术。此术后面部血运基本不受影响，上臂抬举功能完好，肩部、颈部无明显变形，远期疗效与传统的颈清扫术相同。

136. 甲状腺滤泡状癌该如何治疗?

原发灶的治疗原则基本上同甲状腺乳头状腺癌。主要经血行转移，很少经淋巴转移。故临床上有颈淋巴结转移者，往往已有血行转移。所以对无颈淋巴结肿大者一般不做颈淋巴清扫术。一旦有颈淋巴结转移，则应行全甲状腺切除加颈淋巴清扫术。如已有远处转移，可应用核素治疗。由于甲状腺腺癌的远地转移灶只有在甲状腺全切除后才能吸收放射碘，因此，应在甲状腺全切除术后再进行针对远处转移灶的核素治疗。

137. 甲状腺髓样癌该如何治疗？

由于甲状腺髓样癌易出现双侧腺叶多发病灶，这种情况占全部甲状腺髓样癌的30%～40%。因此，一旦确诊为甲状腺髓样癌，建议行甲状腺全切除术。甲状腺髓样癌淋巴结的处理原则基本上同甲状腺乳头状癌。

138. 甲状腺未分化癌患者可以采用手术治疗吗？

甲状腺未分化癌恶性程度高，生长快，一般患者存活期短。若肿块不固定，且局限在腺体内，可手术切除。但患者往往就诊时已出现压迫症状，手术已有困难，一般只做姑息性峡部切断和气管切开，以解除压迫症状。手术后辅以放疗和化疗，但疗效不理想。

139. 甲状腺未分化癌患者应以什么治疗方法为主？

甲状腺未分化癌应采用以放、化疗为主的综合治疗。对少部分原发肿瘤较小的病例，尽量切除，术后再加上放、化疗；失去根治性或姑息性治疗机会的仅做气管切开，术后放、化疗，对有的患者有一定疗效。

140. 什么是甲状腺微小癌、隐性癌及多中心性癌?

微小癌是指甲状腺癌原发病灶的最大直径≤1.0厘米的病变。

隐性癌是指临床查体未能发现，只出现了颈部淋巴结转移后才发现的癌。隐性癌多是微小癌，大多数是乳头状腺癌，少数是滤泡状腺癌或髓样癌。

隐性癌和微小癌按同类型的甲状腺癌治疗。

多中心性癌是指甲状腺内有多个癌灶，但一般对**预后**影响不大。

141. 甲状腺的手术复杂吗?

甲状腺位于颈前下方软组织内，周围有神经、血管等重要组织，毗邻关系也比较复杂。在甲状腺原发灶和颈清扫的手术中会遇到：颈前静脉、颈外浅静脉、斜方肌、胸锁乳突肌、副神经、甲状腺、咽喉、气管、食管、颈总动脉、颈内静脉和迷走神经，甲状旁腺，舌骨下诸肌，舌下神经，甲状腺上、下动脉，左侧颈静脉角有胸导管，右侧有淋巴导管、喉返神经和喉上神经、膈神经、各颈神经前根及交感神经干。因此，甲状腺手术时间不长，但操作空间小，重要的组织器官、重要的血管神经密集，手术较为复杂。

142. 甲状腺手术后并发症与哪些因素有关?

由于甲状腺周围组织器官解剖关系复杂，先天性变异较多，且甲状腺血液循环丰富、周围的神经纤细而脆弱，术中易发生出血、扭伤而导致并发症的发生。有些并发症是术者对甲状腺周围解剖关系或变异认识不充分造成的。但有些并发症的发生却较难避免，甲状旁腺的位置不固定，加上体积小，大小、形状与周围淋巴结、脂肪难以区分；紧贴甲状腺，因此误切机会较多。甲状旁腺位居于甲状腺实质内的竟占12.9%，这就难免在手术切除病变甲状腺时将甲状旁腺一并切除。

143. 如果出现术后并发症，患者和家属应该怎么办？

虽然外科技术已日臻完善，大多数患者手术后都可顺利康复，但仍有少数患者可发生各种并发症。总体上可将术后并发症分为两大类：一类为一般性并发症，即各专科手术后共同的并发症，如切口感染、出血和肺炎等；另一类为各特定手术的特殊并发症，如胃切除后的倾倒综合征、肺叶切除术后的支气管胸膜瘘等。

并发症是指某一种疾病在发生发展过程、治疗和护理过程中，发生了与这种疾病有关的另一种或几种疾病。《医疗事故处理办法》中规定的“难以避免的并发症”，是指诊疗护理过程中，由于一种疾病合并发生另一种疾病，而后一种疾病的发生是医务人员难以预料和防范的。这说明，一种疾病并发另一种疾病所导致的不良后果，并非由于医务人员的诊疗护理过失所致，因此不属于医疗事故。目前，我国法律对医疗损害的归责采用过错责任原则，即医疗机构及其医务人员只有在对医疗损害的发生存在医疗过错的情况下才承担民事责任，无过错即无责任。因此，出现并发症后家属应注意以下几点：

（1）对手术前签订的知情同意书要充分了解，因为这时医生对术后并发症会详细告知，患者和家属有了思想准备，出现并发症不会太意外和突然。

（2）向医生了解并发症的严重程度，做好物质上、心理上等各个方面的准备，并积极配合医生的治疗。

（3）相信医生，因为出现并发症后医生也会着急并积极处理，需要得到家属和患者的信任和理解。

（4）稳定情绪，不要对医护人员产生埋怨的情绪，因为并发症的处理仍然需要医护人员的努力，对需要外请会诊医生会诊的要积极配合。

144. 为什么有的患者术后需要再次返回手术室处理？

甲状腺手术后血肿是患者术后重返手术室的主要原因。

术后血肿的危险是血肿压迫气管引起窒息，可直接危及生命。一般发生在术后24~48小时内，多发生在24小时内。甲状腺术后血肿原因可能是出血或引流管堵塞，引流不畅造成的。术后血肿的处理：①皮下出血：只是皮下淤血，无压迫症状，一般出血能自行停止，不必特殊处理，但需密切观察；②已产生压迫症状时，应果断将患者送入手术室，迅速打开伤口，清除积血，解除压迫，冲洗伤口；③对于颈部肿胀明显、压迫症状严重，患者出现严重的呼吸困难、全身缺氧表现明显、来不及送入手术室者，可就地快速打开伤口清除积血，解除呼吸道梗阻。如喉头水肿明显，呼吸困难不缓解时，应及时气管切开。

甲状腺术后血肿经妥善处理后，一般病情均会转为平安。

145. 为什么甲状腺癌患者手术后床旁要备气管切开包？

甲状腺患者术后呼吸道梗阻是最危险、最紧急的并发症。多发生在术后48小时以内。血肿压迫喉及气管、双侧喉返神经损伤使声带麻痹阻塞呼吸道、喉头水肿、气管软化、喉痉挛、气管痉挛、颈部软组织异常肿胀、痰液阻塞等均可引起呼吸道梗阻，轻者感觉憋气、气促或呼吸困难、出现鼻翼扇动。严重者呼吸困难明显，四肢远端青紫，缺氧明显；更严重者可发生窒息，病情十分危急，如不及时抢救，将危及生命。

医生会根据病情，对高危患者床旁准备气管切开包。一旦发生呼吸道梗阻，随时进行气管切开。

146. 为什么有的甲状腺癌患者需要做气管切开？

在手术前，医生可能会告诉患者和家属，手术当中或手术后患者可能需要做气管切开。那是因为①甲状腺包绕喉和气管，甲状腺手术有时会涉及两者；②肿瘤累及一侧或双侧喉返神经。以上两种情况在手术后，患者出现呼吸困难的可能性会很大。为预防手术后出现呼吸困难或窒息，医生会根据病情行气管切开，保证患者的生命安全。

147. 气管切开和气管造瘘可以关闭吗？需要多长时间？

对于甲状腺癌患者术后气管切开或气管造瘘，在病情稳定后可以练习堵管。连续堵住气管套管 48 小时，患者无呼吸困难，进食无呛咳就可以拔除套管，封闭气管切开或造瘘了。

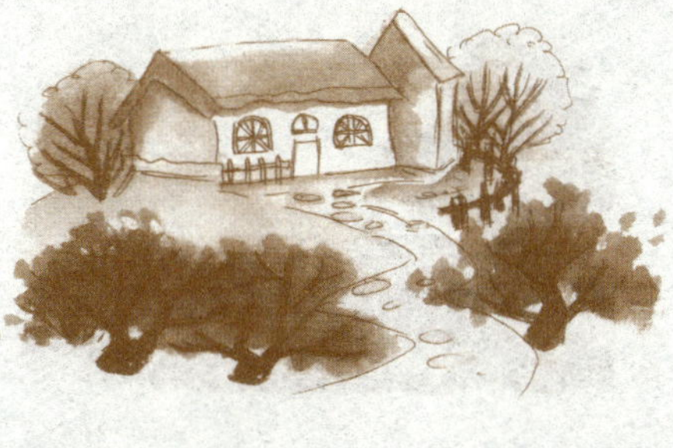

148. 为什么有的甲状腺癌患者手术后要放置鼻饲管？多长时间可以拔除？

甲状腺手术涉及食管时，通常术后需要放置鼻饲管。

巨大型甲状腺肿可以包绕食管或与食管紧密粘连；晚期甲状腺癌也可侵及食管；在行甲状腺手术时，为了切除肿瘤，也可能切除部分食管肌肉甚至管腔。医生会对食管缺损处修补缝合，然后再做肌层缝合以加强。手术后放置鼻饲管是为了防止食物污染食管伤口，引发感染。医生会根据食管切除的范围和程度决定拔除鼻饲管，恢复经口进食的时间。

149. 为什么有的甲状腺癌患者手术后进食呛咳？

甲状腺手术后患者进食呛咳主要与喉上神经损伤有关。喉上神经来自迷走神经，分内外两支，内侧支为感觉支，分布于喉黏膜上，外侧支为运动支，分布于环甲肌上，与甲状腺上动脉贴近。手术中结扎甲状腺上动脉及分离甲状腺上极悬韧带时有可能会刺激或损伤该神经。喉上神经位置高低不一，神经束粗细不一，在通过下颈领式切口手术时寻找它不太容易，如肿瘤位于上极时就更难寻找，对于恶性肿瘤的治疗原则应以切净肿瘤为主，故有时不得不切断该神经。

出现喉上神经损伤引起的饮水呛咳时，一般无需特殊治疗。经过锻炼和适应，多在数日内回复。

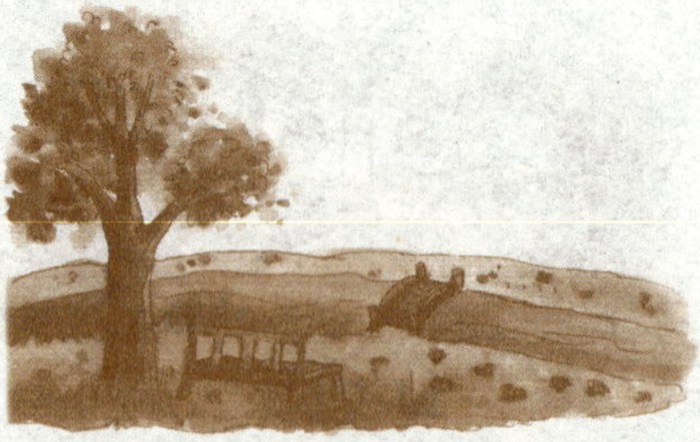

150. 为什么有的甲状腺癌患者手术后高音唱不上去?

甲状腺患者手术后高音唱不上去主要与喉上神经或喉周围肌肉有关损伤。喉上神经外支紧贴甲状腺的上极进入并支配环甲肌的运动神经。通过变换环状软骨和甲状软骨的相对位置，参与维持喉部各肌的紧张度，从而拉制声带的紧张度。因此，喉上神经外支的功能状况和喉周围的肌肉影响声音的质量。在处理甲状腺上极时极易损伤喉上神经外支。由于环甲肌失去功能，声带内收作用减弱喉部肌内的紧张度降低，发音质量发生变化。可出现声音变粗、变弱，音调降低，易发音疲劳。一般不出现声音嘶哑，讲话频率范围缩小，声带振动失去同步性。喉镜检查时，双侧声带均能活动，而伤侧声带比较松弛并呈波纹状。

151. 为什么有的甲状腺癌患者手术后出现声音嘶哑?

声音嘶哑主要与甲状腺手术中刺激、损伤喉返神经有关。两侧喉返神经在甲状腺腺叶的内后方均走行于气管食管沟，喉返神经与甲状腺下动脉关系复杂。绝大多数喉返神经在甲状腺下动脉之深侧，于是甲状腺肿大时喉返神经走行方向移位不是很大，手术不易损伤。但当喉返神经走行于下动脉浅面或分叉之间时则甲状腺肿大时血管也随着移位，牵拉喉返神经向前向外移位，神经走行的方向改变其原来与身体纵轴平行的位置，变成与身体纵轴呈垂直方向，手术中在切断血管时易造成损伤。外科医生会重视每一例手术，在手术中解剖喉返神经并加以保护。

另外一种少见的术后声音嘶哑的原因是麻醉过程中出现的环杓关节脱位。只要发现较早，通过环杓关节复位，声嘶通常会很快恢复。

152. 甲状腺癌患者手术后声音嘶哑能恢复吗?

声音嘶哑主要是甲状腺手术中刺激、损伤喉返神经导致的。

喉返神经损伤的种类及原因：①切断神经：喉返神经被切断，造成声带永久性麻痹；②喉返神经结扎：术中将喉返神经结扎或缝扎。如不及时松解或去除结扎线或缝合线，同样造成永久性麻痹；③牵拉神经：术中在解剖喉返神经时，如过度牵拉，挤压喉返神经，可以使神经受到挫伤或水肿，造成“暂时性麻痹”；④钳夹神经：术中如遇出血，盲目钳夹止血或乱钳夹其他组织，均有可能钳夹到喉返神经。虽然立即松开了止血钳，也使神经受到了严重性伤；⑤术后血肿：喉返神经走行部位出血或形成血肿，可压迫喉返神经，也可引起神经水肿；⑥瘢痕粘连：术后喉返神经走行部位形成严重粘连或疤痕，压迫或牵拉神经，造成声带麻痹。

喉返神经损伤分为暂时性和永久性两大类。术中单纯挫伤一般为暂时性术后均能恢复，如切断或结扎喉返神经则成为永久性损伤，术后一般不能自行恢复功能。术中如果发生喉返神经损伤，应仔细探查是否被切断或结扎。如已切断，应立即进行神经吻合术。一般成功率很高。如果丝线结扎神经，应立即拆掉或松解扎线；如为血管钳钳夹住神经，应立即松开止血钳。一般需3~6个月恢复功能。

如果术中双侧喉返神经损伤引起急性呼吸道梗阻，除实施上述方法外，应立即行气管切开术保持呼吸道通畅，术后经过一段时期，喉返神经功能恢复后拔掉气管套管。

153. 甲状腺癌患者手术后为什么会嗓子疼?

甲状腺手术时全麻气管内插管，是将一个硅胶管通过口腔、咽喉插入气管内，对咽部会造成一定损伤。同时，甲状腺手术还会刺激负责吞咽的咽缩肌，刺激气管和食管，因此，术后部分患者可出现吞咽疼痛。一般无需特殊处理，数日内可自行缓解。

154. 为什么有的甲状腺癌患者手术后出现手脚麻木?

甲状腺癌患者手术后出现手脚麻木主要与手术中甲状旁腺受损有关。甲状旁腺负责体内钙磷代谢，甲状旁腺损伤会引起低钙和手脚麻木。由于：①除上甲状旁腺位置较恒定外，而下甲状旁腺位置变化较大，不易寻找；②甲状旁腺非常小，直径仅2~3毫米，外观上易与淋巴结和脂肪颗粒混淆，手术当中很难发现；③甲状旁腺血液供应纤细，即使发现也无法保证完全不伤及甲状旁腺的血供；④甲状腺癌或转移的淋巴结会向外侵犯，有时会累及甲状旁腺。所以甲状腺手术后有可能出现甲状旁腺功能改变的各种表现，主要表现为手脚麻木、口周针刺感，有时会出现手足抽搐。

155. 甲状腺癌患者手术后出现的甲状旁腺功能减退会缓解吗?

手术引起甲状旁腺功能减退的症状一般发生于术后2~3日逐渐出现。个别病例数小时即可出现症状，也有的术后1周才开始出现。

甲状腺手术后甲状旁腺功能减退的原因一般有①甲状旁腺被

切除；②甲状旁腺血液循环发生障碍，使甲状旁腺分泌受到影响；③甲状旁腺受到严重挫伤等。

一般情况况下，除了误切甲状旁腺，其他原因引起的甲状旁腺功能减退及低钙血症均为暂时性的，一旦甲状旁腺功能恢复，病情自会痊愈。

156. 如何治疗甲状腺癌患者术后出现的甲状旁腺功能减退？

治疗方法主要有以下3种：

（1）饮食疗法：甲状旁腺功能不足的患者，应给高钙、低磷饮食如大米、水果、豆制品、海菜等，避免食用含磷较高的食物，如牛奶、乳制品、肉类、蛋类、花生米、核桃等。

（2）药物治疗：在发作期，最有效的措施是立即静注钙剂。症状减轻时可口服钙剂。还可给予镇静剂，用于改善神经功能状况，减少手足抽搐的发生。除此之外，还需补充维生素D，促进钙自肠道的吸收，提高血钙浓度。

（3）甲状旁腺移植术。

157. 为什么有时颈部引流管可引出乳白色液体？

颈**淋巴结清扫术**后从引流管引流出乳白色液体，是发生了**乳糜漏**。**乳糜漏**在胸外科手术中可见发生，称乳糜胸。甲状腺手术发生率很低，其为颈淋巴结清扫时伤及胸导管或右淋巴干所造成的一种并发症。

右颈淋巴干主要收集右上肢、右头颈部淋巴液，注入右锁骨下静脉和颈内静脉交角处。左侧胸导管主要收集腹腔、盆腔脏器及左上肢、左头颈部淋巴液。注入右锁骨下静脉和颈内静脉交角处。左侧引流淋巴液量明显多于左侧，因此**乳糜漏**以左侧最为多见。

158. 手术后患者出现乳糜漏该如何处理？

视引流量的多少而定。小的淋巴管损伤，引出的淋巴液量相对较少，经过充分引流常能自行愈合，无需特殊处理。而主干损伤时漏液量大，血浆中大量血浆蛋白丧失，对人体影响较大，需手术处理。

多数患者通过适当补充液体维持水电解质平衡，适当补充蛋白质及维生素；充分引流，应用抗生素后液量逐渐减少而愈合。经过合理的非手术治疗，液体量无明显减少时，时间超过数周乃至数月不愈，往往要再次手术，以便彻底进行结扎。

159. 为什么颈淋巴结清扫手术后患者会感觉耳垂、脖子麻木，肩膀酸痛、发沉？

颈**淋巴结清扫术**后，由于切除了颈部的第2、3、4颈神经丛，整个颈部耳垂、上胸部、肩部皮肤感觉丧失，会觉得耳垂、脖子是麻木的，会感觉肩膀酸痛、发沉。

160. 为什么颈淋巴结清扫术后患者会出现脸肿？

颈**淋巴结清扫术**后，由于切除了颈部的淋巴脂肪组织，以及多数颈部细小血管，整个颈面部的血液、淋巴液回流障碍，组织液淤积于颈面部，造成颈面部肿胀。术后随着颈部淋巴引流和血液回流的重建，颈面部肿胀会逐渐缓解。

161. 为什么颈淋巴结清扫术后患者会出现抬肩困难，如何纠正？

颈淋巴结清扫手术中会解剖或切除副神经，而副神经在受到刺激或切除后，其支配的斜方肌就会麻痹。斜方肌最主要功能是抬肩。因此，副神经受损后，会出现患者抬肩困难，梳头不能。通过术后的手臂爬墙练习，能够有效地纠正该并发症。

162. 为什么做了颈淋巴结清扫术后颈部还会有淋巴结？

每侧颈部有200余枚淋巴结，颈**淋巴结清扫术**不是要将颈部所有淋巴结清除，只是清除甲状腺癌转移易发部位的淋巴结，因此术后检查中有可能还会发现颈部存在淋巴结。

163. 为什么甲状腺癌手术后有的患者会出现进食阻挡感？

甲状腺手术还会刺激负责吞咽的咽缩肌，刺激气管和食管，因此，术后部分患者可出现吞咽疼痛。在术后一个较长的时间段内，参与吞咽的肌肉逐渐修复，此时会出现进食阻挡感。

164. 术后伤口疼痛怎么办？

伤口疼痛是许多患者最担心的问题之一，伤口疼痛是人体应激反应的一个重要表现，是一种正常的生理心理活动。疼痛的程度与伤口大小、手术部位等有关，与人的焦虑情绪也密切相关，焦虑情绪越严重，机体的痛阈越低，心理上高度恐惧的患者对疼痛的敏感性增高。由于每个人对疼痛的敏感性不同，疼痛的程度因人而异。但是，随着医学的发展，已经可以解除或减轻患者术后疼痛。通常有两种方法减轻创口疼痛。一种方法是在静脉或硬膜外腔留置手术后镇痛泵注药，该方法可以持续、平稳地减轻疼痛，但部分患者有较明显的头晕、恶心等不适；另一种方法是在疼痛剧烈时肌内注射镇痛药，该方法镇痛效果好，但持续时间短，通常可持续2~4小时。疼痛最明显的是手术后48小时内，以后渐渐缓解。手术后常用的镇痛药都有不同程度的抑制肠胃运动的副作用，会影响患者下床活动的恢复，但短期使用不会产生依赖性。

165. 术后疼痛对患者有什么影响？

术后疼痛可引起患者心率增快、血压升高等症状；患者还可因疼痛无法或不敢用力地咳嗽，可能会导致肺部并发症；疼痛导致的胃肠蠕动减少会使胃肠功能恢复延迟；疼痛造成的肌张力增加、肌肉痉挛、限制机体活动等会促使深静脉血栓的形成；疼痛还可导致失眠、焦虑、恐惧等情绪障碍。手术后疼痛控制不佳是发展为慢性疼痛的危险因素。

166. 有哪些常用的术后镇痛方法？

目前常用的术后镇痛方法是放置术后自控镇痛泵。术后自控镇痛泵给药途径有三种：①经过静脉途径：通道接在静脉内给予镇痛药；②经过硬膜外途径：通道接在硬膜外腔给药；③经过皮下或神经根途径：通道接在皮下或神经根给药。一般无需借助手控开关，自动开关给药即可满足患者需求。个别疼痛阈较低的患者可加用手控开关，根据疼痛的程度患者可自行按压手控开关增加镇痛药物的剂量。手术后自控镇痛泵更容易维持最低有效镇痛药浓度，且给药及时、迅速，基本解决了患者因为个体差异对于镇痛药的需求，有利于患者在任何时刻、不同疼痛强度下获得最佳镇痛效果。

167. 术后患者躁动怎么办?

全麻手术后由于各种原因（药物的残余作用、疼痛刺激、导尿管刺激、术前过度紧张焦虑等）有些患者可能出现情感波动、躁动不安，这时家属应该配合医务人员做好患者的固定工作，以防跌落或碰伤，同时尽量安抚患者，注意观察异常情况，及时向医生、护士汇报，要有专人陪伴在患者身边直到完全清醒。

168. 术后恶心、呕吐与麻醉有关吗?

麻醉应用的一些药物会导致术后恶心、呕吐，女性患者发生率要高于男性。同时部分肿瘤患者术中会在病变部位（盆腔或腹腔内）预防性应用一些化疗药物，也会导致术后的恶心、呕吐。预防性应用镇吐药物会减少其发生率，也会改善恶心、呕吐的症状。

169. 如何帮助患者术后尽快康复?

近年来，欧美一些国家极力推广一种称为快速康复外科的理念，患者住院时间明显缩短，显著改善了患者术后康复速度，使许多疾病的临床治疗模式发生了很大的变化。

快速康复外科的概念是指在术前、术中及术后应用各种已证实有效的方法减少手术应激反应及并发症，加速患者术后的康复。许多措施已在临床应用，如围术期营养支持、重视供氧、不常规应用鼻胃管减压、早期进食、应用生长激素、微创手术等。快速康复外科一般包括以下几个重要内容：①术前患者教育；②更好的麻醉、镇痛及外科技术以减少手术应激反应、疼痛及不适反应；③强化术后康复治疗，包括早期下床活动及早期肠内营养。重点在于鼓励患者尽快恢复正常饮食及早下床活动。术后患者不应该长期卧床休息，因为这将增加肌肉丢失、降低肌肉强度、损害肺功能及组织氧化能力、加重静脉淤滞甚至导致形成血栓。

170. 家属在癌症患者术后护理中可以帮助做些什么？

为了减轻和消除手术给患者身心带来的创伤，使患者尽快恢复正常生活及工作，在护理过程中，往往需要患者家属、亲友的配合及参与才能获得更好的效果，在以下方面患者家属都能积极发挥作用：

（1）心理护理：积极安慰和鼓励患者，认真倾听患者的倾诉，并给予支持和理解。帮助患者分散注意力，使患者放松情绪，如帮助患者按摩、锻炼、听音乐等。保持环境的整洁舒适，并始终陪伴在患者身旁。严格遵从医嘱，对有疑虑的患者给予心理疏导，讲解治疗的重要性。

（2）手术切口的护理：保持局部的清洁和卫生，避免伤口感染，伤口拆线前尽量避免碰撞、挤压。发现伤口有感染、化脓、流血等情况时应请医护人员处理。

（3）各种引流管的护理：对引流管要注意是否通畅，观察

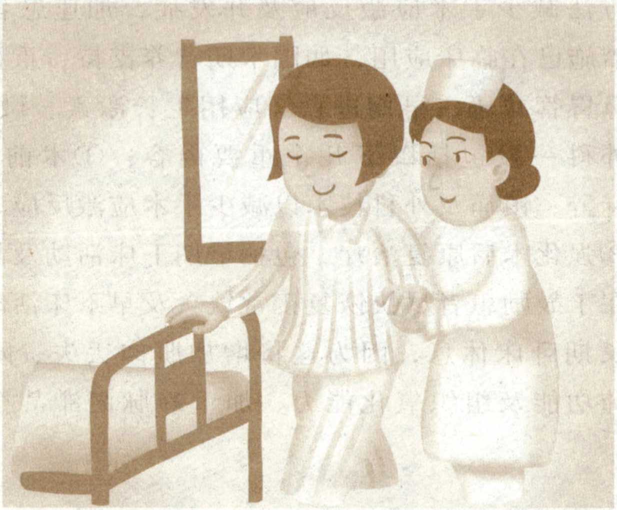

其引流量、引流液的色与质。在患者翻身或下床活动时则应固定好引流管，防治其脱落。

（4）饮食护理：术后饮食应严格遵守医务人员的嘱咐。消化道术后等胃肠道功能恢复后，饮食初起应为流食、半流质饮食，如牛奶、稀饭、藕粉、红枣粥、肉汤等，继而是易吞食、易消化、营养丰富的软食，如面包、馄饨、面条等，配以肉、鱼、蛋、豆制品、蔬菜、水果等，对部分虚弱或胃肠功能不足的应采用少量多餐的方式。部分患者可根据需要给予**要素饮食**。

（5）早期活动：术后活动可以分床上活动和离床活动两种。床上活动主要是为患者翻身、拍背、按摩腿部或进行上下肢活动。为带有输液管或其他导管的患者翻身时，应保护导管以免脱落，翻身后检查各导管是否扭曲、折叠，注意保持管道通畅。尽早离床活动可以增加肺的通气量，有利于气管分泌物的排出，减少肺部并发症；促进血液循环，防止静脉血栓的形成；促进肠蠕动恢复，腹部手术患者减少肠粘连；有利于患者排尿，防止尿潴留。但是，患者担心活动会使疼痛加重，甚至怕切口裂开。因此，应帮助患者消除顾虑，并协助其活动。离床活动应在患者病情稳定后才进行，在护士或陪护家属的协助下，先让患者在床边坐几分钟，无头晕不适者，可扶着患者沿床沿走几步，患者情况良好时，可进一步在室内慢慢走动，最后再酌情外出散步。

171. 手术后患者该如何配合，利于身体的恢复？

癌症和其他疾病一样，有相当数量的患者是可以治愈的。对癌症不要过分恐惧和悲观，不但无助于治疗，相反，由于精神过度紧张和焦虑，寝食不安，会降低机体的抵抗力，对术后恢复不利。既然手术已经成功，手术后患者更应放下思想包袱，吃好、睡好，增强自身的抵抗力。

针对癌症的手术通常是需要在全麻下进行，麻醉过程中需要在患者气管内留置一根导管，所以，手术后可能痰液比较多，为防止呼吸道感染，要尽量把痰液排出。

饮食方面也要做到荤素搭配，多补充蛋白质、维生素、矿物质等，使摄入的营养比消耗的多，以提高机体的抗癌能力。如果医生没有提出特别要求，原则上不必忌口，多吃富于营养的食物，如肉、鱼、蛋、豆类、谷类等，尤其要多吃新鲜蔬菜和水果，因其中含有丰富的维生素 C，对抗癌有一定的作用。不要吸烟，不要喝酒，不吃酸、辣等刺激性的食物，不吃过冷或过热的食物。

由于治疗癌症的手术常是切除或部分切除了某脏器，生理功能损伤往往较大，因此，恢复时间可能会较长。伤口愈合后，应适当进行锻炼，原则是量力而行，循序渐进，持之以恒。

172. 为什么手术后患者会出现发热?

通常在手术后3～5天内，患者体温会轻、中度升高，通常在38℃左右。这是机体对手术创伤的一种正常反应，一般不需要特殊处理。如果体温高于38℃或患者对体温升高感觉不适，可给予温水擦浴、酒精擦浴、冰袋冷敷等方法进行物理降温。一般在手术3～5天后体温可以逐渐恢复正常。但如果术后体温升高持续不降或术后3～5天体温恢复正常后又升高，则有可能是发生了切口感染或其他并发症，医生会查找原因，并进行相应处理。

173. 为什么手术后患者要进行早期活动?

由于手术创伤的打击，精神和体力的消耗，加之有的患者也害怕起床活动会影响伤口愈合，一般患者手术后都愿意静卧休息。其实，早期活动可使患者机体各系统功能保持良好的状态，预防并发症的发生，促进术后身体的康复，那么早期活动有什么好处呢?

早期活动可以增加患者的肺活量，促进呼吸和肺扩张，可减少肺炎、肺不张的发生；促进血液循环，防止下肢静脉血栓形成；避免因肢体肌肉不活动而导致的肌肉萎缩；促进胃肠蠕动和排气，减轻腹胀和便秘；促进膀胱功能恢复，避免排尿困难；活动还可以增进患者食欲，利于身体康复。

手术后当天，患者即可在床上进行深呼吸，四肢屈伸活动，及在他人协助下翻身，次日可在协助下床边扶坐，无不适可扶床站立，室内缓步行走。活动时要掌握循序渐进、劳逸结合的原则，逐渐增加活动范围和活动量。避免没有准备突然站立。感觉头晕、心慌、出虚汗、极度倦怠时应及时休息，不可勉强活动。

174. 什么是下肢静脉血栓?

血液在腿部静脉内不正常凝结、阻塞管腔，导致静脉回流障碍，就是下肢静脉血栓。有时甲状腺癌手术时间长或患者自身患有糖尿病、心血管疾病，已有血管的损伤，加上术后患者需卧床，影响腿部静脉血回流心脏等，这些都是造成甲状腺癌手术后发生下肢静脉血栓的原因。另外，还有一些原因容易导致下肢静脉血栓的形成，如恶性肿瘤、肥胖、血栓史、下肢静脉曲张、年龄、留置中心静脉导管等。

175. 下肢静脉血栓有什么危害?

下肢静脉血栓如不及时治疗或治疗不当，可致患肢功能完全或部分丧失而致残。如果发生栓子脱离原发部位，则可引起急性肺栓塞（PE）而危及生命。下肢静脉血栓应早预防、早发现、早治疗。

176. 如何预防下肢静脉血栓?

目前预防下肢静脉血栓的方法包括机械性预防和药物预防。机械性预防包括按摩下肢、弹力袜、间歇性压力泵等，主要是通过促进下肢血液循环来预防下肢静脉血栓；药物预防是指通过应用一些抗凝的药物来预防下肢静脉血栓，如注射低分子肝素。医护人员会根据患者发生静脉血栓的可能性来决定采取哪些方法。

177. 如何正确有效地穿弹力袜?

弹力袜，又称抗血栓梯度压力带，能有效预防术后下肢深静脉血栓。它的原理是从脚踝往上到大腿根部，有逐级递减的压力，利于下肢血液回流。正确穿着和保养弹力袜，才能有效发挥其抗血栓的功效。

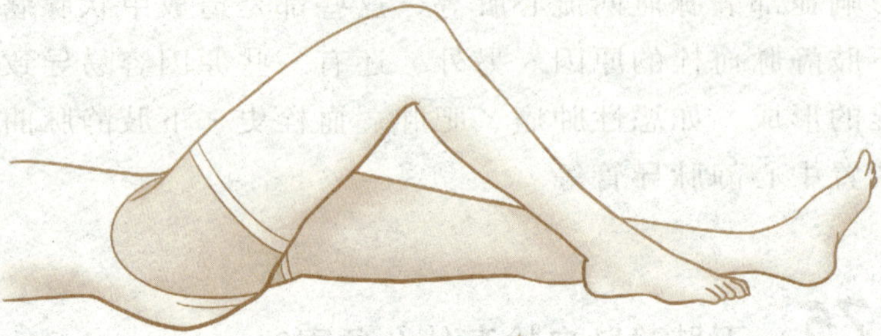

腿长型弹力袜

（1）护士根据患者体型选择合适尺寸的袜子；弹力袜分2种长度，一种是腿长型，适合卧床的患者；一种是膝长型，适合能够下地活动的患者。手术后的患者根据病情由腿长型逐渐过渡到膝长型。

（2）手术当天早晨，护士为患者穿好腿长型弹力袜，再送患者去手术室；或者手术后回病房，立即为患者穿上弹力袜。两者无差异。

（3）早上起床前，躺在床上穿袜子；如已起床，让患者重新卧床，抬高下肢10分钟，使静脉血排空再穿。保证穿好的弹力袜平整无皱折。

（4）每天可以脱下弹力袜两次，建议早晚各一次，检查下肢皮肤情况；但每次脱袜时间不能超过30分钟，休息活动片刻后请再次穿上弹力袜。经常检查袜子有无皱褶、滑落，以避免影响效果，甚至增加发生血栓的危险。

178. 出院后还需要继续穿弹力袜吗？

出院后需要穿弹力袜，一般需要穿到术后3个月。如果护士给患者发了腿长型和膝长型两双弹力袜，那么，当患者每日下床活动时间大于4小时，可由原来腿长型变为膝长型弹力袜。

179. 弹力袜如何保养？

弹力袜需保持清洁，应用温水、中性皂液手洗，不要用力过猛，避免损害特殊弹性纤维，请勿使用漂白剂、热水或洗衣机清洗、脱水，清洗后吊挂或平铺阴干，避免阳光暴晒损伤袜子。请勤剪手脚指甲，在干燥的季节要预防脚后跟皮肤皴裂，特别注意在穿或脱弹力袜时，避免刮伤弹力袜。此外还要经常检查鞋内是否平整，防止杂物造成弹力袜不必要的磨损。

180. 下肢静脉血栓会有哪些表现？

可能出现的症状包括①肿胀，发生血栓的一侧下肢可能会出现不同程度的水肿，有时水肿程度不严重，需要用卷尺测量才能发现；②疼痛或压痛：按压血栓部位时患者会感觉疼痛；③静脉曲张，由于静脉血液回流受到阻碍，致使出现浅静脉曲张，一般发生在血栓形成后的1~2周。并非所有的患者出现下肢静脉血栓都会有明显的、典型的症状。而根据静脉血栓发生在腿部静脉不同的部位，患者表现出的症状也有所不同。如出现这些症状建议患者就诊。

181. 术后患者什么时候可以开始吃东西？

手术后饮食是否恰当关系到患者是否能够顺利恢复，手术后何时开始吃东西，采取何种饮食为宜，要根据患者情况。过早进食还有可能引起并发症，但进食过迟也是有害无益的。手术后进食时间是根据恢复情况而定的，可分为两种情况：

（1）消化道手术：如无食管、胃肠切除、吻合或破裂修补，一般术后24~48小时禁食并保留胃管；第3~4天肠道功能恢复，肛门排气（即俗称“放屁”）后，可按医嘱开始进少量流质饮食，然后逐渐增加至全量流质饮食；第5~6天开始进半流质饮食。对有胃肠吻合或有破裂口修补者，为慎重起见，应该把上述进食次序推迟1~5天进行。

（2）非消化道手术：应视手术大小、麻醉方式和患者情况决定开始进食时间。在局部麻醉下做的小手术，如手术后无明显恶心、呕吐、腹胀、腹痛等不适，可在手术后即进食。腰麻和硬膜外麻醉患者在手术后6~8小时，可按患者需求，给予饮食；全麻者，应待麻醉清醒，恶心、呕吐反应消失后，方可进食；咽喉部手术、胃镜下手术后患者应待咽部麻醉消失，一般在术后2~3小时，方可进食，以免出现吞咽呛咳。

182. 甲状腺术后近期饮食有哪些注意事项？

手术过后的饮食非常重要，稍有不慎不仅会影响患者的康复，还可能带来更多的损害。因此，手术后保持营养的均衡是非常重要，各种外科手术过程中一般都有出血或组织液渗出，因此很可能会造成贫血及低蛋白质症，同时，疼痛、创伤及手术中的刺激会导致营养物质消耗的增加。所以手术后通过饮食保持营养均衡是术后伤口愈合、体质恢复所必需的。

多数甲状腺手术后对饮食无严格要求，但如果肿瘤累及了食管或术后出现了进食呛咳，则对饮食会有一定的限制。进食呛咳的患者应进食黏稠成团的食物，减少液体食物的摄入；手术中切除部分食管的患者则从进流食开始练习；对于有**乳糜漏**和淋巴漏的患者则不宜进食富含油脂食物。有三个注意事项：

（1）保证饮食的多样性：手术后要多进食营养价值比较高、清淡而又容易消化吸收的食物，尤其是**优质动物蛋白质**；其次是补充微量元素，尤其是锌与钾。锌是化学反应中的媒介，在促进蛋白（尤其是胶原蛋白）的合成中起重要作用；再次是各种维生素及纤维素的补充。它们可以增加抗感染的能力，而维生素A、维生素C、维生素E还可以促进伤口愈合；要避免食用猪油、动物内脏、鳗鱼，少吃肥肉及含胆固醇较高的海鱼等，还要避免烟、酒及浓茶。

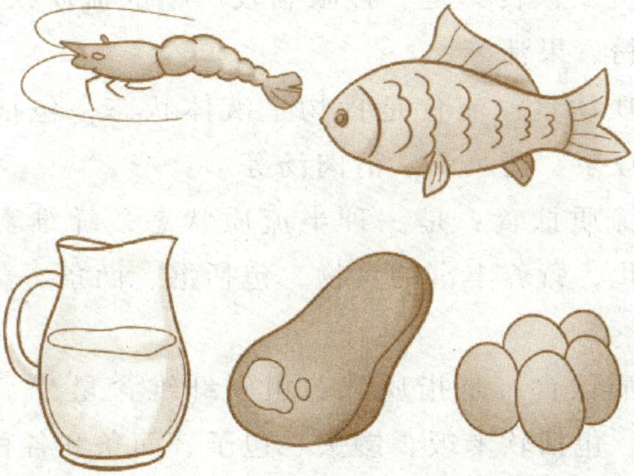

（2）根据手术类型与患者病情选择食物：不同的手术类型在选择食物时也有不同的侧重点。手术后饮食宜清淡和细腻，这时考虑的是利于胃肠道的功能重建和恢复，一些蛋白粗纤维或植物粗纤维则应慎重摄入；能正常进食时，应给予熟烂、嫩、软、少渣以及营养搭配合理的食物。切忌让患者增进食欲，投其所好，进食辛辣、富含脂肪或煎炸食物。

（3）根据术后时间选择食物：甲状腺癌手术涉及食管时，经医生确认可以恢复经口进食后，首先可进流质饮食（粥水、汤水等），饮食一般第一阶段开始以清流食为主，如米汤、藕粉、果汁、蛋花汤等；随病情稳定进入第二阶段，改为流食，如牛奶、豆浆等；第三阶段改为半流食，如粥等；第四阶段为软食或普通饭。

183. 什么是清流食、流食、半流食和软食？

（1）清流质饮食：是一种限制较严格的流质饮食，包括水、米汤、稀藕粉、果汁等。

（2）流质饮食：流食是食物呈液体状态，包括稠米汤、牛奶、菜汁、豆浆、清鸡汤、清肉汤等。

（3）半流质饮食：是一种半流质状态，纤维素含量少，容易咀嚼和消化，营养丰富的食物，包括粥、面条、蒸鸡蛋羹、豆腐脑等。

（4）软质饮食：是指质软、粗硬纤维含量少、容易咀嚼和消化的食物，包括软米饭、馒头、包子、面条和各种粥类。肉类应剁碎，菜应切细；蛋类可用炒、煮和蒸等方法；水果应去皮，香蕉、橘子、猕猴桃等均可食用。

184. 患者术后不能吃饭会影响伤口愈合吗?

有人担心癌症患者许多天不能进食会影响伤口愈合，实际上影响伤口愈合的因素有很多，包括①年龄（特别是老年人，愈合速度会慢）；②伤口存在感染或污染；③患者合并贫血（出血性及慢性）；④营养状况（营养不良或肥胖，缺乏维生素A或维生素C，微量元素锌、铁或铜）；⑤合并其他疾病（如肝硬化、血管性疾病、糖尿病、慢性肺病、尿毒症等）；⑥药物史（特别是类固醇类和激素类药物）；⑦放射线及化疗；⑧缝合方法、引流、异物等；⑨饮食调养情况（烟、酒、辛辣饮食）。

185. 甲状腺手术后几天能拆线？拆线后几天可以洗澡?

甲状腺手术后一般5~7天拆线。①看伤口的愈合情况，一般愈合良好，无红肿、疼痛、化脓等，拆线3~7天就可以洗澡了。但不能大力揉搓伤口周围，以防撕开伤口；伤口局部不应该浸泡时间过长，毕竟局部刚愈合伤口皮肤较薄，长时间浸水容易引发感染；②要看患者身体恢复情况，毕竟洗澡需要患者能基本

自理，患者术后体质弱，长时间洗澡容易造成虚脱，一般主张采用淋浴的方式，避免盆洗或泡澡。

（二）放射治疗

186. 什么是放射治疗（放疗）?

简单来说，放疗就是利用放射线能杀死肿瘤细胞的基本原理来治疗肿瘤。目前，用来治疗肿瘤的放射线主要有高能量的X射线、高能量的电子射线（β射线）以及最常用来做近距离治疗的伽马射线（γ射线）。这些射线进入肿瘤内通过损伤肿瘤细胞核内的DNA，导致肿瘤细胞死亡，从而达到治疗肿瘤的目的。

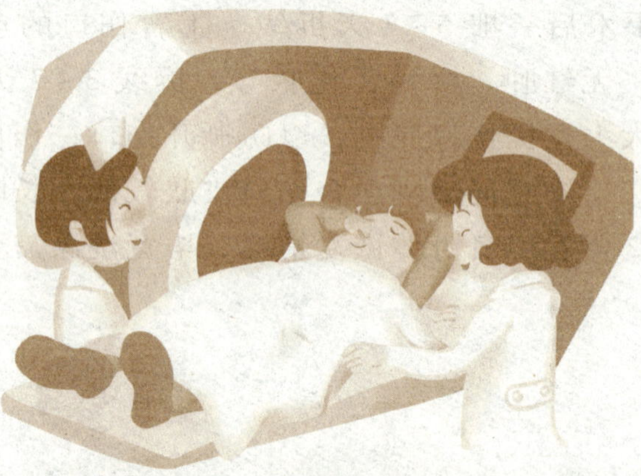

187. 放疗和核辐射有关系吗?

生活中我们会经常听到核辐射这个词，比较熟悉的有“二战”期间在日本广岛和长崎爆炸的原子弹造成的核辐射，2011

年发生在日本福岛核电站泄漏产生的核辐射，以及前苏联切尔诺贝利核电站爆炸事件导致的核辐射。这些核辐射事件导致了很多人死亡，存活者中许多人后来患了肿瘤，并造成了严重的环境污染。这些事件都令人心生恐惧，以致有些人谈“核”色变。

放疗的射线和核辐射完全是两码事，首先它的辐射源与核电站或原子弹的不一样。其次，医疗用的放射线和放射源都是可控的，它的储存、应用都有严格的管理制度保证安全，不会对患者、操作人员以及公众产生类似核辐射的危险。此外，目前大多数肿瘤治疗中心应用的放疗外照射机器都是直线加速器，只有在接通电源的情况下才产生射线，而且这些射线受到非常好的控制，操作人员、公众都是非常安全的。当然，在需要接触这些射线时，操作人员会告诉患者防护方面的知识。所以，大可不必在医生告知需要进行放疗时而感到紧张和害怕。

188. 放疗对甲状腺癌有效吗？

不同病理类型的甲状腺癌对放疗的敏感度有所不同，其中以未分化癌最为敏感，其余类型较差。

（1）未分化癌以外放射为主要治疗方法。放疗通常最好尽早进行，少数即使还可以手术的病灶，手术一般是为了使肿瘤减量，手术后应做辅助放疗，否则局部复发率较高。患者如有气管压迫症状，行气管切开。放疗一般显效较快但缓解期较短。

（2）分化型甲状腺癌（乳头状腺癌和滤泡状腺癌）首选手术治疗，疗效已很满意，无需常规放疗。因为放疗的益处不多，反而会带来一些后遗症。一般仅对术后少量局部残留病灶或手术不能切除以及孤立性远处转移灶才选用放疗。

（3）对于术不能完全切除的髓样癌病例，可在术后进行放疗。髓样癌发展缓慢，对放疗不甚敏感，放疗后肿瘤退缩也不迅速，但放疗确可使病情缓解，有时也可见完全消退。

（4）甲状腺癌在病程中发生骨转移并不少见，局部可有明显疼痛，放疗可缓解疼痛，快速放疗可迅速奏效。

189. 放疗可取代手术治疗吗？

放疗和手术同属局部治疗方法，也是治疗局限性肿瘤最有效的手段。但由于肿瘤的病因极其复杂，每种肿瘤的生物学特点也不尽相同，各种治疗方法的疗效也有差别，有些肿瘤应以外科手术治疗为主，有些肿瘤应以放疗为主，有些肿瘤则需以化疗为主。每位患者在被确诊时肿瘤的病理类型、分化程度千差万别，肿瘤的早、中、晚期也各不相同，所以，在决定治疗方案时需要综合考虑每位肿瘤患者的特点，分别采取不同的治疗方法，以求达到最佳的疗效。此外，患者的全身状况、求治意愿等对治疗方案的选择也有重要作用。因此，从整体上来讲，放疗取代手术的说法并不恰当。

190. 甲状腺癌患者一定需要放疗吗？

甲状腺癌患者不一定需要放、化疗。

甲状腺癌大多对放疗不敏感，经过手术后切除干净后无需进行放疗。放疗仅适用于手术后重要器官上有极少量残留或未分化癌。

虽然实体瘤化学治疗（化疗）在近 20 年来疗效有了显著提高，但至今尚缺少治疗甲状腺癌的有效药物，而使化疗效果仍不够理想。未分化癌可试用，一般需配合放疗，常用药物有阿霉素、紫杉醇等。

191. 什么时候才考虑甲状腺癌放疗?

放射治疗主要用于：①甲状腺未分化癌（指不能手术切除的情况下）首选放疗；②手术切缘不净或残留者，尤其是不摄取^{131}碘的甲状腺癌Ⅲ、Ⅳ期患者；③广泛淋巴结转移，尤其是包膜受侵者且病变不摄取^{131}碘者。

192. 哪些患者不能耐受放疗?

以下两种情况，医生会认为患者不能耐受**根治性放疗**：①患者自身情况差，体能状况评分<60分；②患者伴有严重的内科疾病，而且这个疾病本身比肿瘤对生命更具有威胁时，如严重的心、脑血管疾病等。

193. 放疗前患者需要做哪些心理准备?

放疗是一个相对较长的过程，患者在治疗前需要做的准备有①需要患者树立起战胜疾病的信心；②需要患者调整好心态，有的患者得知自己患病后，非常恐惧，这样对疾病治疗百害而无一利。因此，在治疗前，一定要放宽心，坦然面对，积极配合治疗；③需要患者构筑好克服困难的心理准备，放疗过程中会出现一些不良反应，这是机体对外来刺激的生理反应，医生也一定会想最好的办法把不良反应发生率和严重程度降到最低，完全有办法完成治疗。

194. 放疗的流程是怎样的？

放疗是一个系统工程，需要做大量的工作。一般把整个放疗过程分成三个阶段：第一阶段为准备阶段、第二阶段是计划设计阶段、第三阶段是执行阶段。

（1）准备阶段：确定肿瘤分期，明确肿瘤范围。做好放疗前准备工作，如头颈部放疗前需做口腔处理，肿瘤合并感染者也需要控制感染，如全身应用抗生素或者局部双氧水漱口等。如果有其他影响放疗的合并症也需要先治疗纠正。

（2）计划设计阶段：完成患者 CT 模拟定位，靶区勾画和放疗计划的计算，放疗计划的验证。

（3）执行阶段：放疗开始执行，每周需要进行治疗位置是否正确的验证并对患者的肿瘤和正常组织进行检查，观察疗效，如有反应给予相应的处理。

195. 什么是放疗计划设计？

简单地说，放疗计划就是物理师设定如何利用射线来满足医生规定的靶区和正常组织所接受的剂量要求的过程。

放疗计划尤其是调强放疗计划的设计是一个非常复杂的过程。需要从业人员有非常丰富的经验和先进的计算机计划系统。现在的计划系统大多是逆向设计计划，在强大的计算机系统的辅助下，制定出最优的计划，最大限度地满足对肿瘤照射剂量的要求和对正常组织的保护。

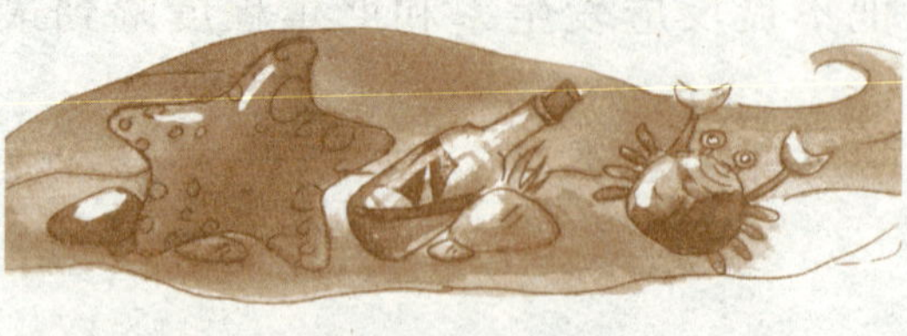

196. 为什么要做放疗计划设计?

放疗计划就是物理师设定如何利用射线来满足医生规定的靶区和正常组织所接受的剂量要求的过程。这个过程是必需的，是放疗过程中一个关键环节。

放疗计划尤其是调强放疗计划的设计是一个非常复杂的过程。需要有非常丰富经验的从业人员和先进的计算机计划系统。现在的计划系统大多是逆向设计计划，在强大的计算机系统辅助下，制定出最优的计划，最大限度地满足肿瘤剂量要求和对正常组织的保护。

197. 什么是放疗的靶区勾画?

调强放疗的靶区勾画是确定哪里是肿瘤、哪里是肿瘤比较容易侵犯的部位、哪里是可能侵犯和转移的部位、哪些组织和结构是必须和重点保护的、哪些组织是需要尽可能保护的、哪些组织因为肿瘤的关系必须和可能要损伤的一个临床思考和决定过程。这个过程最能体现医生的水平和临床经验，是决定治疗成败的关键，所以医生通常会在这个环节花费很多的精力和时间，反复比对 CT 和核磁共振以及内镜检查和临床查体的情况，在 CT 定位图像上仔细斟酌，确保不遗漏肿瘤和尽可能保护正常的组织。首先要由组织治疗小组成员讨论确定肿瘤的状况（分期），然后提交到专业组集体讨论（所有专业组医生都要参加，这既是一个治疗决策过程，也是一个对下级医生传帮带的过程），对那些治疗小组认为可疑的、不太确定的问题进行仔细的研究，通过集体研究进行确认，并对治疗提供恰当的建议，保证治疗质量。

198. 放疗对患者的着装有什么要求?

为了减少对照射区域皮肤的摩擦和刺激，建议患者放疗期间穿柔软宽松、吸湿性强的纯棉类内衣；避免穿粗糙及化纤类衣物。头颈部接受放疗的患者，上衣最好穿无领开衫，不要穿硬领衬衫，男士不打领带，便于穿、脱和保护颈部皮肤。

199. 头颈部放疗前为什么要拔除坏牙?

头颈部肿瘤放疗照射的范围大，剂量高，尽管现在调强放疗技术对正常组织能够进行较好的保护，但与肿瘤邻近结构无法避免部分接受高剂量照射，这些结构受到高剂量照射后，会在治疗后比较长的一段时间后出现晚期损伤，其中颌骨（尤其是下颌骨，通常所说的长下牙的骨头）有可能出现放射性坏死。这种骨坏死除了与接受照射的剂量相关外，还与是否有坏牙以及放疗后过早进行坏牙和颌骨的处理相关。因此，为了降低和避免放射性骨坏死的发生，在放疗前需要将口腔内的坏牙先拔除。

200. 头颈部放疗对头发有什么要求?

头颈部肿瘤放疗时需要用一个面罩进行固定，以保证治疗体位准确和重复性好。头发尤其女性患者的长头发在定位时如果拢在一起放在脑后，会出现每次治疗时位置不一致的情况，所以，通常要求女性患者在治疗前将长发剪成短发，像运动员一样的短发；男性患者，就要注意避免在治疗过程中修剪头发，由于治疗过程需要 2 个月左右，所以建议男性患者在定位前将自己的头发适当修短些，治疗期间不要再修理头发了。对其他部位的肿瘤的放疗，头发无特殊要求。

201. 放疗前吃东西少或吃不进东西应该怎么办？

放疗前吃东西少或吃不进东西的原因有很多，对于一些晚期肿瘤患者身体一般情况非常差、肝功能受损等原因也会影响进食。

不同的情况，解决的办法有差别，原则有一条，尽量去除导致不能进食的病因，加强营养支持治疗。由于肿瘤本身原因引起的进食少或不能进食患者，一时间不能完全解决的，可通过植入营养管进行支持，能够进行胃造瘘的患者，应该进行胃造瘘手术，不能做胃造瘘手术的，可植入胃肠营养管。

202. 若放疗前置入营养管影响放疗效果吗？

通常情况下，置入的营养管对放疗效果没有影响，而且，由于置入了营养管，营养供应得到了保证，患者身体情况会改善，抵抗力增强，有提高疗效的作用。

203. 糖尿病会增加放疗风险吗？如何应对？

糖尿病是一种常见病，很多患者在诊断癌症时合并糖尿病，有的已经有几年糖尿病病史了，有的是初次发现患有糖尿病。那么，糖尿病会影响放疗效果吗？会增加放疗不良反应吗？

一般不会影响放疗疗效。首先，糖尿病是能控制的，好多患者患有糖尿病多年，但一直控制很好。即使是初次发现患有糖尿病，也有办法把血糖控制在正常范围内。所以，合并有糖尿病的癌症患者不必担心。

伴有糖尿病患者的正常组织对放疗要敏感些，可能放疗反应要稍微重一些。医生在治疗过程中会密切关注患者反应，给予积极处理，保障患者能够顺利完成治疗。

有血糖仪的患者，可以增加监测血糖的次数和频率，及时了解血糖控制情况，并告诉医生，协助控制好血糖。

204. 有哪些治疗肿瘤的放疗技术?

用于治疗肿瘤的放射治疗技术大致分为常规放疗技术、三维适形放疗技术、调强放疗技术三类。

205. 什么是术前放疗或术前同期放化疗?

有一部分肿瘤体积较大（局部晚期），有些肿瘤的生长部位影响外科医生实施手术，尽管能够手术切下来，但往往会出现手术切缘离肿瘤的安全距离不够，或者是组织缺损非常大，严重影响患者的美容、外观，及重要功能如说话、吞咽食物、看东西等。对于这些情况，肿瘤综合治疗组会提出讨论，利用放疗能够使肿瘤缩小甚至根治肿瘤的功能，先做放疗缩小肿瘤，提高手术切除率。放疗能够降低肿瘤细胞活性，减少手术中肿瘤细胞**种植**的机率，提高生存率，提高器官功能保全机率。

近些年，化疗的作用在某些肿瘤中得到重新认识和评估，一些肿瘤在手术前同期化疗比单纯术前放疗可能更好些。是否实施术前放疗或术前同期放化疗需要视具体肿瘤情况而决定。

206. 放疗期间可以联合靶向药物吗?

分子靶向治疗药物治疗肿瘤具有非常强的针对性，它可以针对肿瘤细胞发生、发展生长过程中的特定分子靶点对肿瘤细胞起杀伤或抑制作用。但由于调控肿瘤细胞生长和肿瘤细胞特征的位点特别多，是一个网络，大部分分子靶向治疗药物单用的时候，治疗肿瘤有效率只有15%～30%。目前，大部分临床研究证明，分子靶向治疗药物与放射治疗和（或）化疗联用能起到较好的效果。因此，放疗期间可以联合使用有效的分子靶向治疗药物。

207. 什么是放射增敏剂?

决定肿瘤放疗效果的因素非常多，其中，很重要的一点是肿瘤对放疗的固有敏感性，也就是说肿瘤本身对放射线敏感还是抗拒。尽管肿瘤放射敏感性与肿瘤可治愈性不是完全相等的一回事，通常来讲，放射敏感性差的肿瘤局部控制率差，局部控制不好，肿瘤转移的机会也增加，总体疗效会下降。

放疗医生和放射生物学家一直在努力解决如何预测肿瘤的放射敏感性和如何增加肿瘤的放射敏感性这两个问题。

能够增加肿瘤放射敏感性的物质都叫放射增敏剂。真正意义上的放射增敏剂是单独应用时对肿瘤没有杀伤作用，联合放疗应用时能够增强放疗对肿瘤的杀伤作用。目前，最有效的增敏剂是氧气，尽管大气中有丰富的氧气，但要利于增加肿瘤的放射敏感性仍然比较困难，目前还没有一套成熟和实用的方法来利用它。放射生物学家和核辐射防护学家发现了一类药物也能够增加肿瘤的放射敏感性，目前临床上常用的有甘氨双唑钠。放疗增敏剂联合放疗能够增加肿瘤放射敏感性，提高肿瘤局部控制率。临床上还有应用化疗药物增加肿瘤放射敏感性，但化疗药物不是真正意义上的放疗增敏剂。

208. 什么情况需要用放射增敏剂？

放疗对肿瘤局部的控制效果受多因素影响，与肿瘤的大小、肿瘤的血液供应情况、肿瘤的生长环境和肿瘤的对放射线敏感性有关，还与肿瘤的生长方式（外形）有关。一般来讲，肿瘤体积大、肿瘤血液供应差（具体体现可能在CT或MRI检查的图像上，显示有肿瘤坏死，或者淋巴结中心坏死，周边强化）、肿瘤呈浸润性生长等情况，肿瘤对放射线敏感性较差。另外，还有些肿瘤标志物能够部分反映肿瘤对放射线的敏感性，如**表皮生长因子受体**高表达等。在这些情况下，可以考虑使用放疗增敏剂。

209. 放疗增敏剂有什么不良反应？用放疗增敏剂有什么要求？

目前常用的放射增敏剂有甘氨双唑钠，其不良反应不多，相对比较安全，常见的不良反应为皮疹和瘙痒，发生率比较低。放疗增敏剂要求在放疗前使用，一般要求在放疗前1~3小时从静脉输入，然后开始放疗，通常控制在放疗前1小时内。

210. 放疗过程中身体会出现哪些反应？

放疗过程中，身体出现的反应有全身反应和照射局部反应两种。全身反应包括恶心、食欲下降、疲乏，有时候会导致血象下降。局部反应则与照射部位有关，包括照射部位的皮肤反应，不能一概而论，具体病变不同，照射范围不一样，患者身体情况差异出现的反应也不一样，轻重程度也不一样。如照射头颈部会出现口干、口腔黏膜溃疡、吞咽疼痛；照射胸部可能会导致肺炎、气管炎、食管炎等；照射腹部会出现恶心、呕吐、腹痛、腹泻等症状。

211. 癌症患者放疗期间怎么应对合并症？

有些癌症患者可能会合并其他的疾病，如心脏病、高血压、甲状腺功能亢进症、糖尿病等，这些合并疾病多是常见病，并不稀奇，有合并症的癌症患者也不必紧张，这些疾病都有办法控制。得到良好控制的合并症，不影响癌症的放疗。治疗中医生会关注这些疾病的控制情况。作为患者，不要忘了服用治疗合并症的药物，并及时向医生反映变化情况。

212. 放疗中营养支持为什么特别重要？放疗中什么食物不能吃？

放疗时间长，照射的组织多，特别是口腔、咽部的黏膜比较娇嫩，头颈部放疗过程中会出现黏膜炎，导致口腔疼痛、吞咽疼痛，严重影响进食，导致体重下降，胸部肿瘤放疗时会出现食管炎，腹部肿瘤放疗时会出现腹泻等症状，同时，放疗的全身反应还有食欲下降，这些情况会使患者吃不下饭，或者营养吸收不好，会导致营养不够。营养不良的危害非常大，主要有以下原因：①由于进食减少，营养不良，身体合成红细胞、血红蛋白的原料减少，会出现贫血；贫血会引起血液运送氧气的能力下降，肿瘤会因此而缺氧，而缺氧的肿瘤细胞对放射线非常抗拒，影响疗效；②由于营养不良，身体抵抗力下降，易患感染、感冒等，会出现发热甚至高热，需要中断放疗，影响疗效；③身体抵抗力和免疫力下降后，抵御肿瘤细胞侵袭的能力下降，容易出现远处转移，总体治疗效果下降；④由于营养不良，会出现体重下降，体重下降后，肿瘤与周围健康组织的相对关系会发生改变，会导致肿瘤和正常组织的放疗剂量与事先计划的剂量不一致，使肿瘤控制率下降或正常组织损伤加重。因此，接受放疗的患者在治疗过程中以及治疗后一段时间（急性反应恢复期）的营养支持非常重要，患者一定要克服困难，尽可能保持体重不下降。

放疗过程中，对食物的种类没有特殊要求，以**高蛋白、易消化和易吸收的食物**为主，一般忌食辛辣食物。对头颈部、胸部、食管癌等患者，食物要求软，不宜吃带骨和坚硬食物，以免损伤口腔或食管黏膜，加重放疗反应等。

213. 放疗期间如何保护皮肤？

放疗期间可通过以下几方面保护好照射区域皮肤：①要保持**照射野**皮肤清洁、干燥，减少物理及化学性刺激；可用清水温和的清洗；不要用碱性肥皂，更不能按摩和用力揉搓；避免使用酒精、碘酒、胶布及化妆品；避免冷、热敷的刺激；②充分暴露照射部位的皮肤，不要覆盖或包扎，如出现瘙痒，不要抓挠，避免人为因素加重反应程度，医生会根据具体情况指导用药；③当皮肤出现脱皮或结痂时，请不要撕剥；剃毛发时，使用电动剃须刀，避免造成局部损伤。

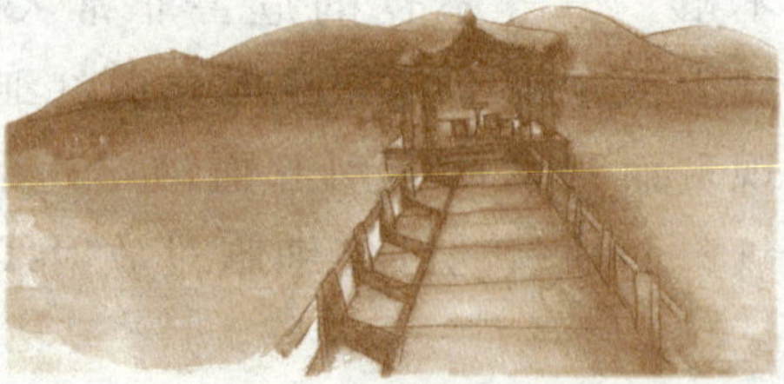

214. 放疗期间应该怎样补充营养?

接受放疗或化疗的患者加强营养支持是十分必要的。因为放、化疗作用于肿瘤细胞发挥细胞毒性作用的同时也损伤正常组织和细胞，故会出现不良反应，影响食欲和消化管功能，会出现营养不良。

当化疗患者每日摄入能量低于每日能量消耗60%的情况超过10天时，或者预计患者将有7天或者以上不能进食时，或者患者体重下降时，应开始营养治疗，以补足实际摄入与理论摄入之间的差额。为了降低感染风险，推荐首选肠内营养，如果患者因为治疗产生了胃肠道黏膜损伤，可以采用短期肠外营养。

对于放疗患者，建议给予膳食指导以及口服营养素补充提高摄入量，预防放疗相关体重降低，减少治疗中断。如果出现严重的放疗相关黏膜炎，可应用管饲方法进行肠内营养支持。

215. 放疗期间不想吃饭怎么办?

放疗全身反应中会出现食欲下降，也就是说不想吃饭，严重时见到饭菜就想吐（这种情况少见）。还有些患者放疗过程中需要接受化疗，会加重全身反应，食欲下降也不少见。这种情况下，第一，要从思想上战胜自己，树立克服困难的信心；第二，医生会给予一些改善食欲、减轻放、化疗不良反应的药物；第三，经常变换食物的种类和口味，从感官上增加食欲。

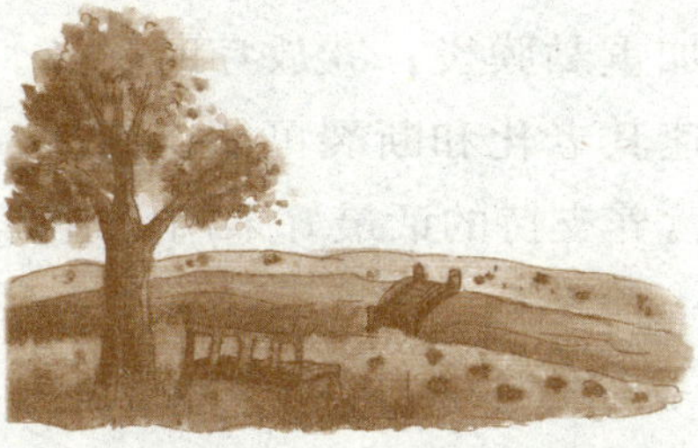

216. 放疗过程中有哪些营养支持方法？

放疗过程中的营养支持非常重要，营养支持有哪些方法呢？营养支持只有经胃肠道营养支持和经静脉营养支持两种途径。目前比较强调经胃肠道营养支持，也就是说要充分利用健康的胃肠道来消化和吸收，这样可获得全面和足够的营养。经静脉营养支持提供的营养成分并不全面，费用高，而且长期静脉高营养会导致静脉炎等不良反应。因此，应用经胃肠营养支持的比较多。口服营养液或营养素有安素、瑞能、瑞素等，这些口服营养液相比静脉输液来讲，比较经济、适用。

在头颈部放疗过程中，会出现口腔黏膜炎，即使口服营养液，有时也很难吞咽，每日进食量少，不能满足身体的营养需要。对这样的患者，推荐采用胃造瘘的方法保证营养供应。现在胃造瘘技术非常成熟，可以在胃镜下完成，损伤小、恢复快，留置的胃管管径大小合适，将患者平时所吃的食物用搅拌器打成匀浆后，通过胃管打入患者的胃内，利用自身的胃肠功能，摄入足够全面的营养，完全可以保证患者体重不下降、不贫血等。治疗结束后，口腔黏膜炎好转，能够从口进食时，就可以拔除胃管，拔管也非常容易，造瘘口很快就可以愈合，对身体影响非常小，建议接受头颈部放射治疗吞咽困难的患者采用胃造瘘的方法保证营养的供应。

鼻饲管的方法对接受头颈部肿瘤放疗的患者并不理想，主要原因是：①鼻饲管管径小，只能是液态的营养液，否则容易堵管，不能提供足够和全面的营养；②鼻饲管与肿瘤以及正常组织间有摩擦，可能导致出血或者加重黏膜炎；③放疗时间长，鼻饲管每天都会受到照射，可能会加速其老化和断裂可能。因此，头颈部肿瘤患者接受放疗时如果需要营养支持的话最好采用胃造瘘的方法进行。

217. 放疗期间白细胞减少怎么办？需要停止放疗吗？

放疗期间白细胞计数下降的情况比较常见，但多数患者白细胞计数下降的程度都比较轻微，而且下降过程也比较缓慢，对治疗的影响较小。还有些患者在放疗前或者放疗期间同时接受化疗，这种情况下对血象影响作用较大，有时会出现Ⅲ～Ⅳ级**骨髓抑制**，白细胞可能会减少到一个比较低的水平。这种情况下，医生会给予药物治疗，患者也要加强营养供给，尽快恢复白细胞、血小板的水平，纠正贫血等。

如果**血液学毒性**达到Ⅳ级，应该停止放疗，尽快恢复，同时避免感染。

218. 放疗期间需要使用治疗辐射损伤的药物吗？

目前，治疗**辐射损伤**的药物较少，有些药物会有减轻放疗损伤的作用，可以考虑适当使用。但由于不同疾病照射部位不一样，损伤的类型和机制也有差别，需要具体疾病具体分析，需要咨询主管医生。

219. 放疗期间如果机器坏了，放疗中断会影响疗效吗？

肿瘤放射治疗的安排是周一到周五连续治疗5次，周六、周日休息，这是有计划的安排。这样安排有以下好处：①肿瘤组织受到连续5次的放射治疗后，能够累积足够的杀伤作用；②休息两天，正常组织损伤得以修复，正常组织的修复能力和恢复速度比肿瘤组织要强和快，休息两天再开始新一轮治疗；③在休息的两天内，治疗的机器得到检修，保证良好的性能。

治疗中要尽可能避免治疗的中断，要避免一切不是计划需要的治疗中断，尤其是口腔反应重的时候。为什么呢？主要是非计划中断治疗，会导致总治疗时间延长，会导致肿瘤局部控制率的下降。主要原因是在肿瘤细胞杀死到一定程度时，肿瘤细胞会出现比原来生长速度更快的情况，医学上叫肿瘤细胞的加速再群体化，以前叫加速再增殖，从字面上就能理解成肿瘤细胞生长更快了。这个时间点大多在放疗开始后的第21天以后，而这个时间也是患者出现口腔黏膜炎，引起咽痛，影响进食或者其他不良反应出现的时候。有的患者希望能够停一停放疗，待症状减轻点再治疗，但来自医生的建议是，不要中断放疗，在积极处理不良反应的同时，坚持按计划完成放疗，以保证疗效。

加速器有出现故障的时候，特别是夏天，加速器故障率会增加；有时候会赶上国庆、春节等长假，这些都有可能导致治疗的中断，为了避免这些情况导致的非计划性治疗中断，医院可以采取机器小故障当时修，中等故障不过夜，大故障周末和节假日加班等办法，将对患者治疗中断的影响降到最低，确保治疗质量。

220. 放疗期间患者能洗澡吗？

可以洗澡，使用比较温和的沐浴液，并注意保护好医生在患者皮肤上画的标记。标记线会随着时间的推移变淡，尤其在夏天，更容易变得不清楚。洗澡前，先看看标记线是否清楚，如果不清楚了，先找医生重新画一下再洗澡。洗澡时动作要轻柔，不要抠和搓擦放疗区域的皮肤，水温不宜过高。

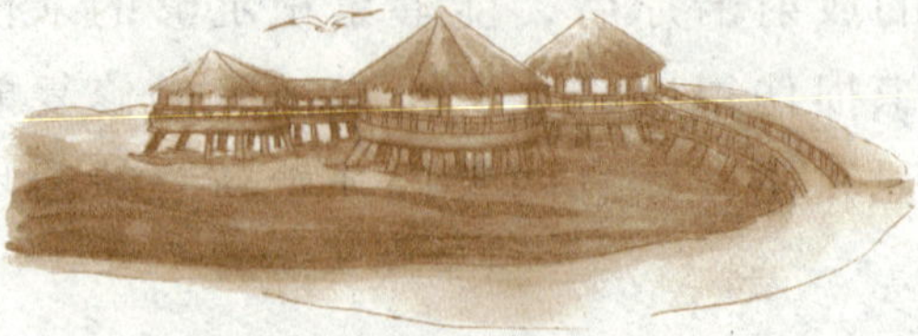

221. 接受放疗期间的患者能和亲人接触吗？

肿瘤不是传染病，不会传染给周边的人。体外照射的放射线以及后装放疗的放射线也不在患者体内存留，也不会发生辐射污染。接受放疗的患者可以和亲人接触，而且，和亲人在一起，会让患者感受到亲情，充满温暖，增加战胜疾病的信心。

222. 放疗期间患者可以做运动吗？

放疗期间可以做适当的运动，原则是运动后不感到疲劳为宜。

223. 放疗过程中为什么要进行中期疗效评价？

肿瘤放疗效果与以下因素有关：①肿瘤本身因素，如肿瘤病程的早晚、肿瘤生长方式、破坏了哪些结构，与重要的组织（如脑干、脊髓、眼睛、视神经）等的关系，肿瘤对放疗和化疗的敏感性等；②患者因素，如患者的身体强壮与否、年龄、有没有合并症、能不能耐受放疗；③治疗相关因素，如治疗的位置准确与否、剂量是否足够，另外就是放疗是否有调整的可能。

影响疗效的几类因素中，对一个具体的患者来说，第一类和第二类以及第三类的前部分基本上是固定了的。那放疗本身上有哪些可以影响疗效。简单地讲影响因素有三个，即总剂量（控制肿瘤需要的剂量）、分次剂量（每天照射多少剂量）和总的治疗时间（治疗天数）之间的关系是，总剂量＝分次剂量×治疗天数，从这个关系来看，如果总剂量确定了，其余两个因素中只要有一个变了，另一个就会跟着改变。总剂量与肿瘤的期别、大小（体积）有关，通常在治疗前会确定好。那么，分次剂量的大小对肿瘤的影响关系有多大了？值不值得调整？调整的依据是什么？一般来讲，放射抗拒的肿瘤分次剂量大一点的效果要好些，当然不能无限大，太大了会伤及周围正常组织。

怎样判断肿瘤对放疗抗拒或是敏感，现在还没有绝对准确的办法在治疗前就测定出肿瘤对放疗是否敏感，有些方法仅可以提供些参考。有一句话说得好“实践是检验真理的唯一标准”。肿瘤治疗了一段时间，根据肿瘤缩小的情况帮助判断是否敏感，为了保证调整及时可行，中期复查就显得非常重要了，在放射治疗4~5周时进行中期检查，能够帮助医生确定是否需要调整单次剂量，甚至能够帮助提前判断治疗结束时是否有肿瘤残存，是否需要增加照射剂量。

还有一种情况，肿瘤在治疗前非常大，而且对放疗比较敏感，从每周一次的体格检查中能够初步看出来，这种情况更有必要进行中期疗效评价，甚至更早些时候的疗效评价。根据具体情况做适当调整，可以帮助更加准确地照射肿瘤，更好地保护正常组织，使患者得到更好的疗效和高品质的生活质量。

224. 如何自我检测放疗的效果？

对患者来讲，最关注肿瘤对放疗是否敏感，治疗效果好不好，在治疗过程中，有没有办法自我检测疗效，让自己心里有底呢？

不同的肿瘤，患者能够自己判断的程度是不一样的。看得见、摸得着的，比较好判断一点；位置深，查体看不到的肿瘤自我判断比较难。患者可以用以下的方法试着帮助判断效果，当然最终的判断仍然需要医生来决定。

最主要是根据症状的变化来判断是否有效，也就是说，患者是因为什么原因去医院看病的，这些原因在治疗后有没有变化，如果有变化，说明治疗起作用了。如患者是因为鼻涕带血来看病的或者合并鼻涕带血，治疗后，鼻涕带血减少或消失了，说明可能有效了；患者是耳鸣、听力下降来看病的，治疗后耳鸣好了，听力恢复了，说明治疗有效了；鼻子堵的患者，治疗后通气了，不堵了；头痛的患者，头痛减轻了或者消失了；看东西时的双影没有了；脖子上的包块明显小了等，都能反映治疗有效。可以根据这些来判断，每一点进步和改善，患者能够体会、了解，增强治疗的信心。当然，具体疾病需要具体分析。

225. 放疗的不良反应可以预防和减轻吗？

放疗的不良反应分为早反应（急性反应）和晚期并发症，与照射的部位、剂量、照射范围以及是否联合同期化疗有密切关系。

放疗不良反应与手术后会在皮肤上留下疤痕、接受化疗时会有相应的不良反应一样非常常见，是机体对外部刺激的一种正常反应，并不奇怪，不必紧张，也并不那么可怕。放疗科医生在给患者治疗时，除了追求最佳的控制肿瘤效果外，同时也会特别关注降低放疗不良反应、提高患者的生活质量。通常会采取先进的放疗技术，准确设定治疗范围，对正常组织加以很好的保护，使不良反应发生率和严重程度降至最低。在治疗过程中，也会给予相应的处理和支持治疗，减轻放疗的不良反应，以期保证绝大多数患者能够顺利完成放疗。

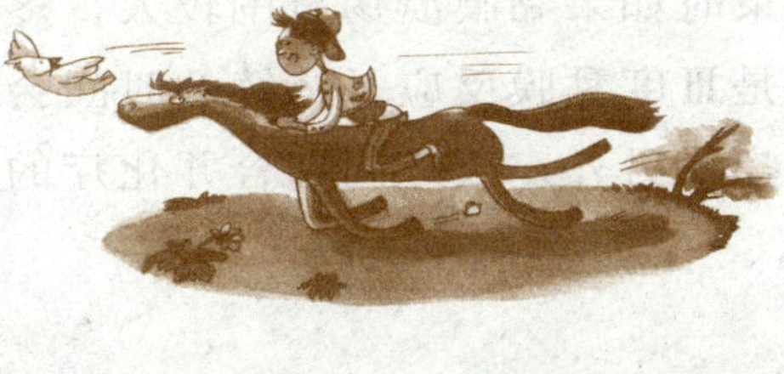

226. 头颈部放疗有什么后遗症吗？

放疗能够杀死肿瘤细胞，能够治愈某些癌症，但放射线必须穿过正常组织才能到达肿瘤细胞。很显然，放射线肯定会同时损伤正常组织，产生一定的后遗症或不良反应，这一点也不奇怪，也不可怕。

头颈部放疗常见的后遗症主要有口干、张口困难、颈部变硬、面部肿胀、放射性龋齿等。它们的发生与放疗剂量密切相关。在现代放疗条件下，这些后遗症发生率都明显下降。张口困难、颈部变硬能够通过锻炼不发生或者程度非常轻。

当然，有些晚期患者，肿瘤组织与重要器官关系密切，不能达到控制肿瘤的放射剂量，但有些重要器官也会受到一定的损伤，如影响视力、脑组织损伤记忆力下降、脑干和脊髓也可能出现损伤而导致比较严重的后遗症。当存在这些情况时，医生会与患者交流，告诉可能发生的后遗症，在控制肿瘤和减轻后遗症两个方面都充分考虑，选择合适的治疗方案，来达到最好的治疗结果。

227. 皮肤和黏膜反应在放疗结束后还需要持续多久？

照射部位涉及皮肤和黏膜的放疗，如头颈部肿瘤、食管癌、肺癌、胃肠道肿瘤等放疗，放疗期间及放疗后患者通常会出现皮肤反应和口腔、食管、胃肠道黏膜反应，在治疗结束时可能是比较严重的时候，放疗结束后还会持续多长时间呢？

有两个非常重要的因素会影响这个时间：①黏膜溃疡的范围和深度。放疗结束时如果黏膜溃疡范围较大，疼痛比较明显，如果医生告诉患者是Ⅲ度黏膜反应，持续的时间会在2周以上；②是否同时合并化疗。另外，放疗同期合并化疗的患者黏膜的反应程度比单纯放疗重。所以，同期放、化疗患者在治疗结束时可能最严重的黏膜反应还未表现出来，在治疗结束后2周仍然是比较严重的时候，一般需要1个月甚至更长的时间才能好转，在这段时间里，需要按照在治疗期间一样注意口腔黏膜和皮肤的护理。

228. 放疗后什么时候复查？复查时需要查哪些项目？

肿瘤患者接受治疗后对复查有些具体的要求，一般放疗后1个月复查，观察肿瘤消退情况和正常组织恢复情况，以后2年内每3个月复查一次，2年以后每半年复查一次，5年以后每1年复查一次。有症状复发或异常情况出现时，应及时到医院进行复查。

复查的项目与治疗时的检查项目基本一致，有特殊提示时，会给予一些特殊的检查。

229. 放疗结束后还需要继续使用放疗辐射损伤保护的药物吗？

如果放疗反应比较重，可以考虑继续使用一段时间的放疗**辐射损伤**保护药物，患者皮肤、皮下组织出现纤维化者，可考虑使用γ-干扰素较长一段时间。

230. 放疗后肿瘤复发了应该注意什么？

放疗后肿瘤复发了，需要搞清楚几个问题：原来是什么疾病？复发的情况是怎么样的？局部病变晚不晚？有没有合并其他部位转移？此次复发距放疗的时间是多长？有没有合并症？放疗后的后遗症明显不明显？然后根据具体情况决定下一步怎么办？对不同的肿瘤复发患者进一步的治疗是有差别的，不能一概而论，应与医生探讨进一步治疗方案。

231. 放疗后肿瘤患者在日常生活中需要注意什么？

肿瘤患者接受治疗后的日常生活中应注意：①保持良好的心态和积极的生活态度，相信自己能够康复和彻底战胜肿瘤；②保持良好的生活习惯，正常作息，不过度疲劳；③坚持适当锻炼，强度以不感到累为原则；④加强功能锻炼，如头颈部肿瘤患者治疗结束应该练习张嘴、转头等；⑤定期到医院进行复查。

（三）内科治疗

232. 什么叫内分泌治疗？

内分泌治疗又称激素治疗。激素是由机体内分泌细胞产生的一类化学物质，随血液循环到全身，可对特定的组织或细胞发挥特有的效用。

一些肿瘤的发生与发展与激素失调有关，治疗中可应用一些激素或抗激素类物质使肿瘤生长所依赖的条件发生变化，从而抑制肿瘤的生长。由于激素可选择性地作用于相应的肿瘤组织，对正常组织不会产生抑制作用，因而不会引起**骨髓抑制**。目前，临床上应用较多的激素治疗方案有：①用甲状腺素抑制促甲状腺素的分泌治疗甲状腺癌；②用性激素（包括雌激素、孕激素、雄激素）及抗性激素药物（如三苯氧胺）治疗乳腺癌或前列腺癌；③用肾上腺皮质激素与化疗联合应用以增强化疗作用，降低不良反应。

内分泌治疗可以通过外科手术治疗、放疗或药物治疗来实现。前者是手术切除卵巢、睾丸、肾上腺、脑垂体等内分泌腺体；放疗是指用放射线照射破坏内分泌腺体；药物治疗是指补充某些激素（替代治疗）、用药物消除某些激素（消除治疗）及用某些药物抵消某种激素的效应（抵抗治疗）。

233. 什么是分化型甲状腺癌患者术后的内分泌治疗?

甲状腺分化型癌患者手术后，不但需要甲状腺激素制剂替代性治疗，更需要甲状腺激素制剂抑制性治疗。甲状腺激素替代治疗是补充甲状腺激素，使血液甲状腺激素保持在正常水平，由于甲状腺分化型癌手术采取甲状腺大部切除和全切除，手术后多数患者发生甲状腺功能减退，需要甲状腺激素制剂替代治疗。甲状腺激素抑制性治疗是补充甲状腺激素，使甲状腺激素维持在一个略高于正常水平但低于甲状腺功能亢进症水平，将血清促甲状腺素抑制到正常值和甲状腺功能亢进症值之间。可用左甲状腺素100μg每日一次口服或甲状腺干片制剂40mg每日两次口服。甲状腺全切除者应终身服用甲状腺素。

234. 分化型甲状腺癌患者手术后为何要通过服用甲状腺激素来抑制促甲状腺素的水平?

大量事实证明，促甲状腺素（TSH）是一种促滤泡上皮细胞的生长因子。TSH促使甲状腺滤泡上皮细胞生长和增生。对分化型甲状腺癌来说，要尽可能抑制TSH分泌。长期T_4抑制性治疗可以明显改善患者的**预后**是治疗甲状腺分化性癌的标准方法。甲状腺分化性癌患者手术后应服用甲状腺激素治疗，将 TSH 抑制在正常值以下。

甲状腺激素补充剂量根据每个人的身高、体重、活动量、对药物的吸收程度等情况而定。由于甲状腺激素和垂体 TSH 之间有一个非常精确的负反馈，TSH 变化比甲状腺激素更为敏感，可更精细地反映出甲状腺激素的水平，所以临床对甲状腺激素治疗的患者常常通过测定血清 TSH 水平调整甲状腺激素补充剂量。

235. 有哪些目前常用的甲状腺素制剂？

甲状腺激素制剂目前市场上有三种，L 型甲状腺素片、三碘甲腺原氨酸和干燥甲状腺片。

（1）干燥甲状腺片：是将动物甲状腺焙干，碾磨成粉，压成制片。干燥甲状腺片只能经肠道吸收，效价不够稳定；但制作方便，来源广泛，价格便宜，存放应避光、阴冷处存放不易变质。

（2）L 型甲状腺素片（$L\text{-}T_4$）：又名甲状腺素片，是人工合成的甲状腺素，效价稳定、可靠，有口服片剂和静脉注射两种。

（3）三碘甲腺原氨酸（T_3）：T_3 是人工合成的，效价稳定，只有口服制剂。由于 T_3 对心血管的作用太强，临床上很少应用，偶尔用在甲状腺功能减退危象治疗和 T_3 抑制试验时。

这三种制剂都是口服制剂，胃肠道吸收完全。干燥甲状腺片和 $L\text{-}T_4$ 发挥作用缓慢，一般在服药一周后发挥疗效，2～4 周后才明显好转。T_3 服药 6 小时即见疗效，但维持时间较短，需一天 2 次服药，停药后数天症状又复出现，故不适宜作为永久性治疗的方法。

236. 甲状腺激素替代治疗中应注意哪些问题？

（1）开始剂量宜小。为了避免服药后心绞痛发作，主张从小剂量开始，甲状腺功能减退越严重，病程越长，则开始剂量越小。以后逐渐增量，每2~4周增量一次，每次增量1/4~1/2片，2~3个月可达到维持剂量，直至TSH和T_4恢复正常。

（2）甲状腺激素血浆半寿期长，服药后血浆药物浓度比较稳定，当剂量和病情稳定后，可以改为每日服一次，服用方便而不容易遗漏，疗效与一天三次是相同的，甲状腺激素制剂一般需终身服用。

（3）超敏的TSH测定可以避免替代剂量过量，要求TSH维持在正常值范围内，长期剂量过大会引起骨质稀疏，对合并心脏病的患者来讲是有害的。对长期服用药物的患者不需经常检查甲状腺激素，每半年至一年检查一次就可以了。

237. 切除的是甲状腺右叶，可以服用左旋甲状腺素钠吗？

甲状腺分泌的甲状腺激素均为左旋甲状腺素。左旋的意思是该物质分子结构是左旋的，不是说左侧甲状腺产生的。因此，无论是切除的哪侧甲状腺，服用的都是左旋甲状腺素钠。

238. 甲状腺素制剂有不良反应吗？

甲状腺激素会影响凝血时间，抗凝治疗的患者同时口服甲状腺激素替代治疗时，应多次测定血凝时间，抗凝药物剂量约减少1/3。甲状腺功能减退同时应用胰岛素或口服降糖药的患者，在甲状腺激素替代治疗时，注意胰岛素和口服降糖药剂量需要增加。苯妥英钠、卡马西平和利福平加速甲状腺素代谢，服用上述药物时，甲状腺激素制剂剂量应增加。考来烯胺（消胆胺）和胆酸结合树脂会影响 T_4 在肠道的吸收，两种药物应该间隔 4～5 小时后服用。

对同时合并肾上腺皮质功能减退的甲减患者，激素替代治疗时，应先服用糖皮质激素后，后服用甲状腺激素，因为先服用甲状腺激素，可能会加剧皮质激素代谢，引起肾上腺皮质功能减退危象。

239. 孕妇能吃甲状腺素制剂吗？

甲状腺分化性癌患者一旦妊娠，在妊娠期间应该坚持服甲状腺激素制剂。由于甲状腺激素剂量略高于生理剂量，但低于甲状腺功能亢进症水平，长期服用对人体不会造成不良影响，不会影响母亲和胎儿的健康。母亲血循环中的甲状腺激素不能通过胎盘，胎儿甲状腺激素是胎儿自己制造、分泌的，所以母亲服用甲状腺激素制剂也不会影响胎儿的健康。甲状腺激素在乳汁中含量很少，哺乳不会影响胎儿的健康，母亲哺乳婴儿是安全的。妊娠期甲状腺激素抑制性治疗要特别注意，避免因激素过量对胎儿造成不良影响。

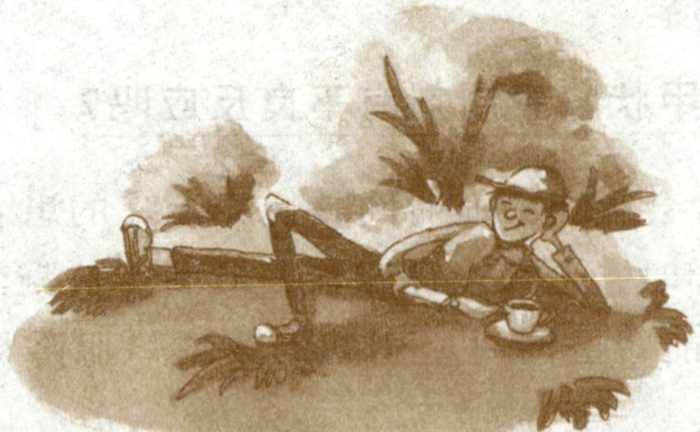

240. 什么叫化学药物治疗（化疗）？

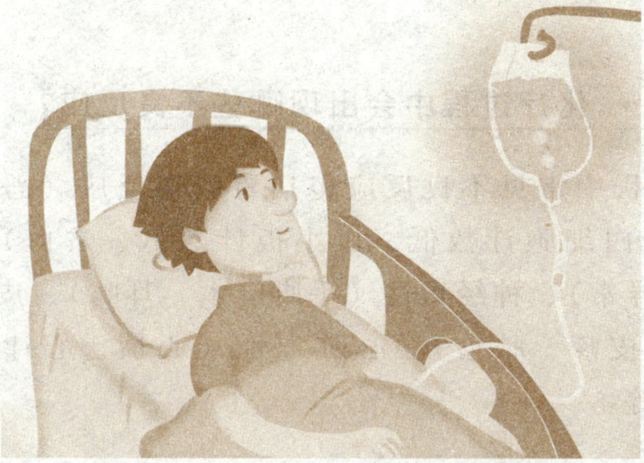

化疗是化学药物治疗的简称，是指用化学合成药物治疗肿瘤及某些自身免疫性疾病的主要方法之一。化疗是一种“以毒攻毒”的全身治疗方法。这类药物主要基于肿瘤细胞较正常细胞增殖更快的特点，通过直接破坏肿瘤细胞的结构或阻断细胞增殖过程中所需的物质达到杀伤肿瘤细胞的目的。因此，化疗对正常细胞和机体免疫功能等也有一定程度的损伤，可导致机体出现不良反应。

241. 甲状腺癌患者需要化疗吗？

化疗对甲状腺癌的效果很不理想。主要用于分化差或未分化癌术后的辅助治疗，及不能手术或远处转移和术后局部复发迅速恶化的晚期姑息性治疗。

242. 术后多长时间开始化疗比较合适?

术后化疗的时间主要取决于患者手术后恢复得快慢。通常在手术后 4 周之内进行化疗比较合适。

243. 化疗过程中会出现哪些不良反应?

化疗过程中常见不良反应包括**胃肠道反应**（恶心、呕吐）、血液毒性（白细胞计数低、血小板计数低、贫血），肝**肾毒性**（肝肾功能异常）、**神经毒性**（手脚麻木、耳鸣）、皮肤毒性（脱发、脱皮、皮疹、脓疱）、心脏毒性（心慌、心律失常、心绞痛）、乏力等。

244. 如何减轻化疗的不良反应?

目前已经有很多方法来预防或减轻化疗的近期不良反应，如化疗前预防用镇吐药能减轻恶心、呕吐，白细胞或血小板计数降低的患者可以应用升白药或升血小板药物。关节酸痛患者可用芬必得之类的镇痛药加以缓解。但对**神经毒性**、脱发目前还没有好的预防办法，此外，治疗后导致的第二原发癌等也无法预防。患者应尽可能保持战胜疾病的决心和克服困难的信心，因为心情越差越容易陷入反应越大的恶性循环。

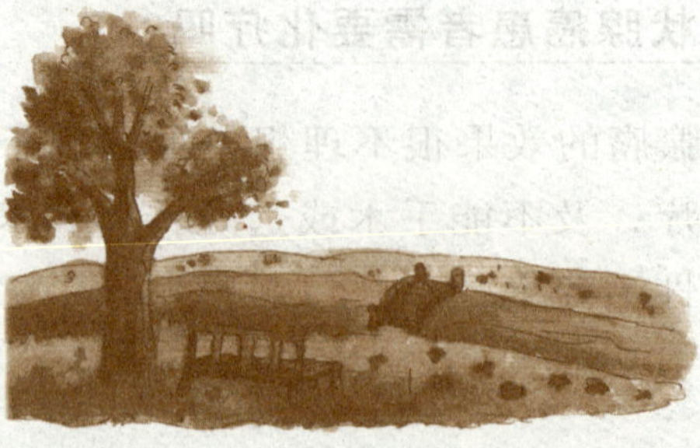

245. 接受放、化疗的肿瘤患者为什么要频繁进行血常规检查?

因为放、化疗对患者骨髓造血功能有影响，因此，接受放、化疗的肿瘤患者在放、化疗之前一定要进行血常规检查，以确定是否能够进行放、化疗。血常规检查白细胞计数需>3.0×10^9/L、血小板计数需>80×10^9/L 患者才能进行放、化疗。若白细胞、血小板计数太低，是不能进行放、化疗的，如果在白细胞、血小板计数较低时进行放、化疗，药物会进一步抑制骨髓的造血功能，进而使得白细胞、血小板计数进一步降低，这样很容易使患者免疫力下降，易发感染，或者血小板计数太低造成出血等危险情况。在放、化疗期间以及结束后也要定期复查血常规，以监测患者骨髓造血状态。那在放、化疗结束后为什么也要定期监测血常规呢?有的患者在放、化疗结束时查血常规可能是正常的或者稍低，不需要药物进一步治疗，但是一般的化疗药物或者放疗射线还会有后期效应，这些效应并不能完全在治疗期间显现，在治疗结束后还会继续影响骨髓的造血功能，使得白细胞、血小板计数进一步降低，所以也还是需要定期复查血常规，以便及时发现问题，给予相应的治疗，防止紧急危险情况的发生。

246. 化疗中出现白细胞减少应如何处理?应注意哪些问题?

化疗过程中白细胞减少会导致被迫减量或停用化疗，近期容易造成严重感染，如果白细胞计数低于 1.0×10^9/L 持续 5 天以上时，发生严重细菌感染的机会明显增加。这个时候可以根据白细胞计数降低的程度选择一些合适的药物，如果白细胞计数略微降低，可以口服升血药物，当白细胞下降程度较重是应该使用一些粒细胞集落刺激因子。

化疗给药结束，回家休息的过程中出现白细胞减少时一定要注意自我保护，一旦发现白细胞计数开始降低，及时与主管医生联系，密切监测白细胞情况，并注意保暖及休息，避免着凉，避免过度接触人群，降低感染风险。

247. 化疗中出现血小板减少应如何处理？应注意哪些问题？

血小板减少会引起出血时间延长，血小板计数的正常值为（100~300）$\times10^9$/L。理论上当血小板计数$<50\times10^9$/L时，会有出血危险，轻度的损伤可引起皮肤黏膜的淤点；当血小板计数$<20\times10^9$/L时，出血危险性增大，常可以有自发性出血，需要预防性输入血小板；血小板计数$<10\times10^9$/L时容易发生危及生命的中枢神经系统出血、胃肠道大出血和呼吸道出血。化疗中出现血小板减少引起的严重出血并发症并不多见。有出血倾向的，应给予输注血小板以及止血药物；没有出血倾向者，若血小板计数$>20\times10^9$/L，应该卧床休息，避免磕碰，使用一些血小板生长因子等药物，观察病情。

248. 化疗中出现贫血应如何处理？应注意哪些问题？

血液中红细胞为全身各种组织器官提供氧气，当红细胞太少不能向组织提供足够氧气时心脏工作就会更加努力，让患者感到心脏跳动很快。贫血会使患者感到气短、虚弱、眩晕、眼花和明显乏力等。根据贫血程度的不同，医生会给予重组人促红细胞生成素，口服铁剂、维生素，甚至是输红细胞悬液以加快纠正贫血。在药物治疗的同时也需要患者足够的休息、减少活动、摄入足够的热量和蛋白质（热量可以维持体重，补充蛋白质可帮助修复治疗对机体的损伤）、缓慢坐起与起立。

249. 化疗患者为什么会掉头发？如果掉头发该怎么办？

化疗药物进入体内后会抑制组织的生长，在我们机体内生长最为旺盛的组织最容易被抑制，而这些旺盛的组织常见于骨髓、胃肠道黏膜等，发根也是一个生长极为旺盛的部位，因此也容易被化疗药物所抑制。化疗后一旦发根被抑制就会掉头发，有的人掉得更加明显，甚至眉毛、胡须及其他体毛都掉光。但是化疗结束后这些抑制毛发生长的因素就逐渐消失了，发根又会逐渐恢复生长，个别患者重新长出的头发还是卷发，但时间久了还是会变成直发。在医院里化疗后出现脱发十分常见，不会有惊异的目光，但在其他场合患者可能会感到尴尬。有对患者不了解，也有患者过多的自我暗示。如果要解决，可以购买假发。戴假发不光是患者的专利，也是很多人的爱好，患者可以挑选中意的假发，体会平时不曾尝试的事物。当然随着科技的进步有些治疗药物已经有所改进，我们相信治疗后掉头发的现象会逐渐改善。

250. 化疗期间饮食应注意些什么？有忌口吗？

化疗中应注意饮食问题，尤其是我们中国人，对此非常重视。但是现实中对这个问题的认识存在着许多误区。受传统的思维影响，人们有很多奇怪的认识，例如忌口的问题：治疗中不能吃无鳞鱼、不能吃蛋白质、不能吃羊肉等；还有的患者认为应该使劲补，天天补品不离口。出现这些现象和传统思维方式有关。受食物影响的疾病其实并不多，如食用海产品对甲状腺功能亢进症、食用过多的淀粉或含糖的食物对糖尿病、饮酒及海鲜火锅等对痛风等会有影响，但是一般的鱼、肉类食物对肿瘤并没有影响，一些不实的传言并没有证据支持。设想一个肿瘤患者本来身体就受到疾病的困扰，常出现营养不良，如果再不及时补充则会对患者的病情造成消极的影响。化疗期间患者常有**胃肠道反应**，如恶心、呕吐、食欲不好等，这时饮食应该清淡，但应富于营养，并且应服用一些纤维素帮助患者解决便秘等问题。化疗过后休息阶段可以再适当增加营养。有人认为应多食补品，补品是什么？其实只是个概念而已，有些补品含有激素，对患者不见得有益，只要患者有食欲，正常的饮食就是最好的补品，花同样的钱可以获得更多的回报。

251. 化疗后呕吐怎么办？

呕吐是患者对化疗药物常见的不良反应，以往没有有效的镇吐药物，所以用药后呕吐明显，据老医生们讲，很多年前患者抱着脸盆吐。随着化疗后患者呕吐的机制被搞清后，开发了很多有效的镇吐药物，这些药物的使用极大地缓解了患者的消化道反应，现在已经很少再看到因为长期呕吐反应而不能坚持化疗的患者了。镇吐药物大多是经静脉使用，也有口服的，可以结合使用，如果还不理想还可以结合激素（地塞米松）治疗。但是这些镇吐药物也有其自己的不良反应，如便秘、腹胀等。

252. 化疗后粪便干燥怎么办?

一些患者化疗后会出现粪便干燥，主要原因可能是用了镇吐药物。镇吐药可以抑制化疗后的恶心和呕吐，但是镇吐药物自己还有不良反应，就是便秘和腹胀等。药物性便秘只要不严重，化疗停止后就会逐渐恢复。如果便秘非常严重就应该在医生指导下使用一些通便药，或使用开塞露等外用药解决问题。但还应该注意化疗期间饮食中应多食纤维素，创造正常的胃肠环境。

253. 化疗后手指和脚趾麻木怎么办?

化疗后有的患者会出现手指和脚趾麻木，这种现象多见于接受了具有神经毒的药物治疗后。具有神经毒的药物有长春新碱、长春碱、紫杉醇、多西他赛、奥沙利铂等。出现**神经毒性**后首先应告知医生，医生进行评估后按照出现的严重程度为患者调整或修订治疗方案。轻度手指和脚趾麻木是可以承受的，但是当不良反应超过一定限度，经医生评估后认为应该减量或停止使用产生神经毒的药物。如果产生了手指和脚趾麻木也可以用一些相关的营养神经的药物，但疗效也常常不令人满意，因为神经的恢复时间较长，还是要尽量预防才能避免出现严重的**神经毒性**。

254. 化疗后出现口腔黏膜炎和溃疡，有什么办法可以减轻疼痛?

化疗后患者出现口腔黏膜炎和溃疡是化疗药物的不良反应，甲氨蝶呤等药物最明显。当出现了口腔黏膜炎和溃疡应该告知您的医生，在经检查后可以做相应的处理。口腔溃疡需要患者保持口腔卫生，饭后口腔中不要残留很多食物残渣，多漱口。目前有些漱口液帮助溃疡愈合，还可以用含有中性粒细胞及**巨噬细胞集落刺激生物因子**（一种升白药物）的液体漱口，因为这种药物可以促进伤口愈合。还可以局部外用麻醉药物镇痛，帮助患者进食。

255. 化疗后恶心，但又吐不出来怎么办？

化疗后恶心是非常常见的不良反应，一般都伴随着呕吐，但这种胃肠反应太明显了患者又受不了。目前都是用镇吐药物，该药物使用后呕吐减少了，但患者又会出现化疗后恶心，但又吐不出来的现象。治疗中可以采用加强镇吐效果的手段，如加上激素治疗（地塞米松）等办法，最大限度地减轻不良反应。但应该注意的是镇吐药物也有不良反应，当加强止吐时患者便秘、腹胀也会变得明显，要综合考虑这些因素，追求治疗的总体效果。

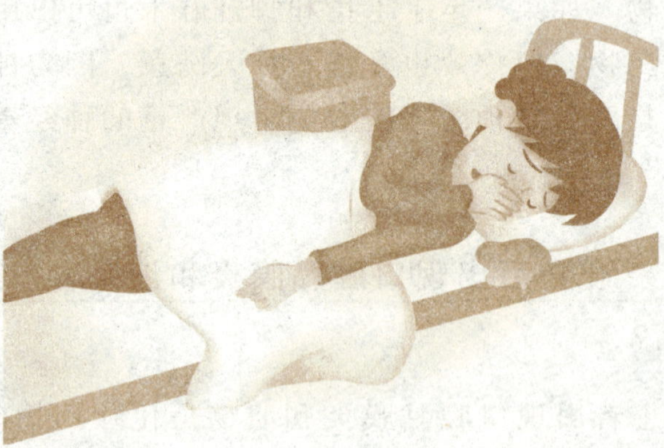

256. 化疗期间可以上班吗？

随着医学领域的不断发展，肿瘤已渐渐脱离了“谈虎色变”的窘境。如果化疗反应不大，一般情况允许，在化疗间歇期是可以工作的。但也要看患者的工作性质，如果是强体力劳动，最好还是避免，因为化疗间歇期难免还是会出现**骨髓抑制**，这时免疫力相对低下，适当的休息与睡眠有利于免疫力的恢复，也可以降低感染风险。如果是办公室工作，不会过度劳累，影响不大的，患者可酌情协调。

257. 抗肿瘤化疗药物有哪几大类？

（1）按作用机制通常分为六大类：①细胞毒类药物：此类药物作用于细胞的 DNA 和 RNA、酶、蛋白质导致肿瘤细胞死亡，如氮芥、卡莫司汀（卡氮芥）、环磷酰胺、白消安（马利兰）、洛莫司汀（环己亚硝脲）等；②抗代谢类药：此类药物对核酸代谢物与酶结合反应有相互竞争作用，影响与阻断了核酸的合成导致肿瘤细胞死亡，如氟尿嘧啶、甲氨蝶呤、阿糖胞苷、巯基嘌呤、替加氟（呋喃氟尿嘧啶）等；③抗生素类：有抗肿瘤作用的抗生素类药物，如放线菌素 D、丝裂霉素、博来霉素、柔红霉素、阿霉素、平阳霉素等；④生物碱类：主要为干扰细胞内纺锤体的形成，使细胞停留在有丝分裂中期，如长春新碱、长春碱、羟基树碱等；⑤激素类：能改变内环境进而影响肿瘤生长，有的能增强机体对肿瘤侵害的抵抗力；常用的有三苯氧胺、雌激素、黄体酮、雄激素、甲状腺素、地塞米松等；⑥其他：不属于以上诸类如丙卡巴肼（甲基苄肼）、羟基脲、顺铂、卡铂等。

（2）按对细胞增殖周期的影响，可分为三大类：①周期非特异性药物：对增殖或非增殖细胞都有作用的药物，如氮芥类、环磷酰胺、抗生素类等；②周期特异性药物，作用于细胞增殖整个或大部分周期时相的药物，如抗代谢类药物；③周期时相特异药物：药物选择性作用于细胞周期的某一时相，如阿糖胞苷、羟基脲抑制合成期，长春新碱对有丝分裂期的细胞抑制作用。

258. 应该如何选择进口药物和国产药物？

进口药物和国产药物都是经过国家药监局审批的正规药物，只要是同一种药物，成分是一样的，理论上起的作用也应该是一样的。但进口药物和国产药物在制作工艺上会有区别。在仿制药品用于临床前有关部门会比较国产药物与进口药物的疗效与不良反应，一般来讲不会有很大差别，否则就不会被批准在国内使用，但经常会在临床中发现患者或家属给予进口药物特别的含义。究竟怎么选药，患者有很大的发言权，就像国产电视和进口电视一样，患者主要根据自己经济状况或其他因素来选择。

259. 为什么大多数化疗方案需要联合几种化疗药进行？

化疗药物按照机制分成很多种，在治疗中多选用几种药物联合使用，当然偶尔也有单独使用的时候。肿瘤细胞在其生长过程中细胞要分裂、增殖，在细胞分裂增殖过程中会出现很多生物学过程，通常分成几个期别（阶段）。有的药物能够在多个期别都起作用，而有的药物则只针对细胞的各别期别。很显然针对多种期别的肿瘤细胞如果能够联合使用多种化疗药物，可以产生比单个药物更好的疗效，同时可以分散各个药物不同的不良反应，不至于在某个方面的不良反应太明显。这就是为什么大多数化疗需要联合几种化疗药进行。

260. 什么是化疗耐药？

化疗耐药是肿瘤治疗中的一个难题，可分两种情况，一种是先天耐药，是指一开始就没有效；另一种是继发耐药，开始的时候管用，接着用就不好使了。这时候一般需要换药。化疗耐药是不可避免的一种现象。一种药物耐药后，对跟它结构类似的另一种药物也会有交叉耐药。更不好理解的是，对跟它结构不同的药物可能也会产生耐药。换用靶向药物可能获得一定效果。

261. 化疗周期是指一个星期吗？

化疗周期是指每次用药及其随后的停药休息期到下一次化疗开始用药时的间隔时间。化疗方案不同，化疗周期长短不一。化疗周期的长短一般是根据化疗药物的**药代动力学**特点和肿瘤细胞的增殖周期来决定的。根据化疗药物不良反应及人体恢复周期，从给化疗药的第 1 天算起，至第 21 天或第 28 天，即 3~4 周称为一个周期。

262. 化疗是天天做吗？

化疗方案是 3 个星期 1 个周期，要化疗 4 个周期，是否需要在医院治疗 12 个星期，也就是 3 个月吗？不是，化疗的 1 个周期包括了用药的时间和休息时间。在一个周期中不是每天都用化疗药，大部分化疗药物在每 21 天或者 28 天里只有前 3~5 天使用化疗药物，其余时间休息。某些靶向药物使用的时间会相对较长，比如说重组人内皮抑素就需要连续使用14天，每天用药4个小时。药物使用的频率是根据其毒副作用、代谢时间及人体恢复周期而决定的。总的来说，不论什么样的治疗方案，每个周期都会有一定的休息时间。

263. 如何正确对待化疗，消除恐惧？

由于化疗有恶心、呕吐、腹泻、脱发、肝功能损害以及白细胞下降等不良反应，不少患者认为化疗会削弱已经患有重病或刚经历大手术创伤的身体，得不偿失，因而拒绝化疗。其实，目前对癌症的有效治疗手段中，手术及放疗均是局部治疗手段，唯有化疗才是全身性治疗，当然中医药或免疫治疗等也是全身治疗，但就其对肿瘤细胞的杀伤性而言就远不如化疗。

肿瘤患者应该避免盲目化疗，应该找有资质的肿瘤内科医生制定化疗方案。而对于化疗引起的呕吐、脱发、白细胞计数下降等不良反应，目前有很好的镇吐药、升白细胞药、保护肝肾功能的预防措施等，可得以较好地控制化疗不良反应。有些患者在化疗前给予镇吐药甚至不会出现呕吐；脱发的患者化疗后头发还可以再生。所以完全不必惧怕化疗。

264. 是不是化疗的不良反应越大疗效越好？

只要化疗，不良反应几乎不可避免。不能根据化疗不良反应的程度判断化疗效果；并不是化疗反应越大效果越好、没有化疗不良反应就没有效果。化疗成功与否，在很大程度上取决于如何解决好疗效与不良反应之间的关系。不同个体对药物的吸收、分布、代谢、排泄可能有差异，要密切观察与监测。这不意味着为了追求疗效就可以无止境的增加剂量，在剂量增加的同时，不良反应也在增加，在患者可以耐受的不良反应情况下兼顾最适合患者的最大剂量才是保证疗效的最好方法。

265. 怎么才能知道化疗药物是否有效？

相信每位患者在化疗前都会做一些检查，这些小检查可起着大作用。从第一次开始使用化疗方案起，大部分方案进行一段时间后会再次做一些辅助检查，如血清肿瘤标志物、CT 检查等，医生会结合相应症状的减轻程度，综合评估化疗药物是否有效。

266. 如何评价化疗效果？

在化疗过程中，正确评价药物的有效性是十分关键的。化疗前后都会反复做血液学检查和 CT 检查等评价化疗疗效，医生总会用肿瘤完全缓解（CR）、肿瘤部分缓解（PR）、肿瘤稳定（SD）、肿瘤进展（PD）的医学用语来总结这段时间的治疗效果。实际上对于大多数药物治疗不敏感的肿瘤或晚期肿瘤患者，如果一味强调理论上的 CR、PR，是不切实际的。医生治疗肿瘤时不但会看肿瘤大小的变化，更需要考虑到患者的生存质量、生存期的长短。很多晚期肿瘤患者通过综合治疗可以长期“带肿瘤生存”，这样的治疗疗效和实际意义不亚于 CR、PR 的结果。

267. 化疗多长时间可以看出疗效？

不同的肿瘤对化疗的敏感性不一样，有的肿瘤如果有效则会很快看到疗效，如小细胞肺癌、淋巴瘤等。但就大多数肿瘤来讲要评估疗效需要两个周期后再评价，过早评估疗效很可能会“冤枉”一些治疗，因为还没有看见肿瘤大小出现明显变化，但是也不能等得时间太长，那样无效的话也会耽误治疗。

268. 什么是化疗方案?

当肿瘤专科医生给肿瘤患者实施化疗时，会针对不同的肿瘤类型、患者当时的身体状况和既往的治疗情况来选择合适的化疗方案进行治疗。化疗方案通常是一种或几种化疗药物的联合应用。为什么将几种药物联合应用呢？因为化疗的主要目的是最大限度地杀伤肿瘤细胞，同时还要减少化疗药物对人体正常细胞的不良反应，因此医生会考虑药物对肿瘤细胞的杀伤力、药物的毒性、对肿瘤期的影响及患者的耐受情况，从科学的化疗方案中选出最优的方案进行治疗。

269. 如何根据患者的耐受制订化疗方案?

化疗过程中可能会出现许多不良反应，或者只出现部分，也可能没有任何不良反应出现。这些都取决于化疗药物的种类和剂量，以及每个不同机体对化疗药物的反应。不良反应持续的时间主要取决于身体状况和所采用化疗方案，正常细胞一般在化疗结束后会自我修复，所以大多数不良反应会在化疗结束后会缓慢消失，极少不良反应会持续较长时间。在每个化疗方案实施前，医生和护士都会询问患者很多看似“不相关”的事情，如有没有高血压、糖尿病、胃溃疡等基础疾病，有没有抽过烟、喝过酒，有没有食物或者是药物过敏，可不可以爬上 3 楼，中间需要休息几次，甚至是身高和体重等，这些问题都可以判断患者当时的体力状况，再去选择可以耐受的合适方案，每个人的药物剂量都是根据身高、体重算出来的，是不一样的。

270. 接受放化疗需要定期检测哪些指标？有什么意义？

肿瘤患者接受放化疗期间要严格遵医嘱及时复查血常规，以免因**骨髓抑制**出现严重的后果；其次，要根据所采用的治疗方案，重点检测部分脏器有无受到药物的不良反应带来的损伤，如及时复查肝、肾脏功能等。发现问题临床医生会采取措施及时纠正。

271. 如果多种化疗方案均无效怎么办？

如果多种化疗方案均无效，可以尝试参加新药的临床试验，也可以考虑中医等治疗。并根据患者的状态给予最佳支持治疗，针对不舒服的地方做局部治疗，如骨头放疗、脑放疗、胸部放疗等。如果经济允许，可试用靶向治疗。

272. 什么是生物治疗？

生物治疗可通过提高肿瘤抗原性、激发和增强机体的免疫功能，达到控制和消灭肿瘤细胞的一种治疗方法，也被称为免疫治疗。现代肿瘤生物治疗主要包括细胞因子治疗、瘤苗、造血干细胞移植、过继细胞免疫治疗、基因治疗等，甚至近些年开展的分子靶向治疗也属生物治疗范畴，通过大量的临床研究已进入临床试验阶段，显示出良好的应用前景。

273. 根治性甲状腺癌术后应用干扰素-α或白介素-2能预防复发和转移吗？

中、晚期甲状腺患者手术后只有少数患者可能会出现复发或转移。有患者认为干扰素-α或白介素-2能够增强机体免疫力，预防复发和转移。遗憾的是，研究结果显示甲状腺癌患者手术后应用干扰素-α或白介素-2不能预防肿瘤的复发或转移。因此，目前甲状腺癌患者手术后不常规推荐使用干扰素-α或白介素-2来预防复发或转移。

274. 细胞免疫治疗对晚期甲状腺癌的效果怎么样？

细胞免疫治疗是把患者外周血液中的免疫细胞分离到体外，用细胞因子等方法提高其免疫功能，然后再回输给患者，以发挥免疫细胞的抗肿瘤作用。目前应用最多的是树突状细胞（DC）和细胞因子诱导的杀伤细胞（CIK）。虽然细胞免疫治疗可以提高患者的免疫功能，但目前尚没有证据表明细胞免疫治疗晚期甲状腺癌有效。因此，不推荐用细胞免疫治疗晚期甲状腺癌。

275. 什么是靶向治疗？

分子靶向治疗是指药物进入体内会特异地选择分子水平上的致癌位点相结合发生作用，使肿瘤细胞特异性死亡，而不会波及肿瘤周围的正常组织细胞。所以分子靶向治疗又称生物导弹，一般只对肿瘤有抑制作用，而对正常组织没有不良反应，其特点是高效、低毒，是一种理想的肿瘤治疗手段。

276. 生物靶向治疗和化学治疗是一回事吗？

化疗和靶向治疗都是抗肿瘤治疗方法，但各有特点。化疗就像炸弹，不分敌我，对肿瘤和正常组织都有杀伤，只要是生长比较快的组织都会受到影响，因此毒性大，主要表现在**胃肠道反应**和血液毒性。而靶向治疗就像导弹，定位准确，但必须有目标。因此需要先做必要的检测，看有没有相应的靶点。靶向治疗药物的毒性相对小，主要表现为皮肤毒性和腹泻，抗血管生成的靶向药物还会影响患者的血压等。选择化疗还是靶向治疗需要根据不同病种、疾病的不同时期、检测靶点的不同以及患者的经济状况等综合考虑。

277. 根治性甲状腺癌术后应用靶向药物是否能预防复发和转移？

靶向药物是近年才发明的治疗晚期恶性肿瘤有效的一类新药。目前，针对手术后具有高复发风险的甲状腺癌患者正在进行服用靶向药物治疗能否预防复发或转移的临床试验研究。这些大型国际多中心研究目前仍在研究之中，尚未得出明确的结果，也就是说，甲状腺癌患者手术后服用靶向药物是否能够预防复发或转移尚无定论。另外，靶向药物不良反应较多，对人体有一定程度的伤害。鉴于这两个原因，不推荐将靶向药物用于甲状腺癌患者手术的辅助治疗。为了医学发展，建议患者积极参加多中心、随机对照临床试验研究。

（四）介入治疗

278. 什么是肿瘤的介入治疗？

肿瘤的介入治疗就是在医学影像设备（血管造影机、透视机、CT、MRI、B超）的引导下，通过微小的切口或穿刺点将特制的导管、导丝等精密器械引入肿瘤部位，对肿瘤或相关疾病进行治疗的一种新技术和新方法。

279. 肿瘤的介入治疗有哪些方法？

肿瘤的介入治疗可通过药物灌注、动脉栓塞、管腔狭窄的球囊扩张、安放滤器或支架、体液引流、能量消融等手段达到治疗肿瘤和缓解病痛的目的。

280. 甲状腺癌适合介入治疗吗？

甲状腺癌的治疗首选手术治疗，不推荐介入治疗。对于不可手术的晚期患者或肿瘤累及重要血管、器官时，为减少或治疗出血，延长患者生存时间，可试用介入治疗。

281. 什么是动脉栓塞术？什么是化疗栓塞术？

经导管将栓塞剂释放入病变部位血管内，引起动脉暂时性或永久性阻塞的手术被称为动脉栓塞术。如果在注入栓塞剂同时加入化疗药物则称为化疗栓塞术。

282. 经血管介入治疗时有哪些常用的造影剂和栓塞剂？

临床上应用的造影剂包括碘对比剂和二氧化碳对比剂两大类。其中，碘对比剂应用最广泛，按渗透压分为高渗对比剂、低渗对比剂、等渗对比剂，按在溶液中是否分解为离子，分为离子型对比剂和非离子型造影剂。

常用的栓塞材料有自体血凝块、明胶海绵、碘油、不锈钢圈、聚乙烯醇、无水乙醇、葡聚糖、氰基丙烯酸异丁酯等。自体血凝块为短期栓塞剂，栓塞的实效短，作用时间为6~12小时，目前已很少应用；碘油、明胶海绵颗粒等为中期栓塞剂，作用时间为数天至数月；而不锈钢圈、聚乙烯醇、无水乙醇、氰基丙烯酸异丁酯等为长期栓塞剂，也称为永久栓塞剂。

283. 与外科手术相比介入治疗肿瘤有哪些特点？

与外科手术相比介入治疗肿瘤具有创伤小、简便、安全、并发症少和住院时间短的特点。

284. 非血管性介入治疗恶性肿瘤的方法有哪些？

除可经血管途径治疗肿瘤外，还可以通过以下非血管性途径介入治疗肿瘤：①经皮（经过皮肤）穿刺肿瘤内抗肿瘤药物直接注射；②经皮穿刺肿瘤内无水乙醇注射；③经皮穿刺肿瘤内放射性核素注射；④经穿刺导针物理消融；⑤用于解除消化道狭窄的消化道支架植入术；⑥用于解除梗阻症状的经皮穿刺引流术和支架植入术。

285. 介入治疗前需要做哪些准备?

术前患者需要备皮，并洗澡更换内衣裤及病号服；术前4~6小时禁食，以免术中注入药物引起呕吐导致窒息；练习床上排便，以防术后排便困难引起尿潴留；手术日7时开始记录尿量直到第二日7时；术前要排空尿、便。

286. 经过血管介入治疗肿瘤有哪些并发症?

尽管介入治疗属于微创治疗范畴，但在肿瘤经血管介入治疗过程中或治疗后仍可能发生造影剂注入血管外、血管内膜剥离、异位栓塞、血管破裂、动脉血管痉挛、穿刺部位血肿或皮下淤血、假性动脉瘤、动静脉瘘等并发症。

287. 什么是肿瘤栓塞后综合征?

肿瘤栓塞后综合征是指肿瘤栓塞后出现的恶心、呕吐、疼痛与发热。这是机体对栓塞后的反应，常在栓塞后12~96小时消失，通常不需要特殊处理，症状重者通过对症治疗，如镇吐、镇痛、物理降温等治疗可缓解。

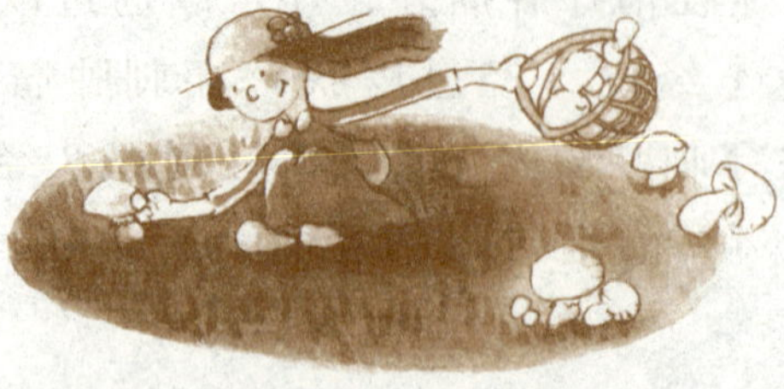

288. 经动脉栓塞术后为什么会出现发热？

大多是由于化疗药或栓塞剂注入肿瘤组织使瘤组织坏死，机体吸收坏死组织所致。一般在术后 1～3 天内出现，体温通常在 38℃左右，经过对症处理后在 7～14 天可消退。

289. 如何处理经动脉栓塞术后发热？

如果发热不明显或轻度发热通常不需要治疗。当体温超过 38.5℃时，应嘱患者卧床休息，保持室内空气流通，并给予清淡、易消化的高热量、高蛋白、含丰富维生素的流食或半流质饮食。鼓励患者多饮水，选择不同的物理降温法，如冰敷、温水或酒精擦浴，若无效则按医嘱使用解热镇痛药。患者高热时应保持口腔清洁，注意保暖，出汗后及时更换衣服，不要盖过厚的被子，以免影响机体散热。

290. 动脉栓塞治疗后为什么会出现疼痛？

动脉栓塞治疗后有时会出现疼痛，这是由于动脉栓塞或化疗药物后使肿瘤组织缺血、水肿、坏死导致不同程度的手术后暂时性疼痛，这是介入治疗后的常见反应。疼痛轻者可通过放松心情及深呼吸，分散对疼痛的注意力来缓解，采取舒适体位也可能会有所帮助；疼痛严重者，应与护士或医生联系给予镇痛药物治疗。

（五）能量消融

291. 什么是能量消融治疗？

能量消融是指通过物理或化学的方法直接灭活或融解肿瘤组织的治疗方法。可分为物理消融和化学消融。物理消融是通过一些技术手段对肿瘤组织内进行加热、冷冻，使肿瘤组织凝固、冻融坏死。已经用于临床的物理消融方法有冷冻消融、射频消融、高能聚焦超声、微波消融、激光消融等。化学消融则是将各种化学制剂或药物，如无水乙醇、热蒸馏水及化疗药物等注射于肿瘤内部，通过物理或化学效应使瘤细胞及血管内皮细胞等发生脱水、蛋白凝固等变化，导致肿瘤细胞变性、坏死。由于现有物理消融方法多是通过经皮穿刺的途径进行治疗，因此，属于微创治疗范畴。

292. 甲状腺癌适合能量消融治疗吗？

甲状腺癌的治疗首选手术治疗，不推荐物理消融治疗。因此，对能耐受手术治疗的患者，应首选手术治疗。对于不能耐受手术治疗的甲状腺癌患者才考虑选择物理消融方法治疗。

293. 物理消融的禁忌证是什么？

物理消融治疗方法尽管属于微创治疗范畴，但仍不能适用于所有患者，对于有以下问题的甲状腺癌患者就不应选择物理消融治疗：伴有凝血功能障碍、严重心肺疾病、严重感染。

由于射频能干扰无线电通讯和电子仪器的正常工作，电场作用范围内的金属异物可能吸收电磁波能量，产生涡流导致组织烫伤。因此，对装有心脏起搏器、体内有金属假肢的患者，也应被视为射频治疗的禁忌。

（六）核素治疗

294. 什么是放射性核素治疗？

甲状腺的放射性核素治疗又称核素治疗。甲状腺癌的核素治疗主要是^{131}I治疗，主要应用在晚期有全身转移的患者，但需要先做甲状腺全切除术。只有切除了全部甲状腺后，具有放射性的^{131}I才会被转移灶吸收，对转移灶形成辐射，杀灭转移灶。否则，^{131}I会完全被残留甲状腺吸收，不能分布到转移灶，达不到治疗转移灶的目的。

295. 放射性核素能治疗肿瘤吗？

放射性核素治疗是将带有射线的放射性药物通过肿瘤患者口服或静脉注射等方法进入人体内后，放射性药物能随血液到达肿瘤部位，对肿瘤细胞放出射线，其射线像“导弹”一样，能瞄准肿瘤细胞射击，最后抑制或摧毁肿瘤细胞，从而达到治疗肿瘤的目的。故放射性核素治疗属于内照射治疗，而通常所说的放疗属于外照射治疗。

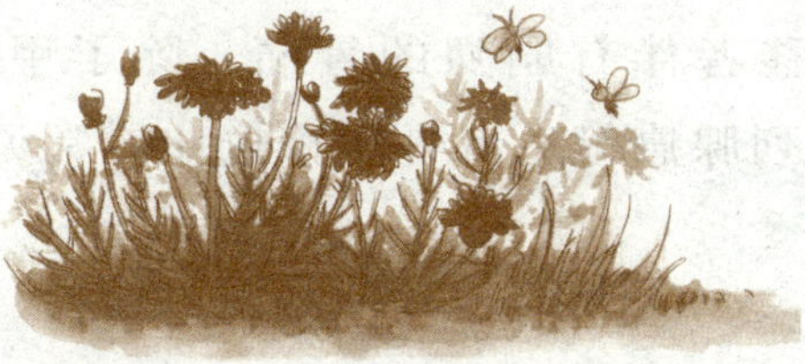

296. 放射性核素主要用于哪些肿瘤的治疗？

放射性核素治疗开展得最早、应用得最广泛的就是^{131}I治疗甲状腺癌及其转移灶，其他效果较好的项目还有放射性核素治疗骨转移、^{131}I间位碘代苄胍（^{131}I-MIBG）治疗恶性嗜铬细胞瘤和恶性神经母细胞瘤、放射性核素标记的单克隆抗体治疗淋巴瘤、放射性核素标记的奥曲肽治疗神经内分泌肿瘤、^{125}碘放射性粒子植入治疗肿瘤、唯美生治疗肿瘤、^{90}Y标记的玻璃微球治疗肝癌等。

297. 应用放射性核素治疗安全吗？

放射性核素发射的射线对肿瘤细胞具有杀伤力，能有效地破坏病变组织，达到治疗目的。放射性核素治疗的靶向性很好，主要集中在病变部位照射，在组织中仅能穿行几个毫米，对周围正常组织影响小，只要是采用规范化治疗方案与剂量，核素治疗是安全、可靠的。

298. 晚期肿瘤患者中骨转移发生率是多少？

恶性肿瘤患者到了晚期，会出现全身各部位的多发转移，骨骼是常见的转移部位。40%～80%晚期癌症患者会出现骨转移，70%～80%骨转移者伴有剧烈的骨痛，除了甲状腺癌，晚期肺癌、乳腺癌、前列腺癌等患者骨转移也比较常见。

299. 放射性核素治疗骨转移的效果如何？

放射性核素治疗骨转移是利用放射性核素发出的射线，对骨转移灶进行照射，达到治疗的目的，是一种内照射治疗，可以缓解疼痛、减轻症状、提高患者的生存质量，小部分患者能达到骨病灶好转或消失，甚至延长生命。总的来说，前列腺癌及乳腺癌骨转移的放射性核素治疗疗效比其他肿瘤骨转移效果好，镇痛效果可达80%以上。

300. 临床上常用什么放射性药物治疗骨转移？

目前用于放射性核素治疗骨转移的放射性药物在我国主要有两种，一种是长效的放射性治疗药物二氯化锶（$^{89}SrCl_2$），用于骨转移早期、骨髓储备能力正常的患者。一般一次注射$^{89}SrCl_2$ 4mCi，起效时间14~28天，治疗效果持续时间12~26周，骨痛复发的病例可以重复进行治疗，两次给药间隔时间一般是3个月，镇痛率74%~91%。

另一种是短效的放射性治疗药物^{153}钐－乙二胺四甲撑磷酸（^{153}Sm-EDTMP），用于骨转移进展期、骨痛严重、骨髓储备不足的患者。一般一次注射^{153}Sm-EDTMP 1mCi/kg，起效时间2~7天，治疗效果持续时间4~8周，骨痛复发的病例可以重复治疗，两次给药间隔时间一般是1个月，镇痛率65%~92%。

301. 哪些患者适合接受放射性核素治疗？

一般用放射性药物治疗骨转移的患者需要符合下列要求：①临床、病理及各种影像诊断确诊的骨转移癌；②核素骨显像显示骨转移癌有**放射性浓聚**；③骨转移癌所致的骨疼痛，药物治疗、放疗、化疗无效者；④白细胞计数不低于 $3.0×10^9/L$，血小板计数不低于 $90×10^9/L$，血红蛋白不低于 90g/L；⑤一般预计生存期>3 个月。

302. 哪些患者不宜接受放射性核素治疗？

下列情况下不考虑做骨核素治疗：①妊娠及哺乳期的妇女；②化验检查示白细胞计数低于 $3.0×10^9/L$；③血小板计数低于 $90×10^9/L$；④严重的肝肾功能不良；⑤骨显像显示病灶无**放射性浓聚**。

303. 甲状腺癌患者有淋巴结转移一定要做核素治疗吗？

甲状腺癌患者有淋巴结转移不一定要做核素治疗。甲状腺的核素治疗通常用于治疗远处转移，对于甲状腺癌的淋巴结转移疗效不佳，因此，淋巴结转移不是核素治疗的**适应证**。对于颈淋巴结广泛转移和淋巴结外侵明显的患者，可考虑核素治疗。

304. 放射性核素治疗骨转移有哪些常见的不良反应？

放射性核素治疗骨转移最常见的不良反应是**骨髓抑制**，表现为白细胞、血小板或血红蛋白减少。治疗后**骨髓抑制**发生率为20%~50%，但可以恢复，一般在 12 周内即可恢复到治疗前水平。

5%~10%会出现反跳痛，即给予骨核素治疗后患者出现短暂的疼痛加重，一般发生在给药后5~10天，持续2~4天，对症镇痛治疗能好转。

305. 甲状腺癌肺转移如何治疗？

乳头状腺癌及滤泡状腺癌患者出现远处转移时，如病情允许，尽量行甲状腺全切除，如条件允许，尽量手术切除转移灶，术后用^{131}I治疗可取得较好的效果甚至长期治愈。另外对于一些转移高危险性人群，如静脉瘤栓、年龄大于45岁且局部晚期的患者也可应用核素治疗。对分化差的癌和髓样癌由于其吸碘功能有限或不吸碘，因此不宜采用碘治疗，可采用放射治疗，如对肺孤立转移灶可采用全肺放射治疗1500~2000cGy，然后局部加量至5500~6000cGy；经积极治疗，不少患者仍可长期存活。

306. 为什么用^{131}I治疗甲状腺癌？

甲状腺是体内一个内分泌器官，它能产生甲状腺激素，而碘是合成甲状腺激素的必需物质。放射性^{131}I是碘的核素，与碘具有相同的化学性质，口服后也能被甲状腺选择性摄取，但^{131}I和普通的碘不同，它能发射射线，可以有效消灭肿瘤细胞，达到治疗的目的。

307. 哪些甲状腺癌患者适合接受^{131}I治疗？

并不是所有的甲状腺癌患者都能用^{131}I治疗，甲状腺癌细胞有的具有正常甲状腺的功能，能够摄取碘，因此也能够摄取^{131}I，这种患者就能够应用^{131}I治疗。如患分化型甲状腺癌（甲状腺乳头状癌及甲状腺滤泡状癌称为分化型甲状腺癌）患者可以用^{131}I治疗。患者在^{131}I治疗前，应在医生的指导下停止服用甲状腺素片或优甲乐以及一切含碘的药物及食物4~6周。

308. 哪些甲状腺癌患者不宜接受^{131}I治疗？

甲状腺癌患者如果具备以下条件之一就不宜接受^{131}I治疗：①妊娠和哺乳期的妇女；②化验检查示白细胞计数低于$3.0\times 10^9/L$；③血小板计数低于$90\times 10^9/L$；④严重的肝肾功能不良；⑤术后颈部伤口没有完全愈合。

309. 为什么有些甲状腺癌患者手术后还需要应用^{131}I治疗？

外科医生是根据肉眼判断肿瘤是否被切除干净，有时手术后病理检查肿瘤切缘可能会发现癌细胞；有时，外科医生为了保护甲状腺周围的正常组织也会有少许的甲状腺或肿瘤组织残留。此时应用^{131}I，无论癌细胞在何处，如果具有摄碘功能，^{131}I就会聚集消灭肿瘤细胞。因此，有必要在甲状腺全切术后应用^{131}I治疗，消除剩余甲状腺组织，便于疗后**随访**；去除手术后可能残留的病灶；治疗转移灶；降低复发率及死亡率，延长生存期。

310. ^{131}I治疗有不良反应吗？

^{131}I治疗后少数患者会出现不良反应，但不严重，对症治疗后大部分可能痊愈。治疗后早期少数患者出现恶心、呕吐、口干、唾液腺区的肿胀和疼痛、颈前肿胀、甲状腺区的疼痛以及一

些其他消化系统的症状，极少数也会出现白细胞和血小板计数一过性降低，这些都可以通过治疗缓解。

311. 接受^{131}I治疗后患者有什么注意事项?

接受^{131}I治疗后的患者需要注意的事项是：①由于治疗所用^{131}I的剂量较大，因此患者在服药后头3~5天内应住在隔离病房内，3~5天后可以出院，但不应到公共场所活动，尽量避免接触孕妇和儿童；②在^{131}I治疗后3~6个月进行复查，医生可以根据具体情况决定是否需要重复治疗，或选择其他治疗手段；③符合国家生育条件的年轻患者最好在^{131}I治疗结束后一年才考虑怀孕。

312. 核素治疗会对周围人造成辐射吗?

核素治疗的放射性较强，会对周围人造成辐射。因此，进行核素治疗的患者会被隔离一段时间，待放射性消失后才能解除隔离，与他人接触。

313. 核素治疗期间为什么要停用甲状腺素制剂和限制含碘饮食?

停用甲状腺素制剂主要是为了使体内的TSH水平升高，促进转移灶更好地吸收^{131}I。限制含碘饮食是为了造成人体的碘饥渴状态，在进行核素治疗时，转移灶更容易吸收^{131}I。

314. 常见含碘的药物和食物有哪些?

（1）含碘食物：海带、紫菜、苔条，其他海味，如海虾、海参、干贝、海蜇等。

（2）含碘药物：卢戈液、碘化钾、胺碘酮、清鱼肝油、碘含片、氢碘酸糖浆，硫脲嘧啶类，甲巯咪唑（他巴唑）、卡比吗唑（甲亢平）、喹碘仿。

（3）含碘中药：海藻、昆布类、川贝、连翘、丹参、白头翁。

（4）含碘造影剂：碘油造影剂、胆囊造影剂、肾盂及血管造影、含碘硫酸钡。

（5）含碘外用药：碘酒、碘酊、含碘癣药水、碘甘油。

（七）中医中药治疗

315. 中医治疗甲状腺癌有效吗?

我国对甲状腺疾病的认识及研究已有2000多年的历史。多本古代医学论著中均有对甲状腺肿大疾病的记载分别称为“瘿”、“瘿瘤”、“瘿病”。这些认识理论在甲状腺疾病的中医诊治中起着重要的指导作用，同时也推动着现代中医对甲状腺疾病的研究。中医中药对于良性甲状腺结节可起到一定的治疗和缓解作用，对于甲状腺癌还是建议手术治疗为主，中医中药治疗为辅。

316. 中医在肿瘤治疗中有哪些优势?

手术、放疗、化疗在中医看来皆是祛邪的手段，这些治疗方法在最大程度地减少肿瘤负荷，杀灭癌细胞的同时，不可避免地会损伤正气，使患者免疫机能受损、抵抗力下降。中医认为恶性肿瘤属于正虚邪实的疾病，治疗过程中强调整体观念、辨证论治，一方面要“扶正”，一方面要“祛邪”，重在扶正固本，兼以祛邪。虽然中医药直接抗癌作用不显著，但能够减轻放、化疗引起的恶心、呕吐、食欲减退、乏力、白细胞减少、免疫功能下降等不良反应，改善患者症状、提高生存质量。现代中药药理研究发现许多中药正是通过调节肿瘤患者的机体免疫功能达到抑制肿瘤的目的，特别是补益类及活血类中药。在恶性肿瘤治疗中，中西医各有优势，不能互相替代。

317. 中药中有抗癌药物吗?

中医治疗肿瘤的常用药物种类繁多，包括扶正固本、清热凉血、理气解郁、化痰散结、活血化瘀和以毒攻毒等。按照中医传

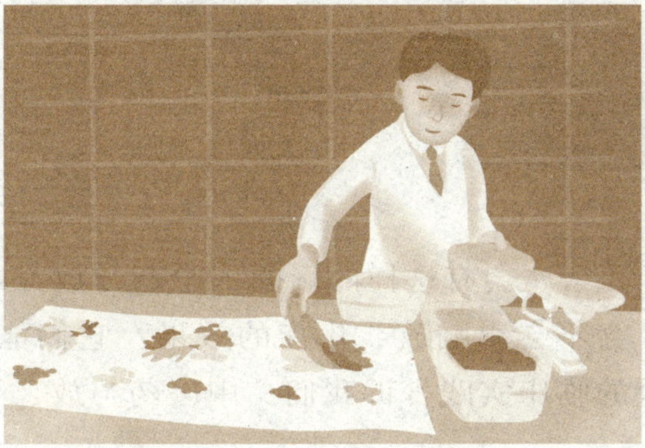

统理论和中药学知识来分析，并没有所谓的专门“抗癌”中药。随着现代中药药理学研究不断深入，逐渐发现一些中药（或者中药单体成分）对癌细胞具有一定的杀伤和抑制作用，也就相应的出现了抗癌中药的说法。这类具有抗癌作用的药物，往往被多数人直观地理解为具有杀伤癌细胞作用的中药，甚至被拿来与化疗药物类比，这种观点并不准确。大家平时所说的抗癌中药，主要是狭义上的抗癌中药，专指以毒攻毒类药物。其实，具有抗癌作用的中药既包括以毒攻毒类药物，也包括扶正固本类药物和各种清热解毒、化痰散结、活血化瘀类药物，这些都属于广义上的抗癌中药。

318. 中医药配合放、化疗能同时使用吗？

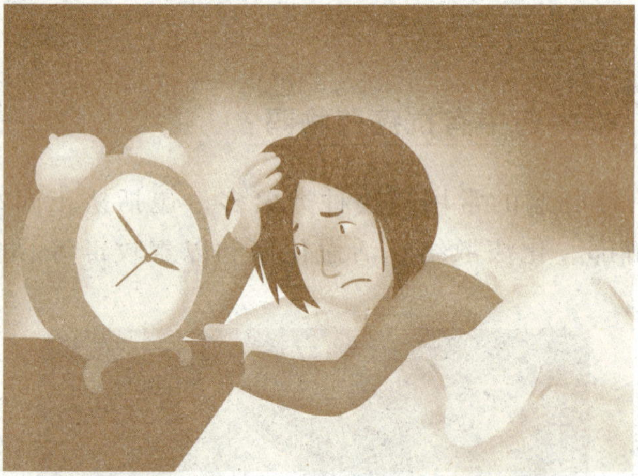

许多患者和家属会有这样的疑问：中药与放疗或化疗药物会不会有冲突？会不会影响放、化疗的效果？它们能同时进行吗？多年来，大量的临床实践告诉我们，中医药与放、化疗之间不会发生冲突，截至目前没有患者因为接受中医药治疗而降低放、化疗效果的确切依据。中医治疗是肿瘤综合治疗方法之一，适用于肿瘤患者治疗的各阶段。在不同阶段，中医药扮演不同的角色、发挥不同的作用。放、化疗期间，西医治疗方法是抗肿瘤治疗的主力军，其治疗本身具有较强的“杀伤力”，不仅能够杀死、抑制肿瘤细胞，对人体正常的细胞也会带来不同程度的损伤，表现为造血功能、消化系统、神经系统等方面的不良反应。此时中医治疗处于辅助地位，侧重于为放、化疗“保驾护航”。通过益气扶正、填精养血、调理脾胃等治疗方法，改善或减轻患者乏力、失眠、恶心、呕吐、食欲减退、便秘、手足麻木、**骨髓抑制**等不良反应和症状，目的在于使患者的放、化疗得以较顺利进行，这个阶段中医药并不以抗肿瘤为主要治疗方向，也不建议过多使用“以毒攻毒”的抗癌中药。

319. 中医药治疗肿瘤的基本治法是什么？

《内经》提出“正气存内，邪不可干”的观点。从中医角度看，疾病的发生，特别是恶性肿瘤的发生与正气虚弱关系十分密切。古人认为“壮人无积，唯虚人则有之”，表明古人很早就认识到正气虚损是肿瘤形成的基本病机。现代医学也认为人体自身的免疫功能强弱与肿瘤发生发展关系紧密相关。“扶正固本”是中医治疗肿瘤的关键，无论某种恶性肿瘤的病位、病性如何，扶正固本是治疗的重中之重，贯穿于治疗全过程。临床中，分析不同脏腑的虚损状况，辨别阴阳气血的盛衰，进而根据病程长短、病情轻重、体质、年龄、性别、季节等因素，综合调治。古人云“形不足者补之以气，精不足者补之以味”，针对不同的虚损情况采用不同的补益方法，才能真正取得补益、滋养的效果。中医认为四时百病以胃气为本，脾胃为后天之本、生化之源。脾胃强弱与否到全身脏器功能之盛衰。扶正补益时不仅要补肾还要健脾，能多进饮食，自然能化生气血津液。

320. 肿瘤患者，放、化疗后练习气功是否有益？

气功是具有广泛群众基础的养生保健锻炼方法，也是传统中医药学的重要组成部分。无论哪一种功法，都强调练习时要充分放松身体和情绪，注重呼吸、意识的调整，与身体活动保持协调。这一点对于肿瘤患者来说非常重要。肿瘤患者在精神方面往往背负着一定程度的压力，包括来自家庭、工作等多方面、多种不良心理状态。这些看不见摸不到的负面因素会对患者的睡眠、食欲、情绪等多方面产生影响，间接导致患者免疫力下降。练习气功时要求的舒缓和放松，对患者身心是非常好的调节，使患者从日常状态进入一个完全减负的理想的轻松状态，有利于调节生理功能、减轻心理压力。需要注意的是，练习气功应选择动作幅度较小、难度不大的功法，切忌体力要求较高、动作繁复，以免加重身体负担。

（八）癌痛的治疗

321. 什么是癌性疼痛？疼痛分几级？

癌性疼痛是由于肿瘤在局部或转移部位侵犯或压迫神经纤维所造成的疼痛。癌性疼痛是肿瘤发生发展中的并发症状，疼痛的性质及范围取决于肿瘤生长的部位及对周围神经侵犯的程度。

疼痛是一种令人不快的主观感受，为了能够客观地评价疼痛的程度、合理地选择镇痛药物治疗及评价镇痛效果，医学上制定了多种评价疼痛程度的方法，以下三种是目前世界范围内通用的评估标准。

（1）数字分级法（NRS）：使用疼痛程度数字评估量表。疼痛程度分为：轻度疼痛（1～3），中度疼痛（4～6），重度疼痛（7～10）。

（2）面部表情疼痛评分量表法：面部表情疼痛评分量表用于表达困难的患者，如儿童、老年人，以及存在语言或文化差异或其他交流障碍的患者。

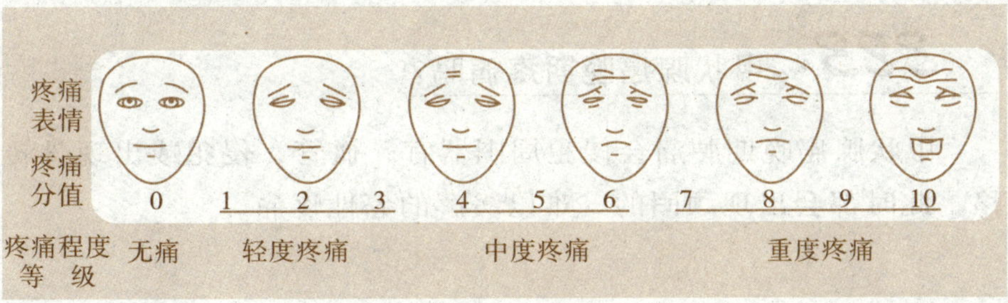

疼痛程度面部表情评分法

（3）主诉疼痛程度分级法（VRS）：根据患者对疼痛的表述，将疼痛程度分为

轻度疼痛：有疼痛但可忍受，生活正常，睡眠无干扰。

中度疼痛：疼痛明显，不能忍受，要求服用镇痛药物，睡眠受干扰。

重度疼痛：疼痛剧烈，不能忍受，需用镇痛药物，睡眠受严重干扰，可伴自主神经紊乱或被动体位（指不能依靠自身的力量来调整或变换肢体的位置，处于一种固定而不适的状态）。

322. 疼痛程度分为几级？每级的标准是什么？

世界卫生组织将疼痛的程度分为5级，具体分级标准如下：

0度：不痛。

Ⅰ度：轻度痛，为间歇痛，可不用药。

Ⅱ度：中度痛，为持续痛，影响休息，需用镇痛药。

Ⅲ度：重度痛，为持续痛，不用药不能缓解疼痛；

Ⅳ度：严重痛，为持续剧痛伴血压、脉搏等变化。

323. 甲状腺癌晚期疼痛吗？

甲状腺癌晚期肿瘤会侵犯周围器官、血管，侵犯或出现骨转移，此时都会出现顽固的、难以缓解的癌性疼痛。

324. 如何向医生描述疼痛？

首先应该向医生准确描述疼痛的部位：哪里感到疼痛？哪里疼痛最明显？是否伴随其他部位的疼痛？疼痛部位是否游移不定？其次要告诉医生疼痛发作的特点：是持续痛的还是间歇痛？什么因素使疼痛加剧或缓解？一天中什么时间感到最痛？如果是间歇痛多长时间发作一次？最后要向医生描述感受的疼痛程度：是轻度、中度、重度还是严重痛？

记住诊断疼痛应该是患者所说的那样，而不是医生认为应该怎样。所以正确向医生描述疼痛可以帮助医生对患者进行有效地治疗。

325. 癌症患者感到疼痛有哪些原因?

癌症患者感到疼痛的原因主要有三大类：①癌症本身的原因：最常见的原因是骨转移、肿瘤压迫神经或侵犯神经所致，其次是由于肿瘤生长过快或肿瘤过大导致患者感到某部位胀痛；②继发于肿瘤的相关因素：如肿瘤伴有感染、肿瘤导致肠道或其他管道系统梗阻、肿瘤破裂出血等；③诊治癌症过程中产生的疼痛：如手术、放疗、化疗、穿刺活检、骨髓穿刺、内镜检查等。

326. 疼痛有哪些伴随症状?

了解疼痛的伴随症状有助于患者及家属正确认识疼痛给患者带来的危害，及时正确治疗疼痛。通常疼痛的伴随症状有以下三方面：

（1）生理性症状：严重疼痛会导致患者出现恶心、呕吐、心慌、头晕、四肢发冷、出冷汗、血压下降甚至休克。慢性疼痛会引起患者失眠、便秘、食欲差，肢体活动受限等。

（2）心理变化：顽固性及恶性疼痛会使患者感到忧郁、恐惧、焦躁不安、易怒、绝望等。

（3）行为异常：多见于慢性疼痛的患者。不停地叙说疼痛的体验及其影响；不断抚摸疼痛部位，甚至以暴力捶打；坐卧不安、尖叫呻吟、伤人、毁物。

327. 治疗癌痛三阶梯镇痛方案是什么?

为了使提高癌症患者的生活质量，到达持续镇痛的效果，使癌痛患者夜间能够睡觉，白天休息、活动、工作时无痛，世界卫生组织推荐采用三阶梯镇痛方案，其具体分类：

第一阶梯：应用非阿片类药物镇痛，加用或不加用辅助药物。

第二阶梯：如果疼痛持续或加剧，在应用非阿片类镇痛药基础上加用**弱阿片类药物**和辅助药物。

第三阶梯：强阿片类药物与非阿片类镇痛药及辅助药物合用，直到患者获得完全镇痛。

如果疼痛仍然持续，应进行神经破坏或介入治疗等有创性治疗。尽量维持无创性给药途径，这种途径简单、方便、安全、费用低。

328. 三阶梯镇痛方案的基本原则是什么?

三阶梯镇痛方案的基本原则为：按阶梯用药，无创用药，按用给药，用药个体化，注意具体细节。

（1）按阶梯用药：①根据患者的疼痛程度给予相应阶梯的药物，如果患者就诊时已经是重度疼痛，就应该直接使用重度镇痛药，无需从一阶梯开始；②在使用第一或第二阶梯药物时，其镇痛作用都有一个最高极限（天花板效应），因此在正规使用第一、第二阶梯药物后，如果疼痛不能控制，不应再加量、换用、联用同一阶梯的镇痛药物，应选择更高阶梯的镇痛药物；③第三阶梯代表药物为吗啡，此阶梯药物没有“天花板效应”，如果常规剂量控制疼痛效果不佳可以逐渐增加吗啡剂量，直至完全控制疼痛为止。

（2）无创用药：在可能的情况下尽量选择口服、透皮贴剂等无创方式给药，这种用药方式简单、经济、方便、易于患者接受，并且不易产生成瘾性及药物依赖性。

（3）按时用药：按规定时间间隔给药，不论患者当时是否有疼痛发作，而不是等到患者疼痛时才给药，这样可保证达到持续镇痛的效果。

（4）用药个体化：不同的患者对麻醉性镇痛药的敏感度存在个体差异，而且差异度可能很大，同一个患者在癌症的不同病程阶段疼痛程度也在发生变化，所以阿片类药物没有标准用量，要时刻根据患者的疼痛缓解状况增减用药剂量，凡是能够使疼痛控制的剂量就是正确的剂量。

（5）注意具体细节：对服用镇痛药的患者要注意监护，密切观察其反应，目的是使患者获得最佳镇痛而发生最小的不良反应。

329. 三阶梯镇痛方案有哪些常用镇痛药？

很多患者不知道自己服用的药物属于哪一个阶梯，按三阶梯镇痛方案常用的镇痛药有：

第一阶梯：轻度镇痛药，以非甾体类药物为主。常用的有阿司匹林、意施丁（吲哚美辛控释片）、泰诺林（对乙酰氨基酚为主）、百服宁（对乙酰氨基酚为主）、必理通（对乙酰氨基酚）、散利痛（对乙酰氨基酚+咖啡因等）、芬必得（布洛芬）、扶他林（双氯芬酸钠）、凯扶兰（双氯芬酸钾）、奥湿克（双氯芬酸钠+米索前列醇）、奇诺力（舒林酸）、莫比可（美洛昔康）、萘普生、西乐葆等。

第二阶梯：中度镇痛药，以弱阿片类药物为主。常用的有奇曼丁（盐酸曲马多缓释片）、泰勒宁（氨酚羟考酮）、路盖克（可待因+对乙酰氨基酚）、氨酚待因（可待因+对乙酰氨基酚）、双克因（酒石酸二氢可待因控释片）、泰诺因（可待因+对乙酰氨基酚）、盐酸丁丙诺啡舌下片、布桂嗪（强痛定）针剂等。

第三阶梯：重度镇痛药，强阿片类药物。常用的有美施康定

（硫酸吗啡控释片）、奥施康定（盐酸羟考酮控释片）、多瑞吉（芬太尼透皮贴剂）、盐酸吗啡片剂及针剂、盐酸哌替啶（杜冷丁）片剂及针剂等。

330. 什么是药物的耐药性？镇痛药也能产生耐药性吗？

耐药性又称抗药性，系指微生物、寄生虫或肿瘤细胞与药物多次接触后，对药物的敏感性下降甚至消失，致使药物对耐药微生物、寄生虫或肿瘤细胞的疗效降低或无效。镇痛药反复使用后也会产生耐药性，其结果导致镇痛作用下降，作用时间缩短，有些需要逐渐增加剂量才能维持镇痛效果。

331. 什么是药物的依赖性？镇痛药会产生依赖性吗？

药物的依赖性俗称药瘾或瘾癖，分为精神依赖和躯体依赖两种。

精神依赖或称心理依赖，也就是通常所说的成瘾性，是指患者对某种药物的特别渴求，服用后在心理上有特殊的满足感。镇痛药物容易产生成瘾性，阿片类药物成瘾的特征是持续地、不择手段地渴求使用阿片类药物，主动觅药目的不是为了镇痛，而是为了达到“欣快感”。这种对药物的渴求行为会导致药物的滥用。对精神依赖的过于担心是导致医生和患者未合理使用阿片类药物的重要原因。大量国内、外临床实践表明阿片类药物用于癌症患者镇痛成瘾者极其罕见。

躯体依赖是指重复多次地给同一种药物，使其中枢神经系统发生了某种生理或生化的变化，致使对某种药物成瘾，也就是说需要某种药物持续存在于体内，否则药瘾发作产生戒断症状。阿片类药物成瘾表现为用药一段时间后，突然停用阿片类药物后出现的流涕、流泪、打哈欠、出汗、腹泻、失眠及焦虑、烦躁等一系列不舒服的戒断症状。戒断症状很容易通过逐渐减少用药剂量来避免。

耐药性和躯体依赖性是阿片类药物的正常药理学现象，癌痛患者通常使用的是阿片类药物的控或缓释剂型，极少发生精神（心理）依赖。癌痛患者如发生药物依赖性并不妨碍医生有效地使用此类药物。

332. 什么是阿片类镇痛药?

阿片类镇痛药为一类作用于中枢神经系统，激动或部分激动体内阿片受体，选择性减轻或缓解疼痛，对其他感觉无明显影响，并能保持清醒的一类镇痛药物。镇痛作用强，还可消除因疼痛引起的情绪反应。阿片类镇痛药按药物来源可分为以下三类：①天然的阿片生物碱，如吗啡、可待因；②半合成的衍生物，如双氢可待因；③合成的麻醉性镇痛药，哌替啶（杜冷丁）、**芬太尼族**、美沙酮等。

333. 什么是非阿片类镇痛药?

非阿片类镇痛药是指镇痛作用不是通过激动体内阿片受体而产生的镇痛药物。按作用机制主要分为以下两类：

（1）非甾体类抗炎镇痛药：具有解热镇痛，且多数兼具消炎、抗风湿、**抗血小板聚集**作用的药物。主要用于治疗炎症、发热和疼痛，如吲哚美辛、对乙酰氨基酚、芬必得（布洛芬）、萘普生、奇诺力（舒林酸）、西乐葆等。

（2）非阿片类中枢性镇痛药：作用于中枢神经系统，影响痛觉传递而产生镇痛作用，如曲马多、氟吡汀。

334. 长期用阿片类镇痛药会成瘾吗？

对阿片类药物成瘾的恐惧是影响患者治疗疼痛的主要障碍。世界卫生组织对癌痛患者使用镇痛药已经不再使用成瘾性这一术语，替代的术语是药物依赖性。镇痛药躯体依赖性不等于成瘾性，而精神依赖性才是人们常说的成瘾性。躯体依赖性常发生于癌痛治疗过程中，表现为长期用阿片类药物后对药物产生一定的躯体依赖性，突然中断用药会出现流涕、流泪、打哈欠、出汗、腹泻、失眠及焦虑、烦躁等不舒服的症状（戒断症状）。癌痛患者因疼痛治疗的需要对阿片类药物产生耐受性（需要适时增加剂量才能达到原来的疗效）及躯体依赖性是正常的，并非意味已“成瘾”，不影响患者继续安全使用阿片类镇痛药。在医生的指导下，采用阿片类药物控释、**缓释制剂**，口服或**透皮给药**，按时用药等规范化用药方法，可以保证理想的镇痛治疗。

335. 癌痛应该从什么时候开始镇痛治疗？

目前主张，癌症患者一出现疼痛就应及早开始镇痛治疗，而不必忍受疼痛的折磨。疼痛会影响患者的生活质量，使患者无法正常睡眠、正常工作、正常娱乐等，一部分患者还会出现抑郁、焦虑、消沉等心理障碍。早期癌痛在疾病未恶化时，及时、按时用药比较容易控制，所需镇痛药强度和剂量也最低，还可避免因治疗不及时最终发展成难治性疼痛。

336. 非阿片类药吃了不管用，多吃点就行了吗？

许多患者及家属认为非阿片类药物比阿片类药物安全，可以多吃，并因惧怕阿片类药物成瘾，想尽量避免用强阿片类药物。其实这种想法和做法都不对。非阿片类镇痛药镇痛效果并不是与用量成正比，当达一定剂量水平时，增加用药剂量并不能增加镇痛效果，而且药物的不良反应明显增加。阿片类药物如果在医生指导下正确个体化用药，防治药物的不良反应，长期用药对肝脏及肾脏等重要器官无毒性作用。与之相比，非阿片类镇痛药长期用药或大剂量用药发生器官毒性反应的危险性明显高于阿片类镇痛药。非甾类抗炎药是非阿片类药中的一种，其在用药初期大多无明显不良反应，但长期用药，尤其是长期大剂量用药则可能出现消化道溃疡、血小板功能障碍及**肾毒性**等不良反应。大剂量对乙酰氨基酚可引起肝脏毒性。因此，如果正确使用，一般阿片类镇痛药比非阿片类药更安全。

337. 阿片类药物是治疗癌痛的首选吗？

阿片类药物是最古老的镇痛药，也是迄今为止最有效的镇痛药。世界卫生组织提出："尽管癌痛的药物治疗及非药物治疗方法多种多样，但是在所有镇痛治疗方法中，阿片类镇痛药是癌痛治疗中必不可少的药物。对于中度及重度的癌痛患者，阿片类镇痛药具有无可取代的地位"。在癌痛治疗中对阿片类镇痛药的作用有如此高的评价缘于这类药物有以下三大特点：

（1）镇痛作用强：阿片类药物的镇痛作用明显超过其他非阿片类镇痛药。

（2）长期用药无器官毒性作用：阿片类药物本身对胃肠、肝、肾器官无毒性作用。

（3）无天花板效应：因肿瘤进展而使患者癌痛加重时，或用阿片类药镇痛未达到理想效果时，可通过增加阿片类药物的剂量提高镇痛治疗效果，其用药量无最高限制性剂量。

338. 阿片类药物的不良反应有哪些？出现后应立即停药吗？

阿片类药物常见的不良反应主要为便秘（发生率 90%）和恶心、呕吐（发生率 30%），其他包括眩晕（发生率 6%）、尿潴留（发生率 5%）、皮肤瘙痒（发生率 1%）、嗜睡及过度镇静（少见）、躯体和精神依赖（少见）、阿片过量和中毒（少见）、精神错乱及中枢神经不良反应（罕见）。除便秘以外，其他不良反应一般出现在用药初期，数日后患者都会逐渐耐受或自行消失。出现便秘者可采用对症治疗，不影响患者继续用药。在医生正确指导下用药，其他少见和罕见的不良反应可减少或避免发生。所以患者不必担心阿片类会发生严重不良反应而停药。

339. 害怕增加阿片类药物剂量，部分缓解疼痛就可以凑合了？

有些患者因害怕药物成瘾而不敢增加阿片类药物剂量，造成用药剂量不足，这样会导致镇痛不足，长期疼痛刺激将使疼痛进一步加重，形成神经病理性疼痛等难治性疼痛，形成恶性循环。对于癌症患者，疼痛治疗的主要目的应该是根据患者具体情况合理、有计划地综合应用有效镇痛治疗手段，最大限度缓解癌痛症状，持续、有效地消除或减轻疼痛，降低药物的不良反应，最大限度地提高患者的生活质量。理想的镇痛治疗应该是使患者达到无痛休息和无痛活动，消除疼痛是患者的基本权利，所以每个癌痛患者都不应该忍受不必要的疼痛，要相信疼痛是可以控制的，要在医生的指导下最大限度地缓解自己的疼痛。

340. 一旦使用阿片类药就不能停止，需要终身用药吗？

一些服用了阿片类镇痛药的癌痛患者接受化疗、放疗、手术治疗或其他抗肿瘤治疗后，肿瘤得到了控制，疼痛明显减轻，这些患者想知道镇痛药是否可以停止服用。答案是只要疼痛得到满意控制，可以随时安全停用阿片类镇痛药。吗啡日用药剂量在30~60毫克时，突然停药一般不会发生不良反应。长期大剂量用药者，突然停药可能出现戒断综合征。所以长期大剂量用药的患者应在医生指导下逐渐减量停药。

341. 长期服用阿片类药物的患者有最大剂量的限制吗？

阿片类药物是目前发现镇痛作用最强的药物，并且没有“天花板”效应，镇痛作用随剂量的增加而增强，因此，并不存在所谓最大或最佳剂量。对个体患者而言，最佳剂量是最有效的镇痛作用和可耐受的不良反应。所以，只要镇痛治疗需要，都可以使用最大耐受剂量的阿片类镇痛药，以达到理想缓解疼痛。

342. 两个长效阿片类药物能否联合使用?

两个长效阿片类药物不能联合使用。首先要告诉患者这是不规范用药，没有任何一个权威《癌痛诊治指南》中推荐这样用药。其次，也没有必要这样做，在医生指导下可以通过增加单一阿片类药物的剂量来实现良好的镇痛效果。此外，还要告诉患者合用长效阿片类药物是有害的，两种长效类阿片药物作用机制相似，药理作用叠加，不良反应发生的种类有可能会增加，机率会增大，用药剂量不容易掌控，容易过量，一旦过量，出现的不良反应难以处理。

343. 口服阿片类控释片控制疼痛趋于稳定，但有时会出现突发性疼痛怎么办?

突发性疼痛也叫暴发痛，是指在持续、恰当控制慢性疼痛已经相对稳定基础上突发的剧痛。突发性癌痛常常被患者报告为无规律性、散在发生、急性发作、持续时间短、瞬间疼痛加剧、强度为中到重度，可以超出患者已控制的慢性癌痛水平。暴发痛可以是与原发性疼痛一致或者感觉完全不同的阵发性疼痛。暴发性癌痛可以由不同诱发因素而发作（与肿瘤相关、与治疗相关、伴随其他疾病），病理生理机制也可能不同（伤害性疼痛、神经源性疼痛、复合性疼痛）。暴发痛可以干扰患者的情绪、日常生活（睡眠、社会活动、生活享受等），对疼痛的总体治疗产生了负面影响。所以，及时治疗暴发性癌痛非常有必要。患者要告诉医生存在暴发性疼痛而不要因为暴发痛的持续时间短而忍受疼痛。目前，治疗暴发性癌痛的主要方法为在医生的指导下使用合适补救剂量即控释或速释型阿片类药物，并根据暴发痛的原因合理应用辅助药物等。

344. 哌替啶（杜冷丁）是最安全有效的镇痛药吗？

经常有一些患者会对医生说：“我疼得很厉害，吃药没用，我要打杜冷丁。”这种观点是错误的，目前，世界卫生组织已不再推荐使用哌替啶（杜冷丁）作为癌痛患者的镇痛药物。哌替啶的镇痛作用强度仅为吗啡的 1／10，在体内的代谢产物具有潜在**神经毒性**及**肾毒性**。此外，因哌替啶口服吸收利用率差，多采用肌内注射给药，肌内注射使患者注射局部产生硬结和新的疼痛感，不宜用于慢性癌痛的治疗。

345. 癌痛患者在接受其他抗肿瘤治疗的同时可以使用镇痛药吗？

许多癌症患者在进行化疗、放疗、手术治疗或其他抗肿瘤治疗的过程中出现疼痛，这些患者通常会担心镇痛药会影响抗肿瘤疗效而尽量忍受疼痛。目前研究显示镇痛药对其他抗肿瘤药没有不良影响，良好的镇痛可以有助于患者顺利完成其他抗肿瘤治疗。

346. 特殊原因导致的癌痛怎么办？

有些癌症晚期患者会因肿瘤进一步恶化而出现脑转移、骨转移、硬膜外脊髓压迫症、肠梗阻、感染性疼痛等，这些患者在镇痛治疗的同时还应针对原发病变对因或对症治疗。

347. 癌痛患者如果合并神经病理性疼痛怎么办?

神经病理性痛是由于神经系统损伤或者受到肿瘤压迫或浸润所致的一种难治性疼痛。患者在服用阿片类镇痛药的同时应根据疼痛的不同表现联合应用其他辅助药物。表现为烧灼样疼痛的患者应加服三环类抗抑郁药，如阿米替林、多虑平等。表现为电击样疼痛的患者应加服抗惊厥药，如加巴喷丁、卡马西平等。

348. 治疗癌痛除口服镇痛药外，还有哪些方法?

癌痛的原因多样，性质复杂，所以癌痛的综合治疗也显得很重要。目前，癌痛治疗中应用的方法很多，除口服镇痛药治疗外，还有放疗、化疗、放射性核素治疗、神经阻滞、脊髓刺激、射频消融、中医中药辅助治疗及心理治疗等方法。

349. 癌痛患者进行心理治疗有意义吗?

癌痛的顽固和持续存在，比其他任何症状更易引起患者的心理和精神障碍，抑郁、焦虑等不良情绪能明显地加重疼痛的感知和体验，所以在控制癌痛的同时引入心理和精神治疗越来越受到人们的关注。心理治疗是通过宣传教育，医生、患者、家属间的交流，让患者获得有关知识，采用转移注意力、放松训练、精神治疗等方法引导患者正确看待身体的感觉和现实，纠正错误认识，改善或重建对现实问题的看法和认识，改变身体对疼痛的反应，增强患者的治疗信心，对有效地控制癌痛起到很好地辅助作用。

（九）输血

350. 甲状腺手术出血多吗？手术中需要输血吗？

甲状腺的血液主要由甲状腺上动脉和甲状腺下动脉供应。甲状腺每分钟每克组织血流量达4~9毫升，是人体血液供应最丰富的器官，比脑、肾血流量还要多，约等于肾血流量的3倍。因此，甲状腺手术极易出血。但由于对于甲状腺的供血血管的解剖已经相当清楚，而且手术时会首先阻断甲状腺的血管。因此，通常甲状腺手术出血并不多，通常不需要输血。但对于肿瘤巨大、累及颈部大血管、出现纵隔淋巴结转移，需要做胸骨切开的患者，由于创伤大，手术操作时间长，风险高，医生会在术前备血，一旦需要输血，会尽快补充血容量的。

351. 手术中是否需要输血？

输血是一种治疗手段，术中输血是在出血量符合输血指征，可以适量补充血液。如果术中出血虽然不少但尚未符合输血指征，考虑术后恢复的问题，也可以适量输血。所以术中是否输血还得依照病情。通常情况下，失血量在自体血容量10%以下可不必输血；血容量减少在20%以下，也不必输血，可补充适量的晶体溶液或胶体溶液；当失血量占血容量20%~50%时，在补充适量的晶体溶液或胶体溶液的同时，可输血细胞比容为70%的浓缩红细胞，使患者体内血细胞比容达到35%；当血容量减少在50%以上时，除输浓缩红细胞、晶体溶液或胶体溶液外，还可适量输清蛋白、血浆或新鲜全血，必要时可输浓缩血小板。

352. 输家属的血是否更安全?

直系亲属不能相互输血是一个医学常识，只是很多人都被电视剧里演绎的亲属输血剧情所误导。“献血法”中明确规定，为保障公民临床急救用血的需要，国家提倡并指导择期手术的患者自身储备血，动员家庭、亲友所在单位及社会互助献血。对于亲友互助献血，人们会有一个误区，就是献血之后，血可直接给直系亲属用。事实上，亲朋好友参加互助献血之后，血站会规避直系亲属间相互用血。因为有时亲属间（如父母与子女）输血后并发移植物抗宿主病的危险性比非亲属间输血的危险性要大得多。再者，很多人觉得自己的亲人平时身体看上去很健康，这并不能真正代表亲人身体真的健康，有一些病症有很大的潜伏性，仅凭肉眼根本无法判别。因此，患者输血治疗应避免使用亲属供者的血液，亲属献血后可由血液中心调剂使用。

353. 什么是全血?

全血就是采用特定的方法将符合要求的献血者体内一定量外周静脉血采集至塑料血袋内，与一定量的保养液混合而成的血液制剂。含枸橼酸盐-磷酸盐-葡萄糖-腺嘌呤保养液的全血保存期一般为 35 天，其容量有三种规格，即 200 毫升规格（200±20）毫升、300 毫升规格（300±30）毫升和 400 毫升规格（400±40）毫升，适用于贫血且需要补充血容量的患者。

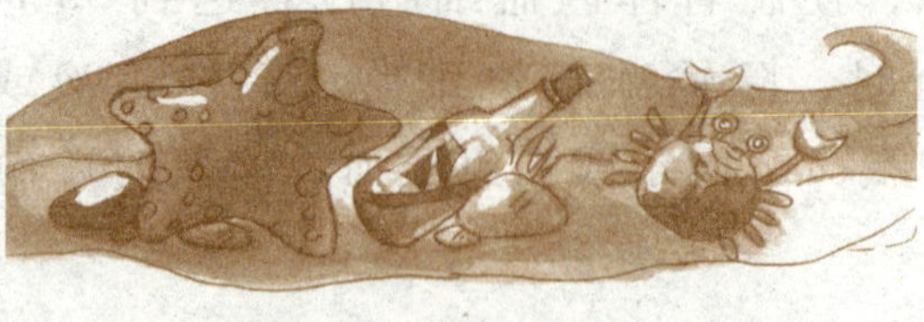

354. 什么是成分血？

成分血就是在一定的条件下，采用特定的方法将全血中一种或多种血液成分分离出而制成的血液制剂与单采成分血的统称。红细胞成分血是以全血内红细胞为主要组分的一类成分血。包括浓缩红细胞、悬浮红细胞、去白细胞红细胞、洗涤红细胞、冰冻红细胞等。血浆成分包括新鲜冰冻血浆、病毒灭活新鲜冰冻血浆、冰冻血浆、病毒灭活冰冻血浆及冷沉淀血液制品等。血小板成分有浓缩血小板、单采血小板、去白细胞单采血小板。单采成分血是使用血细胞分离机将符合要求的献血者血液中一种或几种血液成分采集出而制成的一类成分血。

355. 全血和成分输血的疗效哪种更好？

将供者血液的不同成分应用科学方法分开，依据患者病情的实际需要，分别输入相关血液成分，称为成分输血。成分输血的比例是输血治疗现代化的重要标志。目前国际上输成分血的比例已经达90%以上，我国也已普遍采用成分输血，全血已很少使用。成分输血具有以下好处：①疗效好。依病情需要缺什么输什么，可提高治疗效果，如贫血患者输注红细胞，血小板减少患者输注血小板；②副作用小。减少输血传染疾病的机会；③便于保存和运输。不同血液成分保存条件不同，如新鲜冰冻血浆可在-20℃以下保存1年；而血小板在22±2℃的温箱内仅能保存5天；④节约血液资源。血液来自献血者的无私奉献，资源宝贵，将一袋血分成几种成分可治疗多个患者。

356. 临床常用的红细胞成分血有哪些？

目前，临床上常用的红细胞成分血主要有悬浮红细胞、去白细胞悬浮红细胞以及洗涤红细胞。悬浮红细胞具有保存期长、输注顺畅的优点；去白细胞悬浮红细胞适用于由于输血产生白细胞抗体，引起发热等输血不良反应的患者；洗涤红细胞适用于对血浆蛋白有**过敏反应**、输血发热反应或自身免疫性溶血的贫血患者。

357. 什么是新鲜冰冻血浆？

采集后储存于冷藏环境中的全血，最好在 6 小时或 8 小时内（不同的保养液时间稍有差别），但不超过 18 小时将血浆分离出并速冻成固态的成分血。保留了血浆的各种有效成分，用于凝血因子的补充，尤其是不稳定凝血因子的补充。

358. 血型检测有哪些常见结果？

自从 Landsteiner 于 1900 年发现 ABO 血型后，至今已命名 30 个红细胞血型系统，发现了 300 多个血型抗原。目前与人类输血关系最为密切的是 ABO 和 Rh 两个血型系统。通常所说的血型检测是指 ABO 血型检测，在人群中分布有四种，分别是 A 型、B 型、O 型、AB 型。有数据显示我国汉族人群四种血型频率分别为 20%～30%、20%～38%、30%～40%、6%～12%。Rh 系统中最为重要的为 D 抗原，RhD 血型分阴性和阳性两种，另外，Rh 系统的 C、c、E、e 抗原也与输血密切相关，如果抗体阳性的患者输入有相应抗原的红细胞则可能引发溶血性输血反应。

359. 何时需要输注红细胞?

世界卫生组织（WHO）和美国国家癌症研究所（NCI）根据患者血红蛋白（Hb）水平将贫血分为4级，国内也有相应的贫血分级标准。

肿瘤患者贫血分级表

贫血等级	WHO（Hb，g/L）	NCI（Hb，g/L）	国内（Hb，g/L）
0	≥110	≥正常值*	≥正常值*
1	95~109	100~正常值*	91~正常值*
2	80~94	80~99	61~90
3	65~79	65~79	31~60
4	<65	<65	<30

*：男性>120g/L，女性>110g/L

肿瘤患者贫血大多是由于长期营养消耗，慢性失血以及放、化疗等治疗对骨髓造血功能的抑制引起。当Hb>100g/L，不建议输血；当Hb为60~100g/L，由临床医生根据需要决定，不伴有濒危状况或特定治疗需要时，建议暂不输血，如患者需接受手术或放、化疗，则可适当输注红细胞并联合药物治疗；当Hb<60g/L，建议输注红细胞以改善患者贫血或缓解濒危状况。

360. 何时需要输注新鲜冰冻血浆?

新鲜冰冻血浆的主要作用为补充凝血因子，同时可扩充血容量。我国《临床输血技术规范》规定主要适用凝血因子缺乏或大面积创伤、烧伤的患者。肿瘤患者如有上述情况则建议输注。

361. 肿瘤患者输血有哪些风险？

目前，我国各级医疗机构为患者提供的血液已经由供血机构按国家规定采用合格试剂进行了严格的检测，但受当前科技水平的限制，仍难以避免输血所致的各种传播性疾病和不良反应，输血治疗存在一定风险，主要包括以下情况：①溶血反应；②非溶血性发热反应；③**过敏反应**；④感染病毒性肝炎、艾滋病、梅毒等；⑤感染巨细胞病毒、EB 病毒，疟疾等；⑥输血相关移植物抗宿主病；⑦输血相关急性肺损伤；⑧循环负荷过重；⑨血液输注无效等。另外，肿瘤患者输注红细胞可能对机体的免疫系统产生一定抑制，从而加速肿瘤的复发与转移。

362. 肿瘤患者输血会促进肿瘤的复发吗？

肿瘤患者输血会促进肿瘤复发。自 1982 年 Burrows 等首先报道结直肠癌**围术期**接受异体血输注的患者 5 年生存率明显低于未输血患者以来。至今已有大量研究表明输血会促进肿瘤复发，降低肿瘤患者的长期生存率。围术期输血可以抑制患者的特异性和非特异性免疫，导致肿瘤细胞发生免疫逃逸，增加肿瘤术后的复发率。输血引起免疫抑制的确切机制较为复杂，目前还有待进一步研究。可能与单核-巨噬细胞减少，T 淋巴细胞及其他亚群的改变，细胞因子的作用以及白细胞碎片和血浆产物所致的免疫功能抑制有关。因此，肿瘤患者的输血决定需要在充分权衡利弊后作出。在技术条件成熟的医院，对于未发生转移的早期肿瘤患者，如身体情况允许，可首先考虑自身输血。

363. 什么是自身输血？

自身输血是相对于异体输血而言的，即患者接受的血液来自自己的身体。自身输血有三种方式：①贮存式自身输血：指术前一定时间采集患者自身的血液进行保存，在手术期间输给患者；②急性等容性血液稀释：一般是在麻醉后、手术主要步骤开始前，抽取患者一定量自身血液在室温下保存备用，同时输入替代液（如盐水）使血液适度稀释，使手术中血液的有形成分丢失减少，然后根据术中失血情况将自身血液回输到患者体内；③回收式自身输血：指用血液回收装置，将患者体腔积血、手术失血及术后引流血液进行回收、抗凝、滤过、洗涤等处理，然后回输给患者。血液回收必须采用合格的设备，回收处理的血液必须达到一定的质量标准。

364. 哪些患者适合自身输血？

并不是所有的患者都适合自身输血，自身输血有其**适应证**。①只要患者身体一般情况好，无心脑血管疾病，血红蛋白>110g/L或血细胞比容>0.33，行择期手术，本人签字同意后都可进行贮存式自身输血或者急性等容性血液稀释，但后者必须在术中密切监测血压、脉搏、血氧饱和度、血细胞比容和尿量的变化；②回收式自身输血要求较为严格，以下情况不能进行血液回收：血液流出血管外超过6小时；怀疑流出的血液被细菌、粪便、羊水或消毒液污染；怀疑流出的血液含有癌细胞；流出的血液严重溶血。

365. 如何评价血液输注后的效果？

临床医生在患者接受血液输注后应及时进行疗效评价。主要从临床症状的改善和实验室检查两方面进行：①患者在红细胞输注有效后可能会出现精神好转，皮肤色泽恢复以及呼吸改善，但血常规检测是最为客观的指标，血红蛋白和血细胞比容数值的迅速提升是红细胞输注有效的有力证据；②血浆输注有效表现为出血减少，容量恢复，但**凝血功能**检查结果好转为更客观的指标；③血小板输注有效表现为出血点和出血部位的减少，止血效果的改善，实验室检查的主要评价指标为校正血小板计数增高指数（CCI），计算方法为CCI=（输注后血小板计数-输注前血小板计数）（10^9/升）×体表面积（平方米）÷输入血小板总数（10^{11}），参考英国血液学标准委员会（BCSH）发布的血小板输注指南，以输注后20~24小时 CCI ≥4.5×10^9/升判定为输注有效，CCI<4.5×10^9/升为输注无效。

（十）营养

366. 营养和食物是一回事吗？

营养是机体摄取、消化、吸收、代谢和利用食物或营养素维持生命活动的整个过程。而食物是维持人体生命和机体活动的最基本物质条件之一。营养是过程，食物是物质。人通过食物摄入满足机体营养的需求，完成生命新陈代谢和运动。

367. 什么是膳食？

膳食是指日常食用的饭菜。根据不同疾病的病理和生理需要，可以将各类食物改变烹调方法或改变食物质地而配制膳食，其营养素含量一般不变。医学上膳食的种类包括常规膳食、特殊治疗膳食、诊断用的试验膳食和代谢膳食。

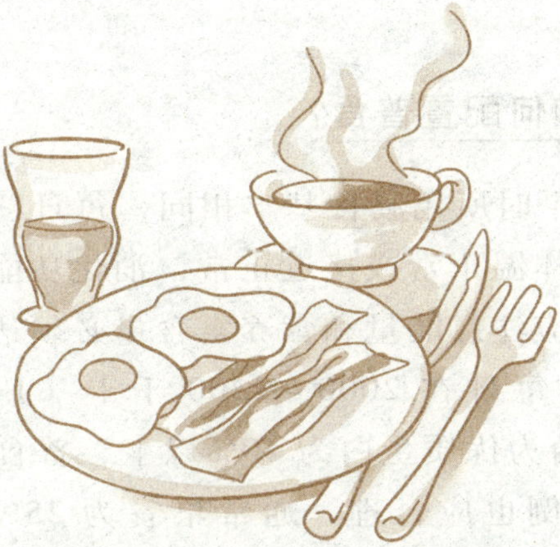

368. 如何平衡膳食？

饮食平衡是维持人体健康的最基本物质条件之一。包括①充足的热能：维持正常的生理功能及活动；②足够的蛋白质：维持生长发育、组织修补更新及维持正常的生理功能；③适量的脂肪：提供不饱和脂肪酸特别是必需脂肪酸，同时可促进脂溶性维生素吸收；④充足的无机盐、维生素，满足生长发育和调节生理功能的需要；⑤适量的膳食纤维：助于肠道蠕动和正常排泄，减少肠内有害物质的存留；⑥充足的水分：维持体内各种生理过程的正常进行。

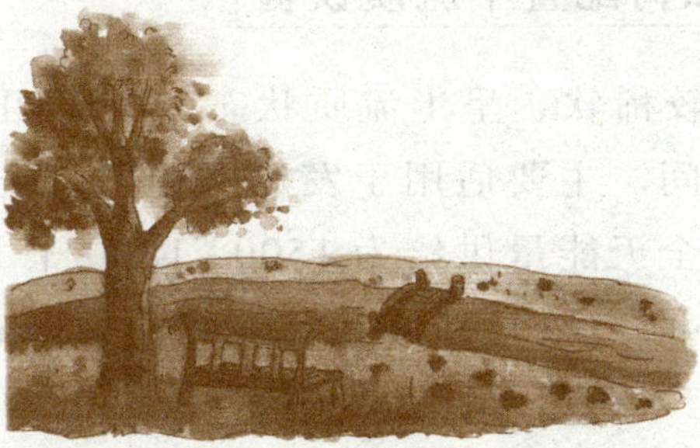

369. 有哪些常规膳食？

常规膳食包括普食、软食、半流食、流食等。

370. 如何配置普食？

普食与常人平时所用膳食基本相同，每日三餐。主要适用于饮食不受限制，体温正常或接近正常，消化功能无障碍及恢复期患者。膳食原则应注意能量和营养素含量必须达到每日膳食供给量的标准。能量每日在2000～2200千卡（1千卡≈4.186千焦），蛋白质供给为优质蛋白为40%以上，普食食物品种应多样化。食物分配比例也应合理，通常早餐为25%～30%，中餐为30%～40%，晚餐为30%～40%。

371. 如何配置软食？

软食质软、易嚼、比普食更易消化。每日供应3餐或5餐（3餐外加2餐点心）。主要适用于消化吸收能力稍弱的患者，低热患者，老年人及幼儿，肛门、结直肠术后患者。每日能量供给在1800～2000千卡。食物中植物纤维和动物肌纤维须切碎煮烂。因食物中可能丧失维生素和矿物质，应额外补充菜汁、果汁饮料。

372. 如何配置半流质饮食？

半流质饮食较稀软、呈半流质状态，易于咀嚼和消化。介于软食和流质饭之间。主要适用于发热患者、口腔、耳鼻咽喉和颈部手术后患者。全天能量供给为1500～1800千卡。应少食多餐，每餐间隔2～3小时，每天5～6餐。主食定量每日不超过300克。

373. 如何配置流质饮食？

流质饮食极易消化、含渣很少、成流体状态饮食。所供给能量、蛋白质及其他营养素均较缺乏，不宜长期使用。流食又分为流质饮食、浓流质饮食、清流质饮食、冷流质饮食和不胀气流质饮食。适用于高热、病情危重、术后易进流食患者。食管肿瘤、胃肠肿瘤手术后易进流质饮食，口腔、面部和颈部手术后因吞咽困难易进浓流质饮食，需鼻饲。腹部手术和盆腔手术后易进不胀气流质饮食（忌甜流质饮食）。喉部手术后易进冷流质饮食，防止伤口出血和对咽喉部刺激。流质饮食每日供给能量800千卡，只能短期1~2天使用。少量多餐6~7餐。不含刺激食物及调味品。

374. 什么是膳食宝塔？

膳食宝塔是中国营养学会推荐的食谱。塔底由五谷杂粮组成，塔的中部是蔬菜和水果，塔上部是肉类、家禽、水产品、蛋类、豆类和奶制品，塔尖是高脂食物。

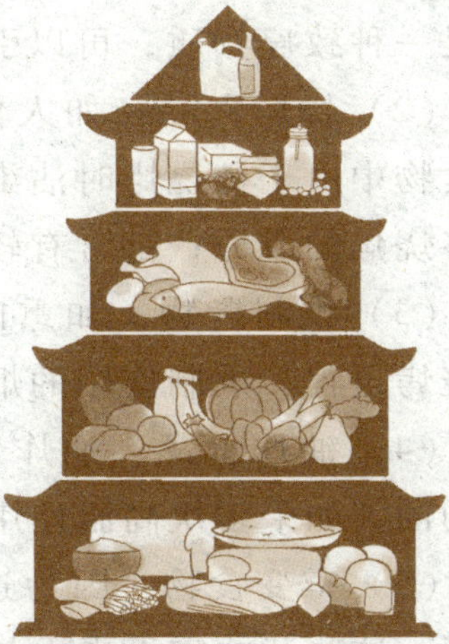
中国居民平衡膳食宝塔示意图

推荐每天标准为：油25~30克、盐6克；奶类及奶类制品300克；大豆类及坚果30~50克；畜禽肉类50~75克、鱼虾类50~100克、蛋类25~50克；蔬菜类300~500克、水果200~400克；谷类薯类及杂豆250~400克；水1200毫升。

375. 哪些食物有抗癌作用？

①谷类及杂粮：玉米、燕麦、米、小麦、黄豆；②蔬菜类：大蒜、洋葱、韭菜、芦笋、青葱、西兰花、甘蓝、芥菜、萝卜、番茄、马铃薯、辣椒、甜菜、胡萝卜、芹菜、荷兰芹；③水果类：柳橙、橘子、苹果、猕猴桃。④坚果：核桃、松子、开心果、芝麻。

376. 哪些食物中可能含有致癌因素？

目前了解的大约50%癌症患者患病与饮食和营养因素有关，这些因素包括食品本身成分、污染物、添加剂以及食品烹饪加工不当所产生的致癌因素。与这些因素有关的食品：

（1）腌制的食品：如腌肉、咸鱼、咸菜等，这些食物中含有较多的二甲基亚硝酸盐，在人体内可以转化为二甲基硝酸铵，这是一种致癌物质，可以引起食管癌、大肠癌等多种恶性肿瘤。

（2）烧烤食品：如人们很喜欢的烤羊肉串、烤牛排等。这些食物中由于被烧烤时沾染了大量的碳燃烧物，而且这些食物中很多烧焦的成分，都含有较多的致癌物质。

（3）熏制食物：如熏肉、熏鱼等。这些食物的制作过程类似烧烤过程，熏制使用的烟雾会将大量致癌物质附着于食物上。

（4）油炸食品：油炸食物时可产生致癌物；油炸食物时使用的油，如果多次高温使用也会产生致癌物质。

（5）霉变食物：因为这些食物中含有一种叫做黄曲霉菌的毒素，这些黄曲霉毒素也是较强的致癌物质。

（6）重复烧开的水：有些家庭把做馒头的蒸锅水又拿来煮

粥，还有些家庭把头天没有喝完的暖水瓶的水再次加热后饮用。这些做法都不科学，因为反复烧开的水中也会产生致癌物质。

377. 营养支持有什么作用？

营养支持是癌症患者综合治疗不可缺少的重要组成部分。根据疾病的病理生理特点，给患者制定各种营养支持方式，以达到辅助治疗和辅助诊断的目的。以增强机体抵抗力，促进组织恢复，改善代谢功能，纠正营养缺乏。分为膳食强化和肠内、肠外营养。

378. 有哪些肠外营养输注方式？

肠外营养是经静脉输注给予人体需要的营养物质。经外周静脉的肠外营养途径、经中心静脉的肠外营养途径、经中心静脉置管皮下埋置导管输液。

营养的输注可分为周围静脉置管与中心静脉置管两种途径。中心静脉置管又分为经外周穿刺置入中心静脉导管、直接经皮穿刺中心静脉置管、隧道式中心静脉置管三种方式。

379. 什么是营养素？有什么功能？

营养素是指用来满足机体的正常生长发育、新陈代谢和日常活动的需要的物质。包括蛋白质、脂类、碳水化合物、维生素、矿物质、膳食纤维和水。

营养素的功能是为了满足人体需要的能量、构成人体组织和器官，维持正常生长发育、新陈代谢和各种生命活动。

380. 什么是膳食纤维，有什么作用？

膳食纤维是指来源于植物的不被小肠中消化酶水解而直接进入大肠的多糖和极少量木质素类物质。又分为可溶性的膳食纤维（果胶、树胶和植物多糖等）和不可溶性膳食纤维（纤维素、木质素和半纤维素等）。膳食纤维来源于谷类纤维、燕麦纤维、番茄纤维、苹果纤维、魔芋葡聚糖纤维、抗性淀粉等。

可溶性膳食纤维可减缓葡萄糖在小肠吸收、降低血清胆固醇、延缓胃排空等的生理功能。

不可溶性膳食纤维可增加粪便的重量、刺激肠蠕动、减少粪便的平均通过时间的生理功能。

381. 多吃蔬菜水果对预防癌症有益吗？

癌症预防的饮食指导主要是均衡膳食，其中包括每天吃400~600克蔬菜水果，因为蔬菜水果中含有大量具有抗氧化作用的维生素及植物化学物（包括类胡萝卜素、植物固醇、类黄酮等），能够提高机体免疫力，清除或对抗机体所接触的致癌物质及氧自由基，因此对预防癌症非常有益处。

382. 摄入营养素的高低与肿瘤的发生有关吗？

摄入营养素高或低都与肿瘤的发生有关，所以需要均衡的膳食。目前了解营养素的高或低与一些肿瘤的发病有关：

（1）高能量饮食可致肠癌、乳腺癌、肝癌、胆囊癌、胰腺癌、结肠癌、肾癌和子宫癌发生率增高。

（2）高蛋白饮食可使淋巴瘤发生率增高，低蛋白饮食肝癌、食管癌发病率增高，而乳腺癌发生率降低。

（3）高脂肪饮食可致乳腺癌、肠癌、前列腺癌发生率增高，低脂肪饮食使宫颈癌、子宫癌、食管癌和胃癌发生率增高。

（4）食用过少食物纤维可致结肠癌和大肠癌发生率增高，食用过多食物纤维可致胃癌和食管癌发生率增高。

（5）大量饮酒可使肝癌、口腔癌、喉癌、食管癌、乳腺癌、甲状腺癌、皮肤癌等癌症的发生。

（6）维生素 A 缺乏可使口腔黏膜肿瘤、皮肤乳头状瘤、颌下腺癌发生率增加。

（7）维生素 B_1 和维生素 B_2 缺乏可致肝癌发生率高。

（8）维生素 B_{12} 缺乏可致胃癌和白血病发生率增高。

（9）维生素 C 高摄入可降低胃癌、口咽部肿瘤、食管癌、肺癌、胰腺癌和宫颈癌的发生率。

（10）维生素 E 缺乏会导致肺癌、乳腺癌和子宫颈癌发生率增加。

（11）碘缺乏可致甲状腺和甲状旁腺癌发生率增加。

（12）硒食入缺少可致乳腺癌、卵巢癌、结肠癌、直肠癌、前列腺癌、白血病、胃肠肿瘤和泌尿系统肿瘤发生率高。

（13）高钙高维生素 D 可使结直肠癌发生率降低。

（14）铁缺乏可致胃肠道肿瘤发生率增加。

（15）锌食入缺乏可使肺癌、食管癌、胃癌、肝癌、膀胱癌和白血病发生率增加。

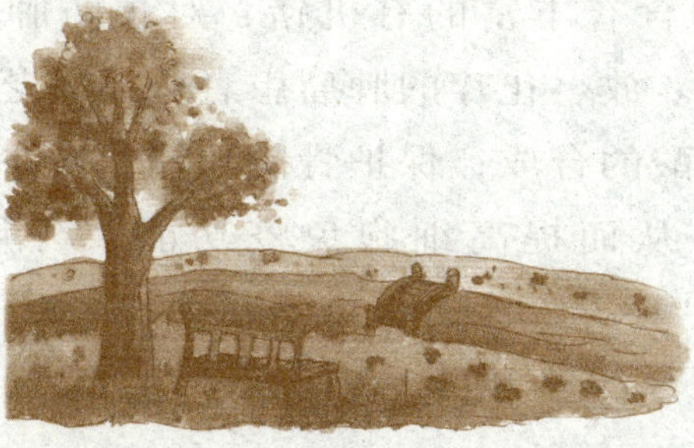

383. 肿瘤患者需要忌口吗?

忌口是指由于治疗的需要，要求患者不吃某些食物。忌口的说法与缺乏有效的治疗方法有关，肿瘤至今还缺乏完全有效治疗方法，因此在肿瘤治疗上，仍有多数人们重视忌口。应根据不同患者和病情而定，并非所有肿瘤患者都要忌口，而是应少食、淡食，而不是伤食（不要过量食用）。

384. 补品有抗肿瘤作用吗?

肿瘤患者及家属都希望通过补品增加抗肿瘤作用，以下一些补品与抗肿瘤作用有关：

（1）冬虫夏草的主要成分是蛋白质，含有丰富的游离氨基酸、多糖、微量元素、维生素 B_{12}、冬虫夏草素等。虫草具有良好的免疫调节功能，对骨髓造血功能及血小板的生成有促进作用，对减轻放、化疗的不良反应是有好处的。

（2）香菇中提取的香菇多糖可提高免疫功能，促进白细胞介素-2 和肿瘤坏死因子的生成，提高体内超氧化物歧化酶活性，这些作用对保肝降脂、延缓衰老有益。香菇中含有一种“β-葡萄糖苷酶”，这种物质可促进机体的抗癌作用，因此有人把香菇说成防癌食品。

（3）灵芝中含有丰富的有机锗，对预防肿瘤有效，也是良好的免疫增强剂。放、化疗的肿瘤患者服用灵芝，可以增强骨髓细胞蛋白质及核酸的合成，保护骨髓功能，减少化疗药物及射线对骨髓的损害，从而提高细胞免疫功能及外周血中白细胞的数量。

（4）人参中含有人参皂苷、人参多糖及多种氨基酸、多肽等，可明显提高细胞免疫功能，调节机体免疫失衡状态。肿瘤患者食用人参有三大益处：一是人参皂苷、人参多糖、人参烯醇类及人参挥发油的抑瘤作用；二是人参三醇及人参二醇对X线照射引起的损伤及**骨髓抑制**有一定的缓解作用；三是人参对增强体质及中晚期肿瘤患者的扶正支持作用，对维护和提高其生活质量是有益的。

（5）枸杞提取物可促进细胞免疫功能，增强淋巴细胞增殖及肿瘤坏死因子的生成，对白细胞介素-2也有双向调节作用。

（6）银耳具有提高机体免疫功能的效果，肿瘤患者外周血T淋巴细胞减少，活性降低，多吃银耳会提高免疫细胞的功能。

（7）海参提取物刺参酸性黏多糖注射入小鼠腹腔，对小鼠接种的肉瘤、黑色素瘤、乳腺癌等瘤株有抑制作用。对放射性损伤的小鼠骨髓有保护作用，促进造血功能，表现为骨髓有核细胞增多，脾脏重量上升。

（8）鳖甲可以提高细胞免疫功能，抑制肿瘤。

（9）大枣含有丰富的环磷酸腺苷，以及丰富维生素可促进造血，提高机体免疫力。

385. 哪些蔬菜、水果具有抗癌、防癌作用？

（1）大蒜素可抑制致癌物质亚硝胺在胃内的合成，大蒜含有丰富的硒和锗，是预防肿瘤的重要成分。

（2）西红柿中含有番茄红素是一种抗氧化剂，可抑制某些致癌的氧自由基，防止癌的发生。西红柿还含有谷胱甘肽，具有推迟细胞衰老，降低恶性肿瘤发病率的作用。

（3）木瓜蛋白酶有多种功能，将其注射到肿瘤组织中，有一定抑瘤作用。木瓜中所含的木瓜素可以调理脾胃，促进消化，对脾湿碍胃引起的消化不良及放、化疗引起的消化道症状有一定治疗作用。

（4）包心菜含有较多的维生素 E，可以提高免疫功能，增强抗病能力。此外，还含有多种分解亚硝胺的酶，可抑制致癌物亚硝胺的致突变作用。包心菜中含有微量元素钼，在清除致癌物的作用中，钼元素是重要因素之一。包心菜属于十字花科植物，可以诱导芳烃羟化酶的活性，从而分解致癌物多环芳烃，可以降低胃癌、大肠癌的发生。此外，其还含有多种氨基酸以及胡萝卜素、维生素 C，对提高细胞免疫功能有作用，对肿瘤患者、年老体弱者及多数慢性病患者都很有好处，是欧美餐桌上“主菜”之一。

（5）山楂中提取的黄酮类化合物具有较强抗肿瘤作用，多酚类化合物有阻断致癌物黄曲霉素的致癌作用，从而防止实验性肝癌的形成。山楂有一定的补益作用，还可增强 T 淋巴细胞的免疫功能，延长**荷瘤小鼠**的生存时间。

（6）甘蓝中含有吲哚、萝卜硫素、异硫氰酸盐等。萝卜硫素抗癌效力最强，异硫氰酸盐是一种具有阻断和抑制两种作用的物质。而且它们还可诱导解毒酶，并可抑制细胞向癌变发展。吲哚及其衍生物可对癌形成有抑制作用。

（7）红薯含有丰富的β-胡萝卜素，是一种有效的抗氧化剂，有助于清除体内的自由基，具有抗癌效应。另外红薯是高纤维素蔬菜，对防治大肠癌有显著功效。红薯还是理想的减肥食品，它含热量非常低，只是一般米饭的 1/3，因含有丰富的纤维素和果胶可以阻止糖转化为脂肪的特殊功能。

（8）南瓜中含有一种可分解致癌物亚硝胺的发酵素，可以消除亚硝胺致癌作用，减少消化系统癌症发生。

（9）无花果中活性成分能抑制癌细胞的蛋白质合成，使癌细胞失去营养而死亡，具有抗癌、防癌、增强人体免疫功能的作用。

（10）酸梅有增强白细胞的吞噬能力，提高机体免疫功能，有一定的抗肿瘤作用。

（11）苹果有很强的抗氧化能力，防止自由基对细胞的损伤，具有防癌作用。

（12）茄子是癌症的“克星”，有防止癌细胞形成作用。茄子中提取龙葵素可治疗胃癌、唇癌、子宫颈癌等。

（13）芦笋含有特别丰富的组织蛋白，可以防止癌细胞扩散和抑制癌细胞生长。

（14）芹菜含有丰富的抗氧化剂，且颜色越深，抗癌效果越强。芹菜还有降血压作用。芹菜含有大量纤维素，可预防大肠癌。

（15）菠菜含有β-胡萝卜素和叶绿素，他们多具有抗氧化作用，可预防癌症发生。

386. 肿瘤患者营养不良有哪些常见症状？如何解决？

最常见症状是厌食，还有味觉迟钝、口干、吞咽困难、腹胀、便秘、腹泻、食管炎和肿瘤恶病质状态。

（1）厌食可通过心理调整和食物加工方法改进减轻症状。

（2）味觉迟钝可少量多餐，多食水果蔬菜，增加食物色泽和香味。

（3）吞咽困难者，如症状不严重，可进软食，但不要进流食，以免造成食物吸入呼吸道。症状严重者，可采用管饲或肠外营养。

（4）出现腹胀，可少食多餐，餐后多活动，避免食产气食物。

（5）便秘是由于食入膳食纤维少、活动量减少和使用麻醉药品有关。应多食纤维类水果蔬菜。

（6）腹泻因化疗、腹部放疗或肠道手术所致。应调整饮食，多食含纤维素食物，少食刺激性食物。

（7）恶病质是肿瘤晚期表现，应改善患者营养方式，提高生命质量。

387. 癌症预防和患癌后应如何营养？

大量研究证明，饮食与癌症密切相关。健康的饮食在一定程度上可以预防疾病的发生，包括癌症。那么对于癌症预防和患癌后如何营养，建议丰富饮食，而不是迷信某一种，或几种食物，那反而会出现营养素的缺乏。

饮食原则：五谷杂粮，肉蛋奶菜，花样丰富，均衡膳食。具体参照中国营养学会推荐的膳食指南：①食物多样，谷类为主，粗细搭配；②多吃蔬菜、水果和薯类；③每天吃奶类、大豆或其制品；④常吃适量的鱼、禽、蛋和瘦肉；⑤减少烹调油，吃清淡少盐膳食。

388. 如何选择富含维生素的食物？

对于癌症预防或保健，推荐多吃新鲜蔬菜和水果。蔬菜水果中不但含有丰富的抗氧化剂，如类胡萝卜素、维生素 C、维生素 E 等，还含有植物化学物质，包括：萜类化合物、有机硫化合物、类黄酮、植物多糖等。这些植物化学物质具有抗氧化、调节免疫力、抑制肿瘤等作用。有充分证据表明蔬菜和水果能降低口腔、咽、食管、肺、胃、结直肠等癌症的发病风险。

常见维生素、微量元素、宏量元素含量丰富的食物表

维生素	食物来源
维生素 C	鲜枣、柑橘类、刺梨、木瓜、草莓、芒果、西兰花
维生素 A	动物肝脏、甘薯、胡萝卜、菠菜、芒果
维生素 B_1	猪里脊肉、绿茶、糙米、花斑豆、烤土豆
维生素 B_2	玉米、紫米、黑米、大麦、菠菜、鸡肉、鲑鱼
维生素 B_3	鸡肉、金枪鱼、牛肉、花生
维生素 B_{12}	牡蛎、蟹、牛肉、鲑鱼、鸡蛋
叶酸	菠菜、橘子、莴苣、生菜
维生素 D	蛋黄、动物肝脏、鱼类、强化牛乳
维生素 E	坚果类、植物油类、鹅蛋黄、木瓜
铁	猪肝、鸡肝、牡蛎、牛肉、什锦豆类
硒	坚果、猪肾、金枪鱼、牛肉、鳕鱼
锌	牡蛎、小麦胚粉、山核桃
钙	酸奶、奶酪、牛奶、沙丁鱼、豆干、黑芝麻
钾	香蕉、黑加仑、龙眼、小麦胚粉、豆类、干银耳、紫菜

389. 营养素与常见肿瘤预防的关系？

（1）食管癌：饮食中添加维生素 C、维生素 B_2 及微量元素如硒，硒可使食管癌的发病率下降 67%。

（2）胃癌：水果蔬菜中的维生素、黄酮类和异黄酮类可抑制肿瘤生长；绿茶中的茶多酚可抑制亚硝基化合物的产生，有抗

肿瘤的作用。

（3）大肠癌：高蛋白、高脂肪的人群发病率是正常人群的6倍；高纤维素摄入（尤其是十字花科蔬菜）降低发病风险。

（4）乳腺癌：饱和脂肪酸增加乳腺癌的风险，反之单链不饱和脂肪酸可降低乳腺癌的风险；纤维素对乳腺癌有抑制作用，少食纤维素的女性乳腺癌的患病率明显增加。

（5）宫颈癌：血液中的维生素A和β-胡萝卜素循环浓度增加可使50%以上的高危型HPV-DNA量降低有关，降低宫颈癌发病。

（6）前列腺癌：番茄中含有抗氧化剂——番茄红素，摄入量大的人可降低16%的患病风险。

（7）口腔癌：维生素A、维生素C、维生素E和微量元素锌和硒有防止黏膜萎缩和口腔癌发生率。

（十一）正在探讨的其他治疗方法

390. 为什么需要新药？

“有病吃药”这是常说的一句话，而且“对症下药”病才有可能治好。但是在癌症治疗的过程中，即使“对症下药”了，病还不一定能治好。因为，癌细胞太顽皮、太狡猾了，它们适应环境的能力非常强，就跟老鼠似的。它们是从我们自己身体中叛变出来的敌人，会根据曾经杀伤它的各种手段来改变自己，使自己不被再次攻击，这也就是医生常说的“耐药”。

新药就是以前没有用过的药，癌细胞还不认识它们。我们要不断研制新药来杀死癌细胞，直到把它们从身体中彻底消灭，我们才得以健康生存。

391. 什么是抗肿瘤新药临床试验研究？

对于任何一个药物，都要了解最重要的安全性和有效性。在临床使用时才有把握。怎么才能了解药物是否安全和有效呢？就必须要通过这个药物的临床试验研究。药物的临床研究项目越多，研究结果越丰富，对了解这些药物就越有利。这也就是说，每个药品都是经过“考试”合格后才能够进入临床使用的，因此临床试验研究是每个在市场出售的药品必须经过的一关。

抗肿瘤药物都必须要经肿瘤患者的试用。一个全新的抗肿瘤药需要进行20项左右的临床前研究，在进入人体临床试验之前，是要先在动物体内进行各种药物代谢、毒理方面的研究，然后才能在人体上经过Ⅰ~Ⅲ期临床试验。如果临床研究结果证明该药是安全、有效的，它才能走上市场，为其他患者使用。

392. 抗肿瘤新药是怎么研发出来的？

新药的研发是一个十分复杂的过程，简单来说可以分成临床前研究和临床研究。临床前研究包括从药物筛选开始到进行各种动物实验，一般要进行药理实验、急性毒性实验、长期毒性实验、**药代动力学**实验、致畸实验、致癌实验、过敏实验等，能够在动物体内得到的试验数据都会在实施人体试验前完成。这些动物实验不仅在小动物如小鼠、大鼠身上做，还要在大动物身上做，如比格犬、恒河猴等。动物实验资料要送到国家食品药品监督管理部门，经过严格的审批后才可能得到进入临床研究的批文。从药物筛选到进入临床研究只有百分之几的成功率，仿制药或改良的药物成功率会高一些，但会受到知识产权方面的限制。

在我国进入临床试验的新药都必须有国家药监部门正式批

件，文件号可以通过正常途径查到，临床实验在与患者签署的知情同意书中一般都要注明批文号，以证明这项试验的合法性。一个新药需要进行三个期别（Ⅰ、Ⅱ、Ⅲ期）的多项临床研究，这期间一般需要500位以上的患者参与临床试用。

393. 一个新药的研发需要多长时间？为什么？

由于新药的每项临床研究都需要按照试验方案进行，对需要观察和研究的病种或瘤种有严格的入选标准和排除标准，每位患者必须自愿参加试验，这样在试验进行期间就需要很长的时间才能收集到足够的病例数。Ⅰ期和Ⅱ期临床试验分别需要大约2年，Ⅲ期临床试验也需要2~3年，加上每个期别之间还要得到国家药监部门的审批，在顺利的情况下需要一般7~10年才能完成。如果在新药探索期间不顺利，就需要更长的时间。新药在实验的任何一个阶段都有被淘汰的可能性，所以一个新药的诞生就像一个新生儿的孕育和出生一样，需要经过精心的设计和实施，中间如果有任何问题都可能使它不能面市，惨遭淘汰的命运。

394. 如何能够参加新药临床研究？

大家都知道手机、电脑等产品最先进的型号都在实验室里。抗癌新药也是如此，最新的好药都在临床试验中。因此，参加临床研究可以是一位肿瘤患者、尤其是晚期肿瘤患者的一种有利的选择，特别是对多种治疗失败后，参加临床研究可能是更有希望的选择。

参与临床研究最重要的是信息，这些信息可以通过在医院就诊时询问医生、留意贴在走廊上的招募广告、向专门开展新药临床研究的部门了解，也可以通过网络找到这些试验。抗癌新药的临床试验都是和治疗相结合的，实验工作者与自愿参加实验者都要根据实验方案的要求进行双向选择，才能确定。

395. 什么是Ⅰ期临床试验？

Ⅰ期临床试验是检验新药对正常健康人及患者是否有毒性或其他害处的临床试验；包括初步的临床药理学研究、人体安全性评价试验及**药代动力学**试验，为制定给药方案提供依据。人体安全性评价通过耐受性试验来完成，主要目的是初步了解试验药物对人体的安全性情况，观察人体对试验药物的耐受及不良反应。**药代动力学**试验是要了解人体对试验药物的吸收、分布、代谢、消除等情况。

396. 什么是Ⅱ期临床试验？

Ⅱ期临床试验是检验新药是否有效的临床试验。其目的是初步评价试验药物对目标**适应证**患者的治疗作用和安全性，也包括为Ⅲ期临床试验研究设计和给药剂量方案的确定提供依据。Ⅱ期临床试验须多数会做两组人群对照试验，即参加试验的人群分为试验药组与对照药组或安慰剂组，两组对照来确定试验药的疗效，但有的Ⅱ期试验也会只设一个试验组，单独看这个药物的疗效，然后把这个疗效与已有的资料进行对比，这样的试验设计所需例数比较少。

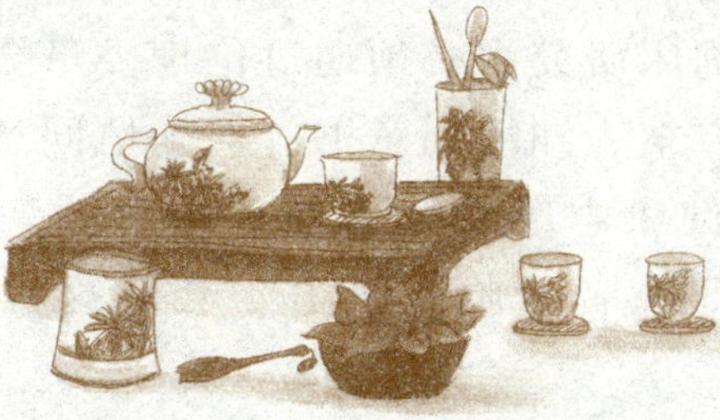

397. 什么是Ⅲ期临床试验？

Ⅲ期临床试验是检验新药的最适剂量、用法、安全性及治疗作用的确证阶段。其目的是进一步验证药物对目标**适应证**患者的治疗作用和安全性，评价患者受益与风险的关系，最终为药物注册申请的审查提供充分的依据。

398. 什么是Ⅳ期临床试验？

Ⅳ期临床试验为新药上市后由申请人进行的应用研究阶段。其目的是考察在广泛使用条件下药物的疗效和不良反应、评价在普通或者特殊人群中使用的患者受益与风险关系等。是在药品说明书指导下用药的临床研究，用以补充Ⅱ、Ⅲ期临床研究中未观察到的不良反应，尤其是在老年人、肝肾功能较差患者、心血管疾病患者等特殊人群用药后可能产生的不良反应，而这些人群在前面的临床研究中都是被排除的。

399. 什么是临床研究中的知情同意？

为了保护受试患者参加临床研究中的权益、使他们了解研究药物的性质及试验的过程，我国和国际上都建立了相应的规范，这就是《新药临床研究质量管理规范》，简称 GCP 规范，在这个规范中要求所有临床研究都必须通过伦理委员会审批，审批的内容包括临床研究方案、知情同意书等，知情同意书是为参加临床研究的受试者（健康志愿者及患者）提过的一份书面文件，参加临床研究前，研究者（临床医生）会就这份告知书的内容向受试者讲解，其中包括临床研究的内容、背景、新药的作用机制、已经获得的临床研究结果、将要开展的临床研究内容、受试者可能面临的风险、可能得到的受益等，最重要的是受试者必须是自愿参加的，而且随时可以退出，受试者隐私是得到保护的。这份知情同意书要用通俗易懂的语言书写，要充分告知受试者关于临床研究的所有情况，受试者和（或）患者可以在医生与他进行知情同意谈话时充分地提问并应当得到答案，患者在自愿的情况下签署知情同意书，同时可以保留这份同意书。签署知情同意书后就意味着参与了临床研究。作为受试患者，如果愿意参与临床研究，就应当积极配合医生（研究者），包括及时向医生通报自己的感受、不适，及时到医院就诊，进行各种检查，在家中服药时要认真记录服药情况，填写患者日志，有时还要定时测量血压等。这些内容都是临床研究中需要观察的安全性资料，这些对于评价一个药物的安全性和有效性极为重要。一个患者在参与了临床研究时，也是临床研究的重要成员了，他是整个研究组的观察对象，会得到所有研究者的关心和照顾，因此，配合临床研究工作也是受试者的义务，受试者有责任把自己的真实情况告诉医生，以便医生评价，并对治疗做出正确的决定。

如果患者的疾病进展了，或者医生认为已不适合留在研究中，医生会终止研究，并且提供其他治疗方案，这时受试者和（或）患者要服从研究医生的决定。还有一点请大家注意：在知情同意书中通常有两个联系方式，一个是研究医生的电话，一个是伦理委员会的电话，受试患者有关于研究或医疗方面的问题，可以打电话给研究者，如果有关于受试者权益方面的问题，可以与伦理委员会联系，他们将得到相应的解答。

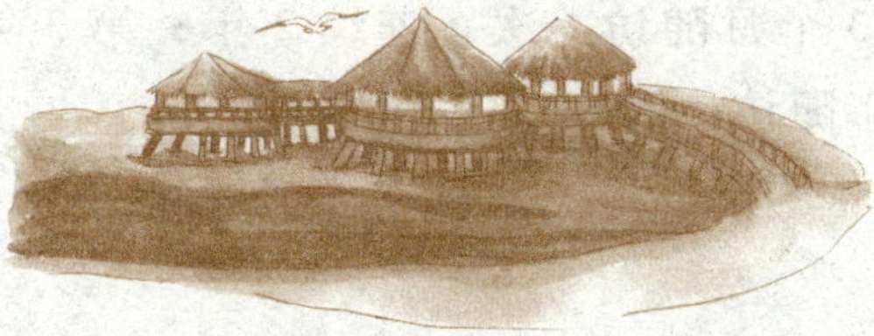

四、复查与预后篇

400. 复诊时，如何向医生反馈病情变化？

再次就诊的患者应向医生详细描述前一次就诊后的病情变化，尤其是治疗后病情是否好转？服药后有什么不良反应？某些患者经过治疗后有些实验室检查的结果以及影像学检查结果也会有所改善，复诊时应带上这些检查结果及影像学资料，这将有助于医生制订下一步的诊疗计划。

401. 治疗后的甲状腺癌患者是否还应该定期到医院进行检查？

甲状腺癌患者治疗后，定期到医院检查是非常重要，以便于医生及时发现问题。即使是早期的甲状腺癌患者，在得到充分的治疗后，仍有可能出现肿瘤转移或复发，如果能早期发现，及时治疗仍有治愈的可能。

402. 治疗后多长时间复查一次合适？

一般是早期和低危组的甲状腺癌患者手术后每 3～6 个月**随访**一次，连续 3 年，以后每年**随访** 1 次。中晚期和高危组的甲状腺癌患者应每 3 个月**随访**一次，连续 2 年，第 3 年每 6 个月**随访** 1 次，以后每年**随访**一次。

403. 甲状腺癌患者复查有哪些内容?

随诊内容包括①病史询问;②体格检查;③甲状腺功能检查,血钙磷离子测定等;④胸部X线片(正、侧位)。胸部X线检查发现异常的患者,建议行胸部CT扫描检查。

404. 复查发现肿瘤标志物增高,应该怎么办?

治疗过程中,医生往往会定期检测患者的血清肿瘤标志物,作为判断病情的参考依据。如果复查中发现肿瘤标志物较上次检测明显升高,首先要警惕肿瘤复发或进展,建议患者遵医嘱及时进行影像学检查等。此外,血清肿瘤标志物的测定受到许多因素的影响,不排除单次检测存在某些干扰因素导致**假阳性**的可能,应遵医嘱复查肿瘤标志物。

405. 什么是预后?

预后就是医生对患者患病以后远期身体状况的推测和估计,这种推测并不是医生的主观行为,而是根据医学研究后所得出的综合判断。有些疾病虽然病情凶险,但是治疗后基本能够治愈,没有潜在的威胁性,因此称为**预后**好。有些疾病虽然治疗效果很好,但是复发率高,而且复发后可能病情更加难以控制,因此称为**预后**差。恶性肿瘤患者的**预后**通常以生存率来表示。需要注意的是,**预后**只是一种参考,并不是百分百准确。因为人的心情和精神状况等也会对肿瘤有着不同的影响,积极的生活态度有助于战胜肿瘤。

406. 什么是5年生存率?

生存率亦称存活率，是指接受某种治疗的患者中，经若干年**随访**（可采用1、3、5、10年，甚至15年）后，尚存活病例数所占比例。比例越高说明治疗结果越好。医学上为了统计癌症患者的存活率，比较各种治疗方法的优缺点，采用大部分患者**预后**比较明确的情况作为统计指标，通常采用5年生存率。对每位患者是指能活过5年的机率，并不是指只能活5年。对肿瘤患者来讲，生存超过5年以后再次出现复发或转移的机率就已经很低了，因此，5年生存率常常也代表着治愈率。

407. 甲状腺癌可以治愈吗?

甲状腺癌的**预后**主要与病理类型、年龄、肿瘤大小、治疗方式等有关。年龄是乳头状腺癌和滤泡状腺癌**预后**的关键因素，45岁以上的患者随年龄增加而下降。1998年美国总结了53856例甲状腺癌治疗后的10年生存率情况。

甲状腺癌治疗后10年生存率

乳头状腺癌	滤泡状腺癌	嗜酸细胞腺癌	髓样癌	未分化癌
93%	85%	76%	75%	14%

408. 甲状腺癌患者手术后还能继续工作吗?

甲状腺癌，尤其是分化型甲状腺癌**预后**极好，手术致残极少，对患者的生活和工作几乎没有影响。

409. 甲状腺癌患者手术后能够结婚和要小孩吗？

甲状腺癌，尤其是分化型甲状腺癌预后极好，手术致残极少，对患者的生活和工作几乎没有影响，且甲状腺与遗传无关，不会影响怀孕和生育。在怀孕期间只要调整好甲状腺素制剂的药量，不会影响到患者的病情。

410. 甲状腺癌术后多长时间开始复查？

甲状腺癌术后 1 个月开始复查甲状腺功能，检查和调整甲状腺制剂的药量。

411. 间隔多长时间复查一次？

通常每 3～6 个月复查一次，甲状腺功能和颈部超声，每年复查一次胸部 X 线正侧位片或胸部 CT。如有与病情相关的不适症状，随时到医院就诊。

412. 甲状腺癌转移到淋巴结、肺，是不是就是淋巴癌、肺癌了？

甲状腺癌转移到淋巴结、肺，其本质还是甲状腺癌，只不过是占据了淋巴结和肺，不是“淋巴癌”、肺癌。

413. 病理报告中：淋巴结转移“3/8”，这些数字是什么意思？

病理报告中常有淋巴结转移癌 A/B，B 代表从切除的标本中找到的淋巴结数目，A 代表淋巴结转移的数目。比如淋巴结转移“3/8”，是说：在切除的标本中找到 8 枚淋巴结，其中 3 枚发现转移。

414. 查血清降钙素水平对甲状腺髓样癌有什么作用？

血清降钙素水平的检测对甲状腺髓样癌诊断以及治疗后监测复发有重要意义。血清降钙素水平检测可用于①协助诊断：特别是早期诊断。对甲状腺出现肿块者，血清降钙素水平的升高可证实甲状腺髓样癌的存在；②判断治疗效果：手术切除髓样癌甲状腺及淋巴结后，如血清降钙素水平降至正常范围，说明肿瘤已彻底切除，无明显残留肿瘤组织，如血清降钙素水平仍高，表示已有转移；③及早发现复发：手术后定期测定血清降钙素水平有助于及早发现复发，可提高治疗效果。

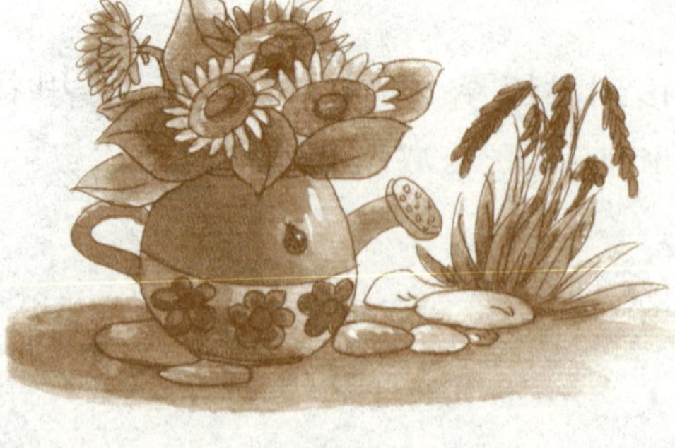

五、心理调节篇

415. 得了病以后总是很烦躁，为什么？

从心理学上讲，人感觉到烦躁的原因在于压力的存在，患病后，患者不仅面临生命受到威胁，同时还有治疗的压力、经济方面的压力，简单一句话，生活方方面面都发生了令人难以适应的变化。

然而，最主要的压力来自于对疾病治疗结果的忧虑和对治疗过程的恐惧。如何应对是更大的难题。即使有些很成功的人士在面对严重疾病的时候也通常会不知所措。患者产生如此烦躁的情绪反应非常正常。

416. 患者很烦躁，应该怎么办？

既然患者烦躁的原因来自于心理压力。怎样解决烦躁的问题呢？

第一步问问自己，“我最担心什么？最怕什么？”十有八九答案与疾病相关。

第二步再问自己，“我担心、烦躁对我的病情有好处吗？能解决问题吗？”

答案是否定的。烦躁的情绪会引起睡眠障碍和食欲下降，吃不好、睡不好哪有体力与疾病做斗争呢？

第三步问自己，“如果我不烦躁了，我想一些办法与疾病做斗争，那样会不会更好呢？”答案是肯定的。

每次烦躁的时候都可以通过问自己这三个问题来解决。心情调整好之后，人体的免疫力就会得到提高，肿瘤就会受到抑制，反之则反。

417. 患者怎样做才有利于与癌症做斗争？

如果患者不烦躁了，静下心来，有很多事情需要做。

（1）先反省一下。孔子说："吾日三省吾身"，平时没有时间反省，现在得病了，暂时不用工作了，总该反省一下吧。反省什么呢？平时是不是不够注意身体健康？是不是压力太大、情绪不佳、是不是没有按时休息？是不是饮食上不注意？了解、总结一些可能的患病原因，可以在今后的治疗中避免这些因素，咱把体内环境改善一下，让癌细胞不适应了，再加上药物的进攻，病不就容易好了吗？通过反省，可能就不会想"得病都是因为某某某不好，惹我生气，让我受累，让我着急"。把病因归于自己，更有利于调整自己的情绪。

（2）详细记录诊治过程。找一个本子，质量好点的，记录自己的诊治过程，哪天查了哪些检查、什么结果不正常、做过什么治疗、医生要求注意什么、下次什么时候检查、见医生时，有哪些问题需要解决等。

（3）安排好起居生活。在治疗的初期，检查、治疗频繁，需要有人陪同、照顾。同时要想着自己一日三餐尽量、定时，中午睡个午觉，晚上9~10时上床睡觉，睡不着就吃点安眠药。体力许可的情况下，出去走一走，上公园锻炼锻炼或者散散心。找一些喜剧或有趣的电视节目、光盘等看看，分散一下注意力，高兴一下。

（4）注意甄别真假信息。时刻保持大脑冷静，不要轻信，有些人有意地骗人，有些人完全是无意甚至是出于好意，但是要慎重考虑正规大医院医生以外的人的建议。目前肿瘤的治疗绝大多数靠手术、放疗、化疗，部分肿瘤有靶向治疗。革命性突破目前还没有，抗癌明星们的经验就是正规治疗、综合治疗、长期注意保健、防癌复发。

418. 患者怎样吃好？

肿瘤患者的饮食应该遵守一般的健康饮食原则，即金字塔结构的饮食。适当增加一些长期食用有抗癌作用的食物如绿菜花等十字花科食物、香菇、芦笋、苹果、草莓等新鲜的蔬菜、水果，种类要多。避免食用一些传统意义上的发物如韭菜、黄花鱼等和一些现代医学研究具有致癌作用的烧烤食品、加工的肉类等。

419. 患者有压力，如何发泄呢？

在得知身患重病后，患者有压力是很正常的。发泄出来，对于迅速调节情绪很有好处。发泄的方式有①找人倾诉，家属、朋友都可以。可以告诉他们自己的看法，有时候，说出来，心里就舒服多了。这可能是最容易做到的选择；②找专业的心理医生，这可能是最理智的选择；③大哭一场，偶尔用一次可以，经常哭会伤身体，不利于与疾病做斗争；④向别人发一次脾气。这种做法有一定的伤害性和危险性，可能伤到发泄对象引起内疚感，也可能激怒了对方引起争吵伤害。这种方法尽量不用。

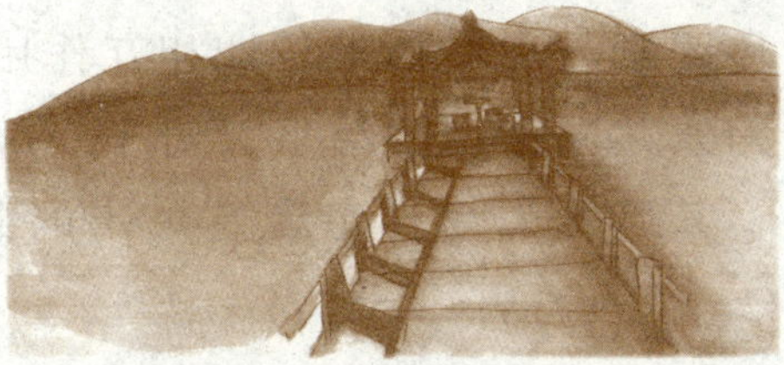

420. 害怕手术，采用中药治疗行吗?

手术有风险，还可能有各种并发症，但是手术是目前为止大多数实体瘤治疗的最好方法。如果有手术的机会，说明肿瘤还不是晚期，有治愈的希望。

尽管有用中医中药治愈肿瘤的个案宣传报道，但不具有普遍性。目前，尚没有可靠的证据证明单纯应用中医中药就可以治愈肿瘤。但在实施各种抗肿瘤方案时可以辅助中医中药治疗。

421. 害怕化疗，不化疗行吗?

有些癌症患者手术以后医生建议要进行术后辅助化疗。目的是杀灭体内残存的癌细胞。因为癌症是一种全身性疾病，在手术前，癌症已经存在了几个月、几年甚至十几年，在不知不觉中，有的癌细胞可能已经转移到了身体的其他部位，而化疗可以杀灭这部分潜伏的坏分子。所以，虽然化疗会有一些不良反应，但为了能杀灭潜伏的癌细胞，预防肿瘤的复发或转移，还是应该接受医生的建议进行化疗。

422. 家人患癌，自己会得癌吗?

患者家属在照顾患者的同时，往往担心癌症是否会传染。

从时间上讲，癌症的发生是一个长期的过程，从原因上讲，癌症的发生是遗传因素与环境因素长期相互作用的结果，也就是先天因素和后天因素共同作用的结果。对于一般常见的癌症，如果直系亲属患癌，其后辈因为与患者有一定的共同的遗传背景，患癌的机率略有增加。但在癌症发病的过程中，后天因素起着更大的作用。因此，在亲属患癌后，家属一方面应该进行全面的防癌体检，另一方面要了解癌症预防的知识。

癌症预防通用的原则有戒烟限酒、均衡饮食、保持合适的体重、心情愉快。

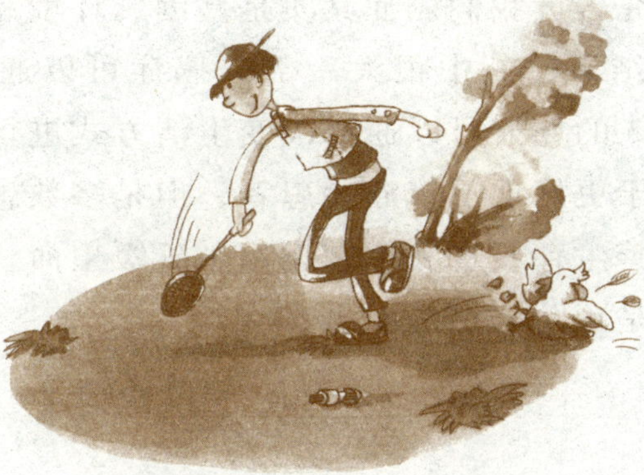

六、预防篇

423. 癌症可以预防吗？

很多人认为癌症纯粹是由于基因、运气不好或者命运所致。但是，科学研究告诉我们癌症其实是基因、环境和生活方式综合作用于人体的结果，其中很大一部分癌症可以通过预防进行控制。估计约1/3的癌症可以通过改变生活方式进行预防。虽然医学的进步有助于更好地治疗癌症患者，但是多数患者并不能完全治愈，只能改善生存质量和控制病情，延缓生命，因此控制癌症最有效的方式是预防癌症的发生。

424. 哪些生活方式有助于预防癌症？

癌症可以通过改变不良的生活方式进行有效预防，即俗话说的"管住自己的嘴和迈开自己的腿"。具体说来包括戒烟限酒、平衡膳食、适当锻炼、维持正常体重、预防感染、避免和减少**职业危险暴露**。保持健康的心态、健康的生活方式有助于对癌症的预防。

425. 为什么老年人更容易发生癌症？

约60%癌症会在65岁以后出现，约70%的癌症患者死亡会发生在老年人群。目前认为存在以下几方面的原因导致癌症容易在老年人中发生：①机体内癌变过程需要若干年才能完成；②部分细胞、组织在老化时才会对部分致癌物质更加敏感；③机体免疫系统清除恶化细胞组织的能力随着年龄的增加而减弱；④癌症的发生总伴随着DNA遗传物质的出错，老化细胞修复出错DNA遗传物质的能力随着年龄的增加而减弱。

426. 为什么常出现家庭多名成员患癌症?

多个家庭成员出现癌症可能有以下的原因：①可能仅仅是一个巧合；②可能是因为家庭成员生活在相似的环境或者有相似的生活习惯，比如均喜欢抽烟和酗酒；③可能家庭成员遗传因素所致。需要注意的是，仅有5%以下的癌症患者因父方或母方缺陷基因遗传所致，绝大多数癌症患者与遗传因素无关。缺陷基因仅会增加癌症的风险，其存在并不意味着一定会出现癌症。

427. 如果多名家庭成员患癌症，应该注意什么?

当多名家庭成员出现癌症时，应注意他们出现癌症的年龄以及癌症类型。当自己出现疾病症状和不适就诊时应告知医生这些信息，这有助于医生判断是否需要进行特殊检查确定自己是否存在癌症。同时，应该定期进行体检，确定身体是否存在异常。

428. 吸烟与癌症有什么关系?

吸烟和癌症的关系非常明确。吸烟能增加肺癌、肝癌、口腔癌、胃癌、鼻咽癌、膀胱癌、宫颈癌、乳腺癌、肾癌等多种癌症的发病风险，其中80%肺癌由吸烟所致。我国男性吸烟率估计达64%，女性吸烟率达6%，而女性被动吸烟率高达48%。癌症患者中有32.7%男性，5%女性患者死亡原因是吸烟。因此，戒烟有助于降低自己和身边亲人发生癌症的风险。

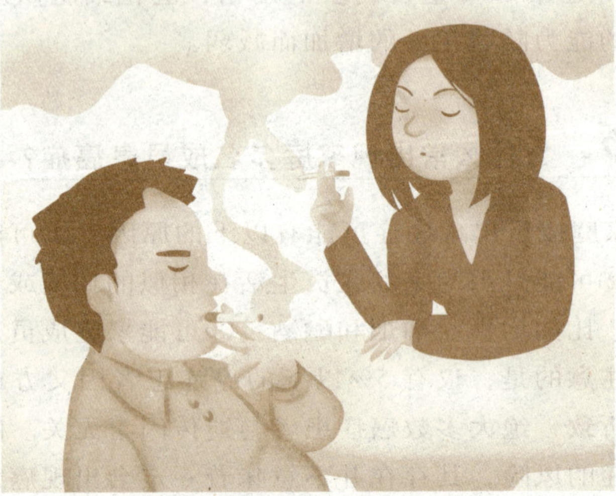

429. 为什么有些人吸烟却并没有患癌症？

不难发现某些人一生吸烟却没有出现癌症，同时某些从未吸烟的人却患上了肿瘤。虽然研究已经确认吸烟会导致癌症，但这并不表明所有吸烟的人一定会患癌症，或者说所有不吸烟的人一定不会患癌症。吸烟只是会增加患癌症的风险。吸烟的人与不吸烟的人相比其出现癌症的可能性更高。这就像马路上超速行驶容易出现交通事故一样，并不因为超速行驶就必然会出现交通事故，也并不因为低速就一定不出现交通事故，还有其他因素的作用。事实上近一半的吸烟者最终会死于癌症或其他与吸烟相关的疾病。

430. 感染会导致癌症吗？

研究证实大约1/5癌症是由感染引起。目前确定与癌症相关的感染因素包括人乳头状瘤病毒、乙肝病毒、丙肝病毒、幽门螺杆菌、EB病毒。其中人乳头状瘤病毒与宫颈癌、口腔癌以及肛门生殖道癌症、乙肝病毒和丙肝病毒与肝癌、幽门螺杆菌与胃癌、EB病毒与鼻咽癌存在关系。31.7%死于癌症的男性患者与感染因素有关，25.3%死于癌症的女性患者与感染因素有关。

431. 饮食与癌症的发生有关系吗？

饮食会影响大肠癌、胃癌、口腔癌、肾癌、食管癌和乳腺癌的风险。我国研究发现13%死于癌症的患者水果摄入不足，还有3.6%蔬菜摄入不足。高摄入动物脂肪、动物蛋白和低纤维饮食是患大肠癌的危险因素；烟熏盐渍品，长期食用高温、辛辣食物是患胃癌的危险因素。嚼槟榔、饮酒是患口腔癌的危险因素；高摄入乳制品、动物蛋白、脂肪是患肾癌的危险因素；食物过热、偏硬、制作粗糙、吞食过快、辛辣刺激是患食管癌危险因素；高热量、高脂肪饮食是患乳腺癌的危险因素。因此，饮食习惯与癌症发生密切相关。

432. 如何通过控制饮食降低癌症发生风险？

通过平衡的健康饮食能有效降低癌症风险。平时应注意多摄入纤维、水果和蔬菜，同时减少红肉和肉制品、盐的摄入。红肉是指烹饪前呈现出红色的肉，包括猪肉、牛肉、羊肉、鹿肉、兔肉等所有哺乳动物的肉，肉制品包括腌制肉类、火腿等。

433. 是否应该相信某些宣传所讲的抗肿瘤饮食?

广告中常常宣传某些特殊食品或“抗肿瘤食品”对身体非常有益。大家不应该依赖这些所谓“抗肿瘤食品”降低癌症发生风险，它们无法替代健康的平衡膳食在维持身体健康中发挥的作用。世界卫生组织建议每天至少应该摄入400克水果和蔬菜，预防癌症和其他慢性疾病。

434. 饮酒与肿瘤有关系吗?

饮酒能增加口腔癌、喉癌、食管癌、乳腺癌、大肠癌、肾癌、肝癌的发生。研究表明在死于肿瘤的男性患者中有6.7%，女性患者中有0.4%与饮酒有关。饮酒量越大，出现癌症的风险越大。重度饮酒会导致肝硬化，从而导致肝癌的发生。

435. 多大酒量对于预防癌症来讲属于安全量?

为了预防癌症的发生，据估计男性每天最多只能饮用70~100毫升40度白酒（约250~350毫升12度红酒），女性最多只能饮用50毫升40度白酒（约175毫升12度红酒）。从癌症预防的角度来说应尽量避免饮酒。

436. 体力活动缺乏与癌症有关系吗?

体力活动缺乏会增加乳腺癌、大肠癌和子宫内膜癌发生风险。由于生活方式改善，目前我国大多数人缺乏必要体力活动和锻炼。在我国，死于肿瘤的男性患者中有0.3%、女性患者中有0.2%与体力活动缺乏有关。通过增加活动量和锻炼身体能有效地降低癌症发生风险。

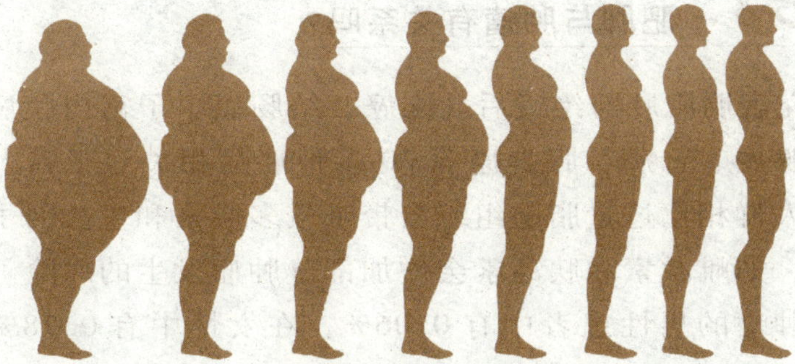

437. 如何通过锻炼和体力活动降低癌症风险？

我国将每周锻炼频率≥3次，每次≥30分钟定义为经常锻炼。未达到该标准的为偶尔锻炼。体力活动分为职业性体育活动、娱乐性体育活动和散步等。美国疾病控制中心推荐每周至少

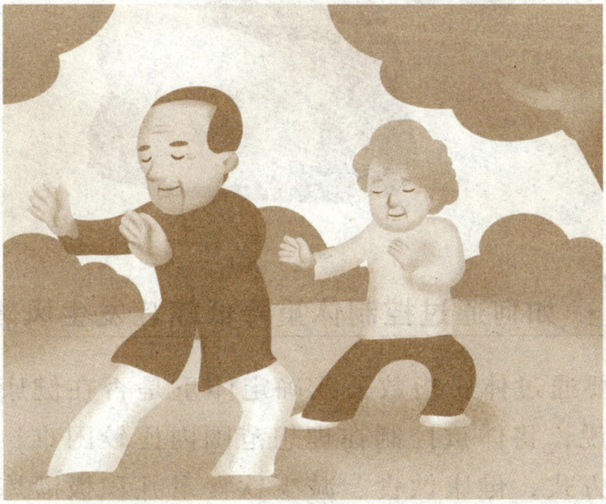

进行 150 分钟**中度有氧活动**，并至少进行 2 次全身肌肉伸展运动。

438. 肥胖与肿瘤有关系吗？

研究表明肥胖与绝经后乳腺癌、结肠癌、子宫内膜癌、食管癌、胰腺癌、肾癌、胆囊癌等 20 多种癌症相关。肥胖人群与正常体重人群相比过量脂肪组织会带来较多激素和生长因子。高水平激素，如雌激素和胰岛素会增加部分肿瘤发生的风险。研究表明死于肿瘤的男性患者中有 0.06%，在女性中有 0.78% 与肥胖有关。

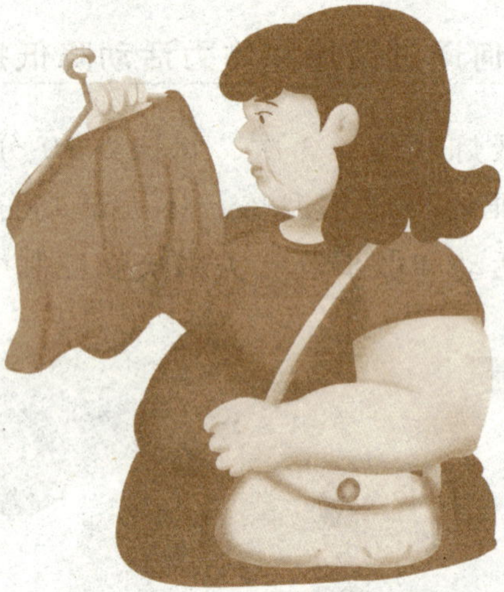

439. 如何通过控制体重降低癌症发生风险呢？

首先需要通过体质指数公式确定体重是否在健康范围内。对于部分人来说，将体重控制在理想范围内比较困难，或许首先应该调整生活方式，健康饮食、减少饮食量并积极锻炼身体，这样能先保证体重不再增加，随后逐步降低体重。体重的控制最终能降低癌症的发生风险。目前我国居民生活水平改善，越来越多的人出现超重和肥胖，同时我们应该从儿童做起，加强对学生的健康教育。

440. 生殖因素和激素与癌症有关系吗？

生殖因素、绝经期后激素替代治疗和口服避孕药与乳腺癌和卵巢癌的风险关系已经比较明确，但我国，死于癌症的患者中约0.18%与生殖因素和激素有关，这可能是因为我国绝经期妇女雌激素替代治疗约6.7%，仅约1.7%的生育妇女采用口服避孕药。为了预防乳腺癌和卵巢癌，母乳喂养和生育期妇女应避免使用口服避孕药，同时避免摄入过量雌激素。

441. 为什么有些职业容易患肿瘤？

部分职业会因长期接触致癌物质，最终出现职业相关癌症，在我国确定的职业肿瘤有8种：①联苯胺所致膀胱癌；②石棉所致肺癌、间皮瘤；③苯所致白血病；④氯甲醚所致肺癌；⑤砷所致肺癌、皮肤癌；⑥氯乙烯所致肝血管肉瘤；⑦焦炉逸散物所致肺癌；⑧铬酸盐制造业所致肺癌。在我国死于癌症的患者中2.7%以上与职业性致癌因素有关。

442. 如何预防职业相关癌症？

职业相关癌症的预防措施包括通过有效防护降低职业性致癌因素暴露水平和接触机会、替代某些强致癌物、实施医学监护和药物预防等。同时，常规体检有助于早期发现这些肿瘤病变，并及时治疗。

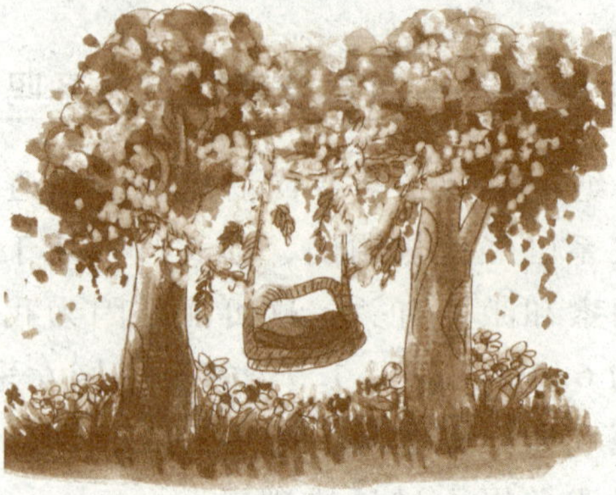

七、认识甲状腺癌篇

443. 什么是甲状腺？是平时说的扁桃体吗？

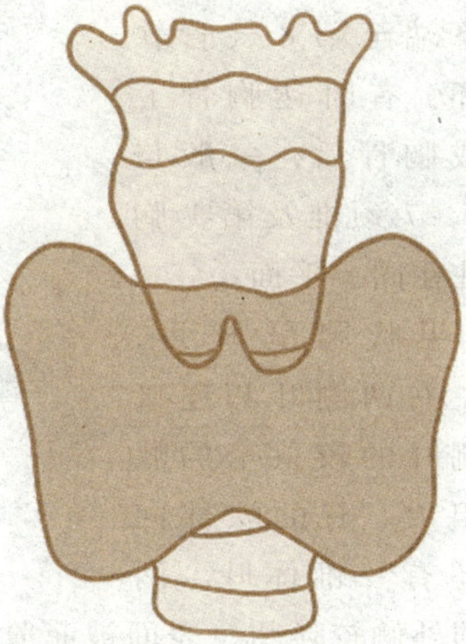

甲状腺毗邻

甲状腺是一个内分泌腺体，它分泌具有生理功能的甲状腺激素，是人体内分泌系统的重要组成部分。甲状腺位于颈部正中下方，由左右两个侧叶和连接两个侧叶的峡部组成，峡部常有一向上伸出的舌状突出的甲状腺组织称锥体叶，形似蝴蝶。有的人无峡部或无锥体叶，锥体叶也可能从左侧叶或右侧叶伸出。两侧叶覆盖气管两侧，上极达甲状软骨水平，下极达第六气管环。峡部多位于第二至四气管环前方。成人甲状腺重20~30克，每一侧叶长4~5厘米，宽约2厘米，厚约1厘米。而平常所谓的扁桃腺的正确名称应为扁桃体，它位于口腔的后部的两侧，是人体免疫系统的一部分。扁桃体与甲状腺完全是两回事。

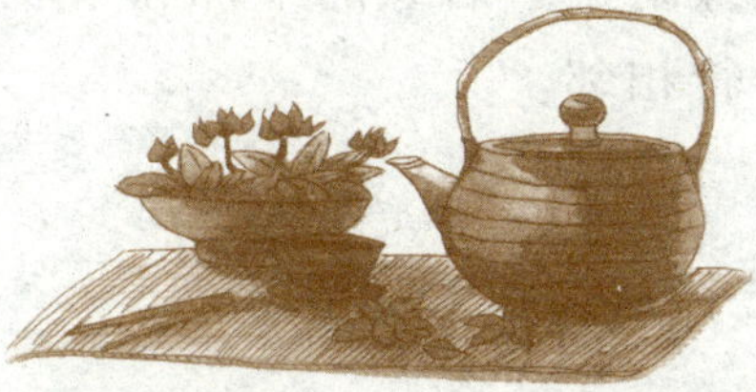

444. 甲状腺长在身体的什么位置？

甲状腺位于颈前下方软组织内，紧贴在甲状软骨和气管软骨环的前面和两侧。上始自甲状软骨的中点下端至第8气管软骨环，有时达胸骨上窝或胸骨后，一般与第5~7颈椎及第1胸椎处在同一平面。

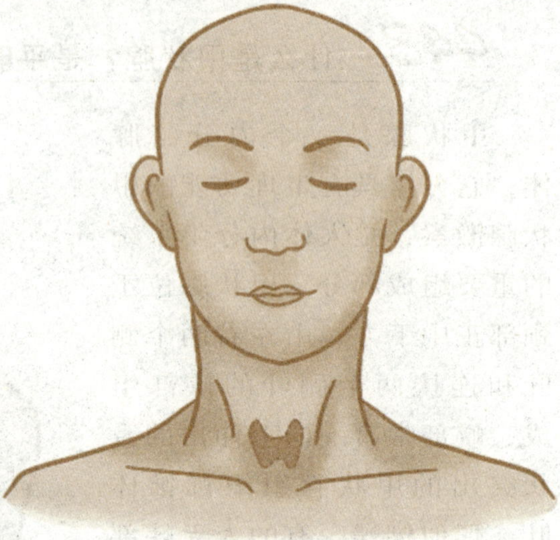

甲状腺体表投影示意图

甲状腺呈H形，由左右两侧叶和连接两侧叶的较狭窄的峡部组成。有的峡部向上还有一锥体叶。两叶的外侧较隆凸，表面被菲薄的甲状腺内被膜紧密覆盖。两叶的后外侧面与颈血管鞘借疏松结缔组织相接。腺叶的内侧面凹陷，与喉和气管相贴近，上部与咽下缩肌和环甲肌后部相接触。环甲肌介于甲状腺腺叶与甲状软骨板后面和环状软骨侧面之间。喉上神经外支由甲状腺上部经腺叶深面至环甲肌。甲状腺腺叶内侧下面，由前向后与气管、喉返神经和食管相邻。两叶的后缘钝圆，甲状旁腺常位于此缘附近。后缘的下部和甲状腺下动脉相邻，左叶后下缘还与胸导管相邻。

445. 为什么甲状腺随吞咽动作可上下移动？

甲状腺有两层结缔组织被膜。内层即内被膜也叫真被膜，是一薄层结缔组织，紧贴于甲状腺实质表面，并深入甲状腺组织中，将甲状腺分隔成大小不等的小叶，其中有丰富的血管、淋巴管。外层的甲状腺被膜，又叫外被膜。外被膜在峡部和侧叶上方增厚形成甲状腺悬韧带，把甲状腺固定于喉的环状软骨和气管软骨上，做吞咽动作时，喉和气管会上下移动，从而带动甲状腺上下移动。

判别颈前肿块是否发生于甲状腺，即是否为甲状腺结节，应该是容易的。因为甲状腺肿物可随吞咽动作而和甲状腺一起上下移动，不随吞咽移动的肿物通常是来自于甲状腺外的。但当甲状腺肿物与周围组织粘连时，其活动明显受限。

446. 为什么会有异位甲状腺？

在甲状腺发育过程中，如甲状舌管不退化，出生后在舌和甲状腺间会形成甲状舌管囊肿或瘘管，或形成一条不规则的实质性甲状腺组织——锥体叶，约50%的人具有这种变异。

凡在甲状腺正常位置以外出现甲状腺组织统称为异位甲状腺。异位甲状腺有两种情况，一是颈部存在正常甲状腺，其他部位又出现甲状腺组织，这种甲状腺称为额外甲状腺；另一种是正常位置无甲状腺组织，而在其他部位出现甲状腺，称为迷走甲状腺。

异位甲状腺最多见于舌根，其次为颈部和胸内，也可见于咽后壁、软腭、鼻腔、气管、食管、锁骨上窝和腹腔。最近国内有报道发生于胸大肌之间的异位甲状腺。和正常甲状腺一样，异位甲状腺也会出现功能异常、恶性变及退行性变。

447. 甲状腺的生理功能是什么?

甲状腺的功能很复杂，作用广泛，有些功能还不完全清楚。甲状腺的主要功能是吸取碘，合成甲状腺素供身体需要。甲状腺是体内内分泌腺中唯一能将合成的激素贮存在细胞外的腺体，构成滤泡内的主要成分，这是甲状腺素的贮存形式，甲状腺素的贮存量较大，一般可供人体2~3个月之需，因此饮食中碘的含量变化很大时人体血浆中的甲状腺激素仍能保持一定的浓度。

碘化物通过甲状腺聚碘作用，摄入滤泡细胞内后，2分钟内约50%的碘化物被活化。甲状腺内的活化后的碘化物，进而被甲状腺细胞合成甲状腺激素。

448. 甲状腺与碘有什么关系?

甲状腺滤泡上皮具有极强的聚碘作用。20%~30%的碘被甲状腺摄取；甲状腺滤泡可将血液中的碘浓缩20~30倍。饮食中的碘含量不足时，甲状腺滤泡聚碘能力异常活跃，能提高摄碘能力10~20倍。碘是合成甲状腺激紧的必需原料。

甲状腺内碘的来源有两方面：一是来自饮食，每天摄取碘100~150克，足以维持正常甲状腺功能。通过甲状腺滤泡上皮摄入的碘，贮存在甲状腺内的第一碘池，池内含碘量约10微克；另一来源是在甲状腺内，碘化络氨酸被脱碘酶作用脱下来的碘。这部分碘贮存在甲状腺的第二碘池。第二碘池中碘的含量不受药物所影响，可供甲状腺滤泡的再利用。经甲状腺内再循环利用的碘的含量4倍于第一碘池内碘。

除甲状腺外，其他组织如胃黏膜、唾液腺、乳腺、脉络丛、卵巢，胎盘和皮肤等，亦具有聚碘能力，称为甲状腺外碘的转运。这些组织虽有聚碘和活化碘的作用，但不能把碘化络氨酸合成为甲状腺素。

合成后的甲状腺激素排到滤泡腔内，构成滤泡腔胶质的主要成分，也是甲状腺激素贮存的主要形式。滤泡腔内甲状腺球蛋白贮存的甲状腺激素量可供人体利用长达50~120天之久，其数量之大，时间之长，在激素贮存方面居于首位。因此，临床上使用抗甲状腺药物治疗后，疗效出现也较慢。

449. 甲状腺素有什么功能？

甲状腺是一个内分泌腺体，它分泌具有生理功能的甲状腺激素。甲状腺激素对人体的代谢、生长发育、神经系统、心血管及消化系统等具有重要的作用。

（1）甲状腺激素对代谢的影响：①产热作用：甲状腺激素可增加细胞内氧化速率、特别是对心、肝、肾和骨骼肌等组织细胞作用更加显著，可使组织产热增加，以维持体温；②对物质代谢的影响：甲状腺激素对蛋白质的合成是双向的。能增加蛋白质的合成，但是大剂量的甲状腺激素则又可加速蛋白质分解。

（2）对生长和发育的影响：甲状腺激素具有促进组织分化和生长成熟的作用。甲状腺在维持正常生长发育方面是必不可少的激素，特别是对骨骼和脑的发育尤为重要。甲状腺功能低下的儿童，表现为以智力迟钝和身材矮小为特征的呆小症。出生后3个月的婴儿，如缺乏甲状腺激素会影响智力发育，发生不可逆转的智力障碍；儿童在生长发育过程中，甲状腺激素和生长素有协同作用，如缺乏甲状腺激素则影响生长素发挥正常作用，导致长骨生长缓慢和骨骺愈合延迟，骨龄晚于实际年龄。

（3）对神经系统的影响：甲状腺激素不但影响中枢神经系统的发育，对已分化成熟的神经系统也有影响。甲状腺功能亢进症时，人脑皮质的兴奋性增强，主要表现为多言疑虑、喜怒无常、易激动、注意力不集中等中枢神经系统兴奋症状。甲状腺功能低下时。中枢神经系统处在抑制状态，表现为面无表情、感觉迟钝、行动迟缓、记忆力减退等。

（4）对心血管系统的影响：适量的甲状腺激素对维持正常的心血管功能是必需的。甲状腺激素可直接作用于心肌，使心率增快，血压偏高，脉压增大。长期过量的甲状腺激素对心肌的直接作用导致心律失常及心功能不全。甲状腺功能低下时表现心率缓慢，心排出量降低。

（5）对消化系统的作用：过量的甲状腺激素可致食欲亢进，排便次数增加。甲状腺功能低下时，胃肠排空减慢，肠蠕动缓慢，因而可有便秘。

（6）对其他内分泌腺、对水、电解质、对维生素代谢均有影响。

450. 甲状腺除了分泌甲状腺素，还有其他功能吗?

C细胞是20世纪60年代初发现的新的内分泌细胞。它主要分布于甲状腺，少部分分布在甲状旁腺和胸腺组织中。C细胞分泌降低血钙的激素，命名为降钙素。在生理情况下是经常不断分泌着的。

（1）降钙素最明显的效应是降低血钙和血磷浓度。关于降钙素在人体钙代谢中的作用仍然不甚清楚。当降钙素分泌减少或分泌过盛时，机体并不出现明显症状，钙代谢也不紊乱。例如，患甲状腺髓样癌时. 降钙素的分泌过多，可是在钙代谢方面却几乎没有什么异常。

（2）降钙素与甲状腺髓样癌的联系：降钙素瘤又称C细胞瘤，属于神经内分泌瘤的一种，甲状腺髓样癌是代表。异位产生降钙素的肿瘤尚见于肺癌、乳腺痛、卵巢类癌、胰内分泌瘤等。甲状腺髓样癌本身可产生降钙素、5-羟色胺，因此在临床上可出现腹泻、心悸、脸面潮红和血钙降低等症状。

451. 摘除甲状腺后，感觉抵抗力下降了，有关系吗？

甲状腺不直接参与机体的免疫反应，因此甲状腺手术后感觉抵抗力下降与甲状腺手术没有直接关系。可以通过以下方法增加抵抗力：充足的睡眠、保持乐观的情绪、限制饮酒、适当运动、补充维生素、改善体内生态环境就能提高免疫力。

452. 什么是肿瘤？

人体组织是由多种细胞组成的，正常情况下处在有规律的新陈代谢状态，这种有规律的生命活动维持着机体的健康。当机体在多种体内、体外致瘤因素的协同作用下，导致正常细胞从基因水平发生异常改变，不再遵循正常的规律而无限制地过度生长，医学称为肿瘤。肿瘤分为良性、交界性和恶性。良性肿瘤多数是静止状态或缓慢增长，不造成对周围正常组织和器官的侵害，被切除后一般不复发，与恶性肿瘤的最大区别是很少危及生命。恶性肿瘤则具有生长迅速、侵袭性、转移性等生物学特性，治疗过程中仍然难以避免复发和广泛转移，危害健康，最终危及生命。交界性肿瘤的各种特性介于良性和恶性肿瘤之间。

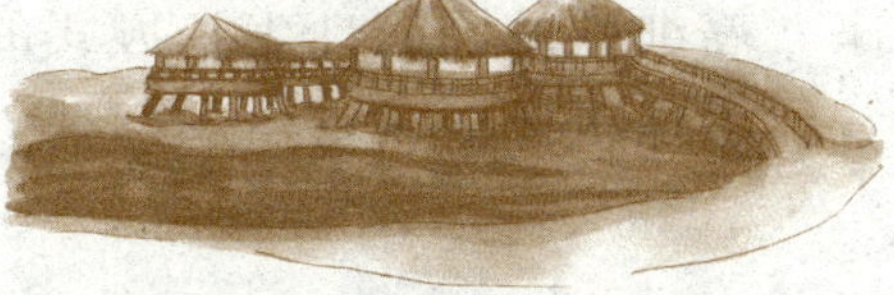

453. 肿瘤是怎样命名的？

人体组织细胞起源繁多，主要的大类：①上皮细胞，存在于体表的皮肤、体内脏器的腔面，如消化道黏膜，以及各种消化和代谢器官，如肝脏、胰腺、涎腺等。常见的皮肤癌、胃癌、肠癌、肝癌、胰腺癌等都属于上皮细胞起源的恶性肿瘤；②间叶细胞，如肌肉、脂肪、纤维、血管等软组织，常见的纤维组织细胞瘤、平滑肌瘤、间质瘤等统称为间叶来源的肿瘤。此外，还有骨、神经、淋巴造血等。

当发生肿瘤时都分别依据其细胞来源和性质进行分类和命名。良性肿瘤一般称为“瘤”，恶性肿瘤根据其细胞起源不同有不同的命名，上皮来源的称为“癌”，间叶来源的称为“肉瘤”，神经来源的称为“母细胞瘤”等。也有一些肿瘤的使用专有名词命名，如霍奇金淋巴瘤、血管免疫母细胞性 T 细胞淋巴瘤，它们都是恶性淋巴瘤大分类中的不同类型。随着人们对肿瘤认知的不断深入，肿瘤定义和命名的概念还将继续更新，某些肿瘤因其组织学形态或生物学行为等特征难以准确表述而被定义为“恶性潜能未定”，其含义和意义在于提示它是一类具有不确定行为和**预后**的肿瘤，需要引起医患双方的共同重视，治疗后仍应定期**随访**。

454. 什么是癌症？

癌症一词泛指所有的恶性肿瘤，是一组拥有共同重要特性的不同类型的恶性疾病。癌症的英文单词为“cancer”，其中文含义之一就是巨蟹座。癌细胞的浸润性生长方式的确类似蟹爪，可以在体内肆意横行，破坏机体的正常组织和器官。

恶性肿瘤中绝大部分发生在上皮组织，病理学称其为癌；少部分来源于间质组织，如脂肪、肌肉、纤维组织等，病理学称其为肉瘤；还有些恶性肿瘤来源于造血细胞、淋巴细胞等，病理学称其为白血病、淋巴瘤等。

455. 什么是隐匿性癌？

隐匿性癌是指依据现有的医学影像学检查无法找到原发癌病灶，但切除转移病灶病理学检查或转移病灶穿刺活检病理学检查结果证实为某部位癌引起的转移。如少数患者甲状腺内查不到肿块，而颈部淋巴结或肺等部位已出现癌转移，这种甲状腺癌称为隐匿性甲状腺癌。

456. 什么是甲状腺癌？

发生在甲状腺上的恶性肿瘤统称为甲状腺癌。包括甲状腺乳头状腺癌、甲状腺滤泡腺癌、甲状腺髓样癌和甲状腺未分化癌四种类型。绝大多数甲状腺癌发生于一侧甲状腺腺叶，常为单个肿瘤。不同类型的甲状腺癌，治疗原则也有不同。

457. 为什么甲状腺癌女性多见？

甲状腺癌以女性发病较多，男女比例为1：（2～4）。可能是因为甲状腺癌的发生与雌激素存在相关性。甲状腺的生长受TSH支配，它对甲状腺癌的发生也起着促进作用。雌激素也可影响甲状腺的生长主要是通过促使垂体释放TSH而作用于甲状腺，因为当血浆中雌激素水平升高时，TSH水平也升高。

458. 什么是转移?

恶性肿瘤细胞能够从肿瘤上脱落下来进入血液循环和淋巴系统，再播散至身体其他部位形成新的肿瘤，这个过程被称为转移。

459. 甲状腺癌的转移途径有哪些?

甲状腺癌可以直接侵袭甲状腺脏周围的组织和器官（如气管、食管），也可以通过淋巴管、血管转移到身体其他部位形成新的肿瘤。甲状腺癌转移大多数发生在肺和骨骼。转移的肿瘤与甲状腺原发肿瘤有相同的异常细胞和名称。例如，如果甲状腺癌转移至肺，肺上的癌细胞特点仍然是甲状腺癌细胞的特点，肺上的病变被称为甲状腺癌肺转移，而不是肺癌。而伴有其他脏器或组织转移的甲状腺癌，被称为转移性甲状腺癌，也就是通常所说的晚期甲状腺癌。

460. 什么是分化?

原始组织、幼稚细胞逐渐发育成为成熟组织和细胞的过程称为分化。人体正常的细胞是成熟和高度分化的形态和功能状态，而肿瘤细胞往往是幼稚的形态和功能状态。

病理学应用肿瘤的分级表述肿瘤的分化程度，采用三级表述方式：目前多数应用高分化、中分化、低分化表述，也有些肿瘤应用1、2、3级表述。高分级是低分化的同义词，低分级是高分化的同义词。临床上多数肿瘤符合如下的规律：分级越高，分化越差，恶性度越高，预后越差。

461. 肿瘤细胞的分化程度与恶性程度有什么关系?

病理学应用肿瘤分化的概念一般是用以表述肿瘤细胞趋向成熟的程度。肿瘤细胞与正常细胞的形态越相近似，越提示肿瘤的分化比较成熟，通常表述为“高分化”，或称“分化好”。临床上大多数形态学分化好的肿瘤，恶性程度低；大多数形态分化差的肿瘤，恶性程度高；但并不是所有形态学分化好的恶性肿瘤预后都好，也不是所有分化差的肿瘤治疗效果就差。

462. 什么是化生?

化生是指一种分化成熟的组织细胞受刺激因素作用转化为另一种成熟组织细胞的现象。这种转化通常是由正常的贮备细胞来完成的。

463. 什么是癌基因?

细胞内含有的与癌症发生相关的基因叫癌基因。它是正常细胞遗传信息的组成成分之一，通常在体内是呈静止无功能的状态。当受到外界或体内某些因素的刺激，该基因会发生活化而在肿瘤发生过程中起作用。

464. 什么是抑癌基因?

抑癌基因是指细胞内含有的能抑制癌症发生的相关基因。它是正常细胞遗传信息的组成成分之一，通常在体内是呈发挥正常抑癌功能。当受到外界或体内某些因素的刺激，该基因会发生失活而促进肿瘤的发生。

465. 什么是免疫组织化学染色?

免疫组织化学是根据免疫学抗原抗体特异性结合的原理，用标记抗体寻找组织细胞中抗原的方法，来检测组织细胞中可能存在某种蛋白分子。当肿瘤形态不典型，需要与其他肿瘤相鉴别时需要作此类检测，进行肿瘤性质和病理类型的鉴别。

466. 如何解读免疫组化染色报告?

免疫组化染色检测结果分为阳性、阴性、不确定。结果的表述方法并不是统一的（用文字或符号表述）。通常阳性用“+”，提示为检测到相应的蛋白分子，同时依据阳性的程度不同，辅以数字表示强度：弱阳性（+）、中阳性（++）和强阳性（+++）。阴性结果的表述通常用“-”，提示没有检测到相应的蛋白分子。检测结果不确定经常用“+/-”，原因复杂，但至少提示对鉴别诊断没有参考意义。**免疫组化**检测结果判读是诊断病理专业性工作，需要结合组织学形态综合分析，对诊断和鉴别诊断的意义是病理医生通过最终诊断报告的文字内容体现的，而并非简单理解为“阳性”就是支持诊断，“阴性”就是否定诊断。

467. 什么是增生?

细胞数目增加，称为增生。它可以是正常的生理现象，也可以是炎症刺激引起的病变，或者是肿瘤的表现之一。应根据不同的情况进行不同的处理方式。

468. 什么是不典型增生?

细胞数目增加伴有细胞形态的异常。所谓的细胞形态异常是指病变内细胞的形态与正常细胞有一定差异。不典型增生分成三级，包括轻度、中度和重度。轻度常见于炎症刺激引起，而中度和重度不典型增生常见于肿瘤发生的前期情况，需密切随诊，必要时需临床干预。

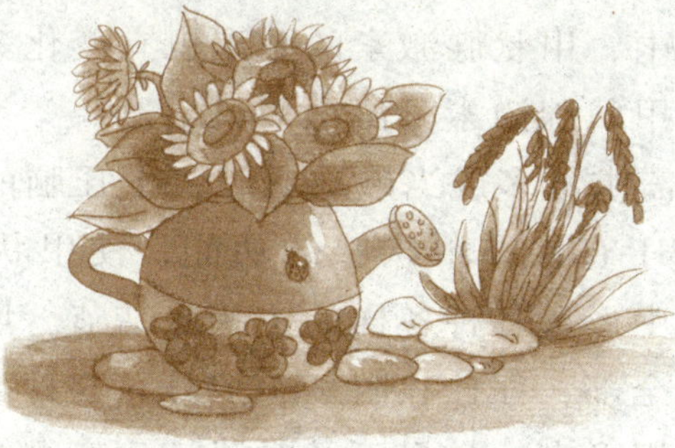

八、肿瘤病因的探究篇

469. 甲状腺为什么会长结节?

甲状腺的功能，随着人的年龄、性别、精神和身体状态以及周围环境的变化而有很大的差异。出生后前几天甲状腺功能迅速增高，以后逐渐降至正常。到青春期达到高峰，50岁以后甲状腺功能逐渐降低。妇女在月经周期的黄体期、妊娠期、绝经期，甲状腺功能活动增强，尤其妊娠期更为明显。除上述生理异常外，在日常生活中，甲状腺激素的分泌也有变化。寒冷刺激或剧烈的情绪反应，甲状腺激素分泌增多。

在甲状腺素需求增多或当碘缺乏时，下丘脑的神经分泌细胞产生促TSH。TSH有兴奋甲状腺的功能，使甲状腺细胞增生肥大。在增生过程中形成各种各样的甲状腺结节。增生现象不一定弥漫到甲状腺的全部，往往只限于一部分，这种变化如果及时治疗可恢复正常组织形态。如果不及时治疗病变继续发展，就是甲状腺内常可触到的肿块，一旦变成这样的结节，就无法恢复原来的组织形态。周围细胞继续破坏，结节就继续增大，其余部位小结节又再不断形成，因而甲状腺形成大小不同的结节。结节继续增多、增大，对周围器官产生各种压迫症状，出现复杂的临床症状。

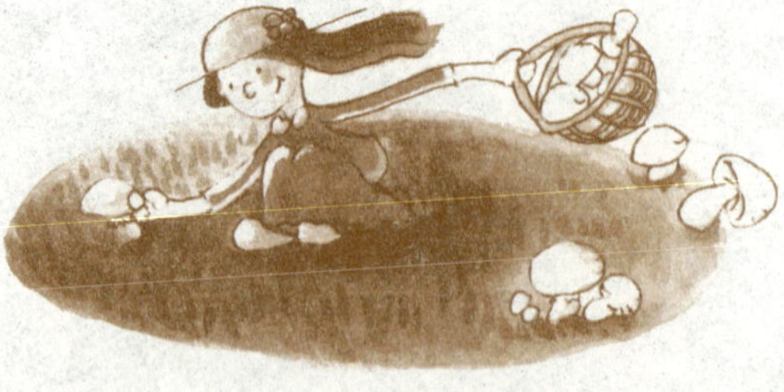

470. 甲状腺癌遗传吗？

和遗传有关的甲状腺癌，仅见于甲状腺髓样癌。甲状腺髓样癌可分为散在的发生及家族性两种，前者约占80%，不伴有其他内分泌腺部位的肿瘤，没有特殊的临床表现。后者占20%，有明显家族史，分为两种类型：一类叫多发内分泌肿瘤ⅡA型，此型包括甲状腺髓样癌、嗜铬细胞瘤和甲状旁腺功能亢进症，又称为Sipple综合征；另一类叫多发内分泌肿瘤ⅡB型（ⅡB），此型包括甲状腺髓样癌、嗜铬细胞瘤及伴有多发性黏膜神经瘤，并有特征性面部表现（嘴唇肥厚、宽鼻背、睑外翻等）。部分甲状腺髓样痛是常染色体显性遗传疾病。

在一些甲状腺癌患者中，也可见到一个家庭中两个以上成员同患甲状腺乳头状腺癌。

471. 哪些因素与甲状腺癌有关？

某些因素与甲状腺癌存在一定的关系，可供判断甲状腺结节性质时参考。

（1）性别因素：甲状腺癌虽以女性发病较多，男女比例为1∶(2~4)。但在男性甲状腺结节中甲状腺癌的发生率远远高于女性，故对男性甲状腺结节，倾向于积极的处理。

（2）年龄因素：儿童甲状腺结节中，甲状腺癌的比例可高达50%~70%，大多为分化较好的乳头状腺癌，经积极的手术治疗，**预后**亦较好。而高龄患者中，未分化癌或分化差的滤泡状腺癌相对增多。虽然甲状腺癌从儿童至老年人均可发生，但和一般癌肿好发于老年人的特点不同，甲状腺癌多发生于青壮年，平均年龄不足40岁。

（3）甲状腺结节数量：在甲状腺单发结节中，甲状腺癌占15.6%~28.7%，而多发结节仅为10%左右。

（4）地域因素：地方性甲状腺肿流行地区并不一定是甲状腺癌的高发区。相反，有的地区如夏威夷、冰岛并不是缺碘区，却是甲状腺癌的高发区。

472. 甲状腺恶性肿瘤的发病因素有哪些？

（1）电离辐射：目前已查明头颈部的外放射是甲状腺的重要致癌因素。对儿童尤为明显。人类甲状腺癌的发生与放射因素具有相关性，放射线作为致甲状腺癌的因素之一，已经广为接受。有报道小儿甲状腺接受照射的年龄越小，发生癌的危险度愈高，女性一般较男性为高。从放疗后到发病时间不一，最短3.6年，最长14年，平均8.5年。

（2）遗传因素：部分甲状腺髓样痛是常染色体显性遗传疾病。在一些甲状腺癌患者中，也可见到一个家庭中一个以上成员同患甲状腺乳头状腺癌的。

（3）缺碘：在长期缺确地区，甲状腺癌的发病率本来就数倍于非缺碘地区。通过数十年的大力防治而使甲状腺肿的发病率得到控制时，甲状腺癌的发病率也随之下降。但在有些缺碘地区，甲状腺癌的发病率并不高于一般地区。另外有些地区如冰岛、夏威夷，虽然不是地方性甲状腺肿的流行区，却是甲状腺癌的高发区。引人注目的是地方性甲状腺肿流行区多为甲状腺滤泡状癌或部分为间变癌，而高碘地区则多为乳头状腺癌。其致癌原因有待进一步研究。

（4）雌激素：甲状腺的生长受TSH支配，它对甲状腺癌的发生也起着促进作用。雌激素也可影响甲状腺的生长。主要是通过促使垂体释放 TSH 而作用于甲状腺，因为当血浆中雌激素水平升高时，TSH 水平也升高。至于雌激素是否直接作用甲状腺，尚不明确。

（5）其他：一些甲状腺良性疾病如腺瘤样甲状腺肿和甲状腺功能亢进症，分别有 5% 及 2% 合并甲状腺癌，多年生长的甲状腺腺瘤，偶可发生癌变。

473. 哪些人要特别注意有可能发生甲状腺癌？

甲状腺肿大伴有下列情况者应警惕恶性的可能：

（1）甲状腺的多发结节中发现有一个结节特别突出而且较硬，同时在颈部发现有淋巴结肿大。

（2）其他部位有转移灶，同时甲状腺有肿大或疼痛现象者。

（3）有长期甲状腺肿大或慢性甲状腺炎，近期迅速增大变硬者。

（4）伴有声音嘶哑、呼吸困难、吞咽困难者。

（5）青少年甲状腺结节，应首先考虑甲状腺癌。

（6）长期腹泻而无脓血便，常伴有面部潮红或内分泌肿瘤者。

（7）原因不明的颈淋巴结肿大，经抗感染不缩小者。

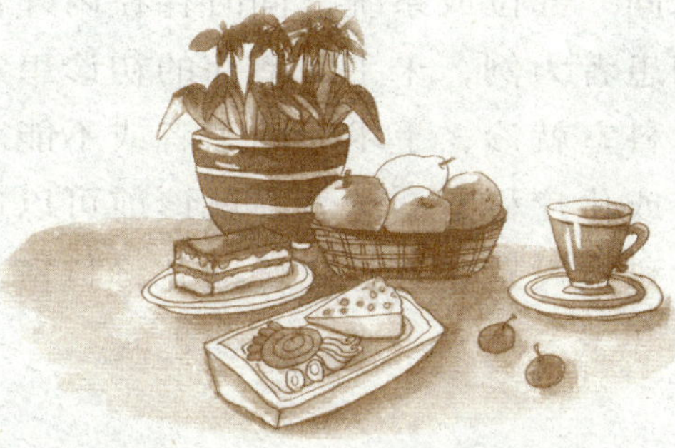

九、就诊篇

474. 如何选择就诊医院？

选择医院是看病的第一步，也是对诊断和治疗效果影响最大的。选择就诊医院应遵循：小病及时就近诊疗，大病选择专业二级以上医院。小病是指常见病、多发病，可以及时到就近的社区门诊或一级医院就诊。大病是指当病情较重，诊断疑难，疗效不显时，及时选择二级以上医院就诊。二级以上医院根据收治范围分为综合医院和专科医院。综合医院诊疗范围广，分科齐全。专科医院是专门从事某一病种诊疗，专业性强。选择二级以上医院就诊的患者可根据自身的时间、经济状况、医院的口碑、医院的性质（公立、民营）、医院的级别、是否医保定点医院、地理位置的远近，以及对服务的要求等进行选择。

475. 如何在医院选择就诊科室？

综合性医院多按照疾病系统和部位分类，专科医院多按照治疗方法和部位分类。患者可根据所患疾病的部位和归属系统选择就诊科室。但对同一部位或系统，同时存在内外科不同治疗科室的问题。以肿瘤患者为例，未手术治疗的初诊患者，根据病变部位选择外科手术科室就诊；手术后的患者或不能手术治疗的患者可选择放射治疗或化疗科室。患者在就诊前可以通过电话或网络查询各医院门诊科室设置，选择正确的就诊科室，避免挂错号。

476. 如何做好就医前的准备？

二级医院门诊，出诊医生在出诊时间内必须接诊大量的患者，很难有充足的时间详细解答每一位患者提出的全部问题。患者在就诊前最好做一些准备工作，提前梳理好向医生介绍的病情，需要向医生咨询的问题，这样既可以节省时间，又可以避免因临时考虑而疏漏某些重要的细节。此外如果患者已在其他医院检查或治疗，应将已有的检查结果和病历资料带全，以便医生进一步诊断和治疗。

477. 如何选择医院的专家门诊？

目前多数医院都设立简易门诊、普通门诊、专科门诊、专家门诊及专业组门诊、特需门诊等，以满足不同层次的需求。建议初诊患者挂普通门诊，因为初诊时无论是专家门诊还是普通门诊，都要根据病情先让患者做相应的检验、影像学检查，肿瘤性疾病还需要组织病理学检查才能确诊。患者复诊或有疑难疾病可选择专家门诊。患者可根据医院专家介绍栏或网站上的专家介绍了解各专家的专业特长，结合自身病情选择适合的专家。

478. 选择哪种方式预约挂号？

为方便就医，提高医院医疗服务水平。各个医院均在开展不同的预约挂号方式来缓解患者挂号排队和候诊等待时间长。预约挂号方式主要包括：电话预约、网络预约和自助挂号等方式。医院电话预约和网络预约方式多通过与第三方公司合作为患者提供方便，优点是有稳定的网络挂号平台，有大量的接线客服，解决

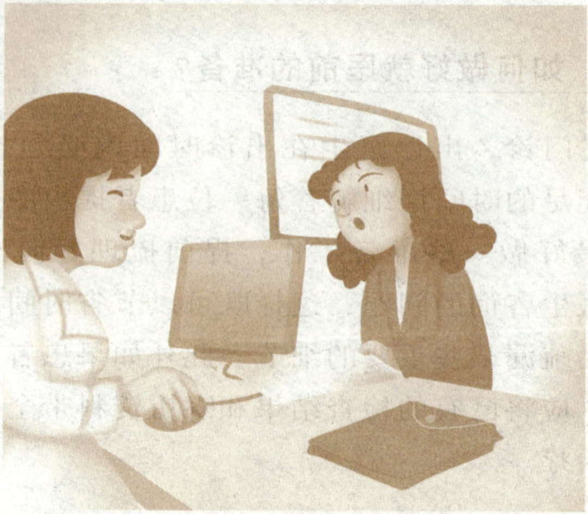

患者排队挂号的困扰，但缺点是第三方公司客服缺少医学专业知识，患者在采取电话预约和网络预约前应了解医院的科室设置和挂号的号别。自助挂号是在医院挂号处、门诊大厅等显著位置放置的自助挂号机，方便患者在医院就诊后预约下次就诊时间。患者在就诊前了解就诊医院的预约挂号方式和预约挂号号别，合理安排时间挂号就诊。

479. 建立就诊卡、挂号需出示患者哪些身份证明的证件？

患者按规定必须用真实姓名挂号、就诊。凡到各医院就诊的患者须为实名制挂号，严禁使用非就诊患者的姓名建卡、挂号。在各医院办理就诊卡时，须出示患者身份证、户口本或驾驶证、老年证等有效身份证明进行建卡挂号。此外北京市医保患者必须持北京医保社会保障卡办理就诊卡和挂号。

480. 什么是银医卡？银医卡开展哪些自助服务项目？

银医卡是银行和指定医院合作办理的联名卡，具有普通银行卡的所有功能，还可以在医院网站预约挂号。银医卡开展的自助服务包括自助缴费、自助检查报告打印、自助信息查询等。银医卡的开展是实名制挂号的更好应用，也为全国开展的“先诊疗，后结算”奠定基础。

481. 为何要建立正式病案？

各地均实施门诊就诊手册，并在各医院均可使用。门诊就诊手册是由医生填写，对患者每次就诊情况、各项检查和用药情况的记录。如果患者需要住院治疗时，部分医院要求建立正式病案。患者根据各医院要求持患者身份证或有效证件填写病案首页建立正式病案。正式病案是对住院后患者病情和诊疗过程所进行的连续性记录。正式病案一般由医院病案室统一保管。

482. 做检查需要预约吗？能直接检查吗？

患者为确诊病情需做各种全身和专科检查。医院有些检查不能直接做，需要患者做好身体准备，例如血液检查前空腹、肠镜检查前需要提前做**肠道准备**和妇科 B 超需膀胱憋尿充盈等。患者可根据检查申请单或预约通知单上的要求做好身体准备。由于部分三级医院医疗资源有限，患者集中就诊，有些检查需要提前预约，患者根据各医院要求合理安排时间就诊。

483. 体检时发现某项肿瘤标志物结果偏高，该如何挂号?

肿瘤的诊断不能单独依靠肿瘤标志物的检查，单次肿瘤标志物升高的意义并不大，只有动态、持续升高才有意义。如果体检发现某个或某几个肿瘤标志物持续升高，那么应提高警惕。肿瘤标志物在不同的肿瘤有不同的表现，如 CEA 常出现在肠癌、胃癌，CA199 常出现在胰腺癌，CA153 常出现在消化道肿瘤等。如果出现升高，则需要根据肿瘤标志物提示的病变进行进一步检查。部分医院还设立防癌门诊提供体检异常结果的咨询。

484. 看病的一般流程是什么?

初诊患者→建卡、挂号→诊区候诊→医生接诊→填写病历本或建立正式病案→医生开具检查单、处方、住院证→检查、交费，取药、办理住院。

485. 医院里发的传单可信吗?

候诊区里游散人员传发的传单都是非法广告，不可信。严重影响了人们的视野，误导、欺骗了很多急于求医的患者。这些广告所宣传的医疗手段不仅没有及时为患者解除病痛，反而增加其经济负担，延误了病情和及时治疗。患者应清醒地识别违法医疗广告，谨防受骗上当。医院的宣传资料一般由医院内部人员发放。

486. 医院的哪些科室诊治甲状腺疾患?

甲状腺疾患较为常见，不同医院的不同科室均有收治。肿瘤专科医院的头颈外科，综合性医院的普外科，耳鼻咽喉头颈外科，腺体科，两腺（甲状腺、乳腺）科、内分泌科，甚至有胸外科也收治甲状腺患者。

487. 看甲状腺一定要挂专家号吗?

甲状腺为常见病、多发病，大型医院的相关医生均已积累了丰富的经验，普通病例不一定要挂专家号。

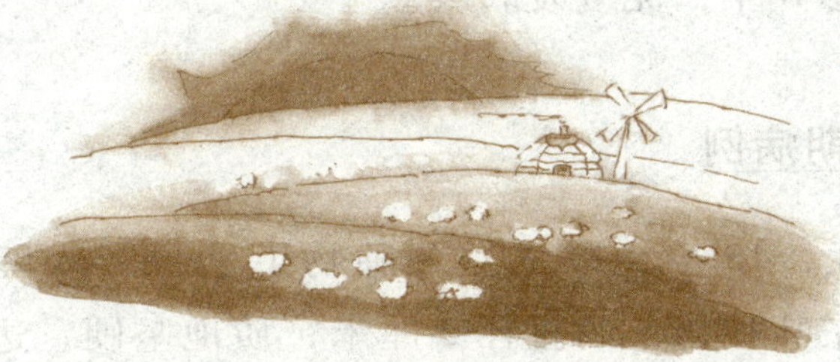

十、典型病例

病例一　早期病例

患者女性，28 岁，在单位体检时发现甲状腺肿物。患者无不适感觉，体格检查未发现甲状腺肿物。颈部超声示：甲状腺左叶可探及直径 6 毫米中低回声肿物，边缘不清，有毛刺，内部回声不均，肿物中心有血流通过，肿物内可探及点状强回声。其余腺体回声均匀。双颈未探及肿大淋巴结。诊断为：甲状腺癌。在全麻下行甲状腺左叶切除，左气管食管沟清扫。术中冰冻及术后病理：甲状腺乳头状癌，左气管食管沟淋巴结 0/6，术后服用优甲乐（左旋甲状腺素），每日一片（50 微克）。每 6 个月复查一次。现已随诊 8 年，无复发转移。

病例二　中期病例

患者男性，48 岁，以“左颈肿物 1 个月”入院。体格检查发现甲状腺左叶肿物，约直径 2 厘米，质地坚硬，边界不清，左下颈部可触及肿大淋巴结，直径 1.5 厘米。颈部超声：甲状腺左叶可探及直径 1.8 厘米中低回声肿物，边缘不清，有毛刺，内部回声不均，肿物中心有血流通过，肿物内可探及点状强回声。其余腺体回声均匀。左侧颈部探及多个肿大淋巴结，最大直径 1.6 厘米，皮髓分界不清，血流丰富。诊断为：甲状腺癌左颈淋巴结转移。在全麻下甲状腺左叶切除，左颈及左气管食管沟清扫。术中冰冻及术后病理：甲状腺乳头状癌，左气管食管沟淋巴结 2/8，左颈甲状腺乳头状癌淋巴结转移 3/69，术后服用优甲乐，每日2片（100微克）。每6个月复查一次。现已随诊6年，无复发转移。

病例三　晚期病例

患者男性，56岁，以“声音嘶哑1年，咳痰带血1个月”入院。体格检查发现甲状腺右叶肿物，约直径3.5厘米，质地坚硬，边界不清，右下颈部可触及肿大淋巴结，直径2.5厘米。喉镜检查：右声带固定，声门关闭不全。颈部超声示：甲状腺右叶可探及直径3.8厘米中低回声肿物，边缘不清，有毛刺，内部回声不均，肿物中心有血流丰富，肿物内可探及点状强回声。右侧颈部探及多个肿大淋巴结，最大直径2.6厘米，皮髓分界不清，血流丰富，部分呈囊性变。胸部CT：双肺多发结节影，直径0.5~1.0厘米，考虑为转移。诊断为：甲状腺癌累及右喉返神经，右颈淋巴结转移，肺转移。在全麻下行甲状腺全甲状腺切除，右颈及右气管食管沟淋巴结清扫。术中冰冻及术后病理：甲状腺乳头状癌，右气管食管沟淋巴结转移12/16，右颈甲状腺乳头状癌淋巴结转移21/73，术后行核素治疗三次，服用优甲乐，每日4片（200微克）。每3个月复查一次。现已随诊3年，颈部无复发转移，双肺转移灶未增大和增多。

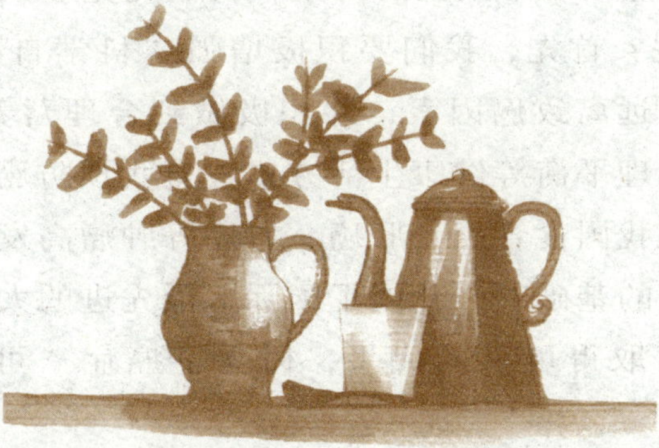

十一、名家谈肿瘤

增强“自我科学抗癌”意识

陆士新，著名肿瘤病理生理学专家，研究员，中国科学院院士

癌症已成为我国人群死因的首位，具有发病率高、死亡率高、治疗费用高等特点，因此，人们“谈癌色变”。目前，学术界普遍认为对癌症不要恐惧而要防治，癌症是“可防可治”的。肿瘤防治的关键仍然是要坚持以人为本、自我抗癌，实施预防为主、防治研相结合，大力做到肿瘤防治“三早”，即早期预防、早期诊断和早期治疗；“三早”是癌症“可防可治”的核心和基础。世界卫生组织也强调：三分之一的癌症是可以预防的，三分之一的癌症患者通过早期诊断并得到合适的治疗是可以治愈的；三分之一的癌症患者通过治疗，可以减轻痛苦，延长生命。人群的自我抗癌意识和信念至关重要，因为如无自身防癌意识，接触致癌因素而不自知，一旦患上癌症已成晚期，延误了病情。

控制癌症应当以早期预防为主，我们究竟应该怎样做才能实现“三早”呢？首先，我们要积极增强“科学自我抗癌意识”，注意在生活中远离致癌因素，并积极做到合理营养、适当运动、戒烟限酒、心理平衡等健康生活方式，自我预防癌症发生。近二十几年来，在我国食管癌、肝癌、胃癌等肿瘤高发区所进行的病因学调查研究的基础上，开展了国际上最先进的大规模人群预防研究，现在已取得可喜的成果，树立了癌症“可防”的典型，

并增强了我们对癌症可以预防的信心。

癌症的发生发展是多阶段逐渐演变的过程，在癌前病变和早期癌阶段就进行治疗是可以不发生癌症或可以被治愈的。什么是癌前病变呢？癌前病变是指人体组织中某些细胞在人体内外环境中的物理、化学、生物以及慢性炎症等刺激因素长期不停地作用下，细胞形态和分子组成发生有变成癌趋向的病理变化，再经过一段时间后，这种病变的一部分或少部分可能发展演变成癌。但是，癌前病变患者在去除物理、化学、生物以及慢性炎症等刺激因素，或给予化学干预（治疗），癌前病变可以被逆转为正常。“癌前病变”发展成侵袭性癌的过程一般需要10年左右的时间。如在林县我们发现食管上皮重度增生的人，经增生平治疗可以逆转为正常，成功阻断了重度增生上皮演变成癌。因此，预防及治疗癌前病变，对预防肿瘤有着积极意义。

癌前病变和器官组织的炎症与不典型增生密切相关，炎症往往伴随细胞重度增生（不典型增生，原位癌），我们已知的一些病变如：食管上皮重度增生、胃的瘢痕性溃疡、萎缩性胃炎、胃息肉、慢性支气管炎、肝细胞不典型增生、宫颈糜烂或息肉、乳房囊性腺病、乳腺导管内乳头状瘤、溃疡性结肠炎、结肠腺瘤及结肠息肉、膀胱黏膜上皮增生及化生、鼻咽部柱状上皮及不典型化生等都可视为癌前病变，上述的癌前病变的长期存在与发展就可能转变为癌症。因此，个人应积极治疗器官组织的炎症和严重增生性疾病是预防癌症的重要措施。

在生活中，我们究竟应该怎样做才能实现肿瘤的“早期发现，早期治疗”呢？首先，进行自查，要早期发现癌瘤，除医生的检查外，自我检查也是非常重要的。如乳腺癌等往往是自查发现肿块的，所以要经常进行自我检查。除自查外，要重视每年正规体检，体检也是“早期发现”癌瘤的重要途径。癌瘤“早期治疗”是非常重要的，它直接影响患者的生存；有研究表明：

肿瘤大小与手术后生存率密切相关，肿瘤直径越小相对生存率就越高，肿瘤直径越大相对生存率就越小。一旦发现肿瘤应及早到医院进行规范化治疗。但治疗肿瘤也不是什么治疗手段都用上才好，要防止“过度治疗”。

普及癌症知识是预防癌症的重要手段。在癌症防治工作中，要有更多的有关癌症方面的科学普及读物问世，以利于群众增强“自我科学抗癌”意识，来改变癌症不可预防和无法治疗的观点，并积极行动起来，做到“三早”，控制和预防癌症。

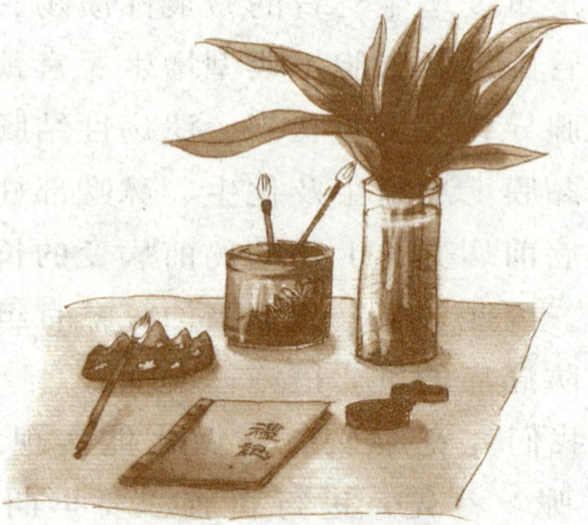

五十年来我国肿瘤防治工作的发展和体会

孙燕，著名肿瘤内科学专家，主任医师，中国工程院院士，中国医学科学院中国协和医科大学名医

回顾半个多世纪我国临床肿瘤学的发展，真有些沧桑之感。新中国成立初期，由于当时卫生的状况，肿瘤学不被重视。直到建国10年以后我国才开始重视肿瘤问题，并启动了比较全面的规划、建设和研究。我有幸在1959年调入肿瘤医院（当时称日坛医院），正好参加我国几位临床肿瘤学元老，吴桓兴教授（时任中国医学科学院肿瘤医院院长）、金显宅教授（时任中国医学科学院肿瘤医院顾问）和李冰教授（时任中国医学科学院肿瘤医院党委书记兼副院长）的领导下对我国临床肿瘤学的发展进行的讨论，并制定了以综合治疗为模式的发展方向。随之，就临床肿瘤学发展达成4项共识，即预防为主、中西医结合、基础研究与临床研究结合、综合治疗。虽然在今天，综合应用现有手段诊断、防治肿瘤已经深入人心，为国内外学术界所接受，但是这在当时的条件下就能准确把握总攻方向还是难能可贵和具有远见的。

在十年浩劫中肿瘤工作受到极大破坏。人员被下放，甚至连苦苦积累的病理标本都被埋掉。但在1972年周恩来总理冲破“四人帮”的阻挠，对肿瘤工作做出了重要指示：肿瘤是多发病、常见病；应当深入调查摸清我国的发病情况，并采取预防措施；结合我国具体情况和实践经验编写我国自己的参考书；大力开展高发区研究等等，明确了我国肿瘤学前进的方向，也成为我们开展工作的重要指导原则。

改革开放以后，我国临床肿瘤学事业得到了飞速的发展，各省市都建立了肿瘤医院，很多综合医院也成立了肿瘤科，研究工作也得到发展。

肿瘤内科治疗也已经有了很多进展，相当多的常见肿瘤，如滋养细胞肿瘤、急性白血病、睾丸肿瘤等，已经可以通过内科治疗达到根治；另一些常见肿瘤，如乳腺癌、肺癌、大肠癌、胃癌和骨肉瘤等，内科治疗也都占有相当重要的地位。此外，我们在肿瘤治疗理念方面已经有了很大进步，例如多种方法和途径的综合治疗、加强预防术后播散，特别是远处转移的内科辅助治疗研究、重视生存率和生活质量的提高等。

近 10 年来，不断有新的针对肿瘤受体、调控和生长关键基因的靶向药物问世，从分子、受体、信号传导等方面的研究把病因、预防和治疗很好地连贯起来。分子靶向治疗虽然在现阶段还不能完全替代传统的手术和放化疗，但其重大意义在于可以使治疗更具靶向性，更好地实现治疗个体化。而根据肿瘤的分子靶点决定治疗方案的策略与我国传统医学理论中的“辨证论治”和“同病异治、异病同治”不谋而合。靶点的诊断必然会成为未来肿瘤诊断以及个体化治疗方案制订的必要步骤。对患者的靶点监测也应该受到重视。

我们已经开始思考什么是我国临床肿瘤学的特点，其中包括：中西医结合，辨证论治——提高预见性；同病异治、异病同治——实现有的放矢；循证医学、规范化、个体化；扶正祛邪——重视宿主情况、基础疾病、免疫和骨髓功能重建等；治未病——重视预防、重视防止复发；以人为本——重视生活质量和远期结果等等。

最近，美国著名临床肿瘤学家 DeVita 在一篇题为“癌症研究 200 年”的文章中系统复习了有关肿瘤诊疗的进展情况。可以看出近百余年来人们对肿瘤的认识已经有了长足的进展和提高。在20世纪70年代由于综合治疗，儿童期白血病和霍奇金病的疾病特异性死亡率开始显著下降。在引入常见癌症（例如乳腺癌和结肠癌）的更好早期诊断和预防措施以及有效辅助治疗之后不久，总死亡率开始下降。所有癌症的5年相对生存率在通过《国家癌症法案》之前的20世纪60年代末为38%，而现在为68%。在美国，癌症总死亡率从1990年开始下降，自此以后总体已下降24%。对2015年的直线推测提示，癌症死亡率的总绝对下降将约为38个百分点。所以，我们对制服肿瘤的前景应当是乐观的，但这无疑需要几代人艰辛的努力。

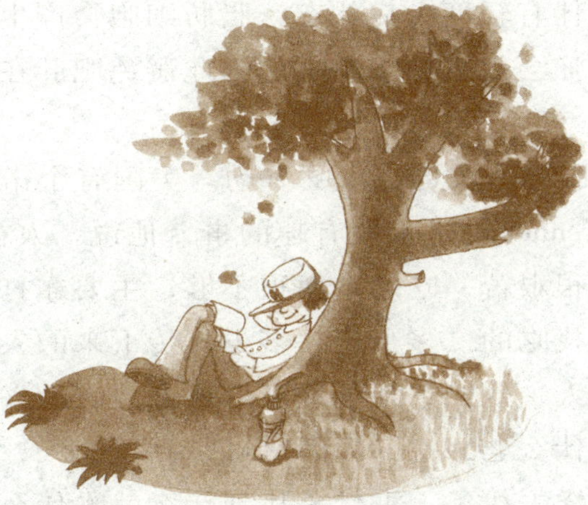

少吃多动 预防肿瘤

程书钧，著名实验肿瘤、肿瘤化学和遗传毒理学专家，研究员，中国工程院院士

科学研究表明，终身维持健康的体重是预防肿瘤最有效的措施之一。超标体重和过于肥胖，会促进某些肿瘤发生，包括食管癌、胰腺癌、结直肠癌、肾癌、子宫内膜癌和绝经后的乳腺癌。肥胖是这些肿瘤发生的非常重要的促进因素。肥胖和体重超标还会增加许多慢性病（如高血压、脑卒中、冠心病和2型糖尿病）发生的机率。肥胖会影响许多激素和生长因子的水平，肥胖人群胰岛素样生长因子1、胰岛素和瘦素水平均升高，性激素在肥胖相关肿瘤中也起重要作用，因为脂肪组织是性激素合成的重要场所，性激素水平过高可使子宫内膜癌和绝经后的乳腺癌发病率增高。肥胖者常伴有轻度炎症状态，脂肪细胞会产生一些促炎性因子，而慢性炎症会促进肿瘤发生。因此避免肥胖在肿瘤预防中占有重要地位。

如何避免肥胖？关键在少吃多动。美国有个诺贝尔生理和医学奖获得者Brenner讲过一段有趣的事，他说，人在古代的时候，因为生活环境很艰苦，吃的东西很不够，主要靠打猎为生，所以他老是到处要找吃的。多少年、多少代传下来的人就是那些有很强吃的欲望的人，他们下丘脑逐渐形成老想吃的兴奋灶，这就是我们现代人为什么老想吃的原因。可是到了今天，诸位吃东西用不着像古代那样去找了，古代是找到什么就吃什么，现在你家里伸手就拿得到东西吃，可是我们大脑的兴奋灶还在那里，还叫我们吃、吃、吃，其实你肚子一点都不饿，只是为了满足这个兴奋

灶，你就老要吃，没有事的时候要吃，看电视也要吃，造成你营养过剩。储存过多的营养的最佳方式就是把它转化成脂肪（而不是蛋白质和碳水化合物），这种储存的能量可以很好去应对饥饿，这在古代艰苦的条件下是十分必要的，因此，过度营养转成脂肪而导致肥胖也是进化选择的结果。

导致超重的原因除吃的过多外，另一个原因就是体力活动太少。因此，合理必要的体力活动是极其重要的。研究表明，合理的体育活动，对预防和降低结直肠癌、乳腺癌、子宫内膜癌、胰腺癌、肾癌等都有良好作用。少吃多动，保持健康的体重和避免肥胖能预防和降低包括肿瘤在内许多慢性代谢疾病的发生，这是有深刻的科学道理的，是迄今为止科学上证明了的最有效的办法。人们生来就有点爱吃不爱动，我们懂得上述的科学道理后，就需反其道而行之。为了你的健康，预防肿瘤，少吃多动。

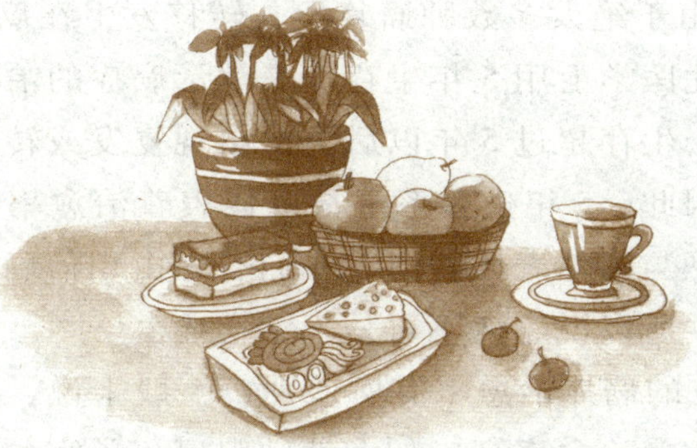

对癌症治疗的一点看法

殷蔚伯，著名肿瘤放射学专家，主任医师，中国医学科学院肿瘤医院放射科首席专家

一、癌症不再是不治之症

20世纪初肿瘤患者的5年生存率只有5%，身患恶性肿瘤几乎就等于死亡，因此人们谈癌色变。为此，人类开始致力于攻克肿瘤的研究，由于诊断及治疗技术的改进与发展，癌症患者的5年生存率在不断地提高，20世纪30年代为15%，60年代为30%。近半个世纪以来，随着CT、MRI、PET-CT等各种诊断设备与技术的应用与提高，促进了对肿瘤的早诊、早治；同时在治疗方面，无论是手术、放射治疗还是药物治疗都有了飞速的发展，至20世纪90年代肿瘤患者的5年生存率提高到45%。2012年美国癌症协会发表统计报告显示：1975~1995年间在美国确诊的癌症患者治疗后5年生存率为49%，而到2001~2007年提高至67%。由于绝大多数肿瘤复发与转移发生在癌症诊治后的5年以内，因此医学上用5年生存率来表示癌症的治疗效果。对肿瘤患者来讲，生存超过5年以后再次出现复发或转移的机率就已经很低了，因此，5年生存率常常也代表着治愈率。现在我国诊治癌症的水平与国外大体相当。我们有理由相信癌症的治疗结果将来会更好。所以说癌症不再是不治之症。

不同部位的癌症治愈率有所差别，一般来说，表浅的癌症较深部脏器的癌症治愈率高，如女性乳腺癌、子宫颈癌、男性前列腺癌等治愈率高，而肺癌、胰腺癌等的治愈率相对较低。同一种癌症的早期与晚期的治愈率也不一样。早期乳腺癌、子宫颈癌、

男性前列腺癌等患者的5年生存率可达90%以上，显著高于晚期患者；即使是**预后**差的如肺癌、食管癌也同样是早期患者的生存率显著高于晚期。所以我们倡导早期发现、早期诊断、早期治疗。当有异常发现时应尽早去医院检查。现在不少医院开展了防癌普查服务，可定期去检查。

二、癌症不是急诊

著名的肿瘤学家吴桓兴教授不断的告诫我们癌症不是急诊，他的意思是不要一诊断癌症就仓促治疗，而是强调在治疗前应进行必要的检查，制订周密的治疗方案。因为癌症的首程治疗至关重要。首程治疗不当，往往很难补救。他形象地比喻为就像剪裁衣服一样，裁的不好，很难补救。当然，患者被诊断出癌症后必然很着急，但要沉着，进行必要的检查，有时需要多学科的会诊后再进行治疗。精心地战前准备是取得胜利的重要保障。

三、现代的肿瘤放射技术

放射治疗学发展虽然已有100余年的历史，但较医学发展史而言，其历史短，不为人们所熟知。作为一名放射治疗科的医生，我愿意介绍一下现代的放射治疗学。放射治疗主要用于治疗恶性肿瘤，是治疗恶性肿瘤的三大主要手段之一（即手术、放射治疗及药物治疗）。早期放射治疗是通过放射性同位素^{60}钴产生γ射线或由直线加速器产生高能X射线和电子线来完成，也叫二维放射治疗技术，照射范围只能产生不同大小的长方形和（或）正方形**照射野**。但肿瘤生长的范围并不规则，放射治疗在杀灭肿瘤的同时，大量的正常组织也受到损害，导致了相应的放疗并发症。同时，为了避免对正常组织及器官产生不能接受的并发症，有时不得不减少照射剂量，致使肿瘤局部控制率下降或照射治疗后肿瘤复发率增加。

由于影像技术及电子计算机的发展，放射治疗从二维走到三维及四维治疗技术，即三维适形放射治疗、调强放射治疗、影像引导下放射治疗及自适应放射治疗等。换句话说，更准确、更精确的照射，能更好地照射肿瘤、同时更少地照射周围正常组织，其结果是提高肿瘤的治愈率，降低对正常组织的副反应。这些新技术的优势在一些肿瘤的治疗方面表现突出，如头颈部癌、前列腺癌等等。同时，这些新技术带来的是要在治疗前作更多细致的工作，如先行 CT（或 PET-CT）定位，在 CT 图像的每一层面上勾画肿瘤及一些正常器官，要用计算机软件即治疗计划系统计算出最合适的方案，因而放射治疗准备的时间相对较常规放射治疗长。近年来，发展的立体定向放射治疗，对一些小的肿瘤能治愈而无显著的副反应，如早期非小细胞肺癌等。但应该指出的是，如同所有的治疗方法一样，放射治疗也有其局限性，它也不能治疗所有癌症，需要结合每种癌症的特点，联合手术、药物治疗等方法综合治疗进一步提高疗效。

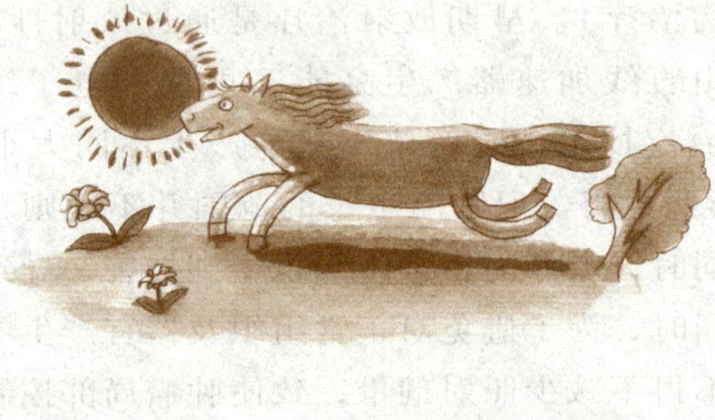

面对癌症作战的现代策略

储大同，著名肿瘤内科学专家，主任医师，中国医学科学院肿瘤医院内科首席专家

一、癌症的发生发展规律

在我们每个人的身体里，实际上都存在着不同的突变细胞。一旦身体的免疫监视功能不能发现、攻击这些突变细胞的时候，它就会由一个变两个，两个变四个，四个变八个，呈指数级增长，在很短的时间内就能变成肿瘤。直径 1.5 厘米的一个球形结节就已含有 35 亿癌细胞（3.5×10^9）了。这时候就可以被螺旋CT、核磁共振扫描、PET/CT 等先进的仪器发现了。大家想想 35 亿癌细胞是个很大的数量！一些患者来就诊时已是癌症晚期，肿瘤细胞的计数远远超过这个数量，甚至能按斤计，肿瘤细胞数长到 12 次方，人就牺牲了。我们平常治疗肿瘤怎么治？早期可以切除，争取治愈。但当肿瘤细胞数量到 11 次方时已经转移得到处都是，没有切除的机会了。这时就应该使用有效的全身治疗手段，如化疗、靶向治疗、生物免疫治疗等，把肿瘤细胞的数量杀到 10^9 数量级以下，再想法不让它抬头。如果原发肿瘤在肺，我们称之为肺癌，可能转移到肝脏，也可能转移到骨头、转移到脑部。但是这里应该走出一个误区，癌细胞转移到肝脏的时候不能叫肝癌，只能说是肺癌的肝转移，以此类推。转移到全身各处以后，癌细胞总数量达到 11、12 次方时那是非常晚期的，因此，我们特别强调，肿瘤要早期发现，早期治疗。

二、不要谈化疗就色变，你有机会重振免疫力

一旦到了晚期，是否就完全不能治愈，就只能放弃了？当然

不是！其实，得了肿瘤，打仗的战略设计非常重要！怎么掌握好治疗手段-肿瘤组织-机体免疫力的三点平衡是一个极其重要的方面。很多人一听化疗都谈虎色变，觉得不能做。实际上我们要分析，肿瘤能够抑制机体免疫功能，肿瘤发展得越严重越抑制免疫功能！反过来，免疫功能提高了也能抑制肿瘤。比如放疗和化疗，既能够攻击肿瘤，对自己的免疫功能也是打击。所以治疗中机体的免疫功能跟治疗手段、肿瘤之间是三点平衡的关系。你不能光看放、化疗对身体的伤害。肿瘤被消灭以后，肿瘤对免疫功能的抑制就自然而然解除了。而放、化疗结束后它们对免疫功能的伤害也立即解除。所以我们任何一位患者在治疗时一定要把三点平衡的关系分析好。手术作为重要的治疗手段把肿瘤的大本营切掉，肿瘤细胞的数量急剧下降，对免疫功能的抑制一下子就被解除了。这时候再用放疗、化疗，进一步消灭残存肿瘤，虽然对免疫功能可能造成一定程度的暂时性抑制，但把肿瘤消灭以后，使肿瘤细胞的数量更进一步减少，这样肿瘤对免疫力的抑制更进一步得到解放。细细掂量如果用各种手段把转移灶中癌细胞总数减少到 3.5×10^9 以下，身体是完全有机会恢复免疫功能的！

三、利用高科技时代优势与肿瘤长期和平共处

对癌症作战的现代战争是建立在常规武器和信息网络系统高度协同配合的战略设计之上的。即科学合理地将手术、化疗、放疗与生物靶向治疗、免疫治疗、中医药治疗等有机地结合，达到全歼肿瘤并长期压住肿瘤的发生细胞（干细胞），使其永不抬头。之所以很多人的晚期肿瘤被治愈，就是因为将肿瘤细胞数量消灭到35亿左右后，再通过各种手段压住肿瘤干细胞并将免疫功能恢复到患肿瘤之前的状态。这时候残留肿瘤细胞的数量和机体免疫功能实际上已经达成了一个新的平衡状态。而这种平衡状态，在分子靶向治疗的时代，你如果有能力、有信心去努力，在医生的帮助下是完全可以争取实现的。也就是说，到那时你的机体与肿瘤已经成了长期和平共处的双方，而这种状态经过努力完全可能持续一辈子。

分子靶向治疗是近年来的新生事物。由于科学家们发现了很多癌基因能驱动肿瘤的生长，因此就把它们叫做驱动基因。可喜的是也有很多新药能针对这些基因起到抑制作用，有效率都能在50%~70%，控制率都能达到80%~95%，均远远超过化疗。目前临床常用的分子靶向药物也已经有十几种。即使没有驱动基因存在的肿瘤，用一些影响微环境的靶向药物把它们的信号传导通路阻断，也能配合化、放疗作战而大大提高它们的疗效。

国际上有资料显示有些老人去世时不是因为肿瘤死亡，而是因为糖尿病、心血管疾病等原因。但在做尸检时却发现这些老人中很多人患有乳腺癌、前列腺癌等恶性肿瘤，但他们并不是死于癌症，而是死于其他疾病，这些人体内的癌细胞恰恰处于35亿左右的数量。这说明什么问题呢？说明他们生前有能力长期与这些癌症抗衡，达到一辈子和平共处的目的。在当代高科技发展的分子靶向治疗时代，就更具有做到这点的物质基础了。展望未来，让谈癌色变即将变成历史吧。

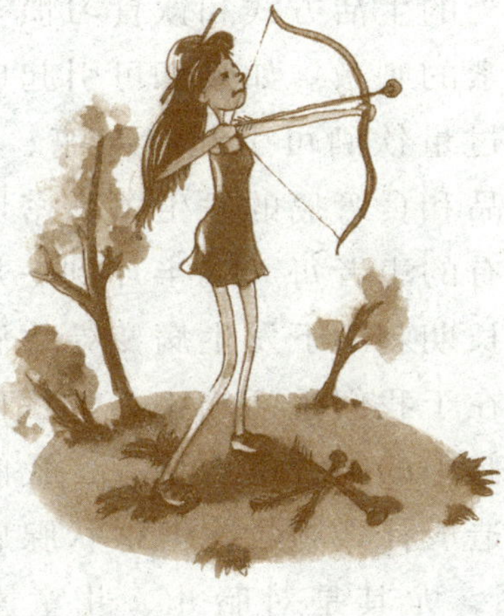

防治肿瘤，从改变自己做起

唐平章，著名头颈肿瘤外科专家，主任医师，中国医学科学院肿瘤医院前院长

说起肿瘤，大家心里不免咯噔一下，说是“谈癌色变”恐怕也不为过吧。虽然目前对肿瘤的诊治水平已经有很大提高，总体上一半以上的恶性肿瘤患者能够被治愈，但离彻底攻克它还有很长的路要走。下面结合我个人30余年的临床经验，就肿瘤预防、诊治谈一些自己的看法。

肿瘤有恶性和良性之分，良性肿瘤一般不会对生命造成太大损害，恶性肿瘤也就是我们通常说的癌症。癌症是人体生长到一定时机体细胞发生转化引起的肿瘤，生长不受限制而且容易出现转移，即使治疗后也可能复发。癌症病因复杂，其发生有些协同因素，它们或单独引起或加速癌症的发生。这些因素包括烟酒刺激、电离辐射、不当的生活方式和饮食习惯等。预防癌症的第一步就是减少这些因素的刺激。如吸烟可引起口腔癌、喉癌、肺癌等多个脏器肿瘤，过量饮酒可引起口腔癌、下咽癌、食管癌等，而长期食用腌制食品和食管癌的发生关系密切。特别是大量烟酒刺激，临床上可见有的患者每天喝半斤到一斤酒，吸1~2包烟。下咽和食管黏膜在长期刺激下发生病变导致癌症的多点发生。电离辐射虽然普遍存在于我们生活当中，如医院的X线检查、CT、核素扫描、家庭装修中的不合格石材等，我们也基本上不会想到过多接触会对自身造成什么影响，但甲状腺癌、白血病的发生与它的确有明显关系，尤其是对胎儿、儿童影响最大。1986年，前苏联切尔诺贝利核事故就是个例证，事故发生后的二十年间，

该地区周边儿童的甲状腺癌发生率升高了几十倍。还有不良的饮食习惯，如吃饭太快、经常吃烫得食物、偏食、不爱吃水果等，均会对上消化道黏膜产生不良影响。预防癌症，还要保持健康向上的生活态度，经常锻炼身体，培养乐观的心态。积极乐观的情绪可以调节因压力而分泌的皮质醇和肾上腺素等激素的水平，增强机体免疫力。而有积极乐观心态的人身心更健康，死于心血管疾病的机率更低，肺部功能也更健全。预防癌症，应当定期体检，做到早诊、早治。有些癌症也有一定遗传性和家族性，癌症患者的子女较普通人得癌的机率更大，因此应当定期筛查，发现后尽早处理，治疗效果也会比较理想。

如果已诊断明确是癌症，应当如何应对呢，有四点建议提供给大家：

首先，建议初次就诊患者应当在有肿瘤治疗经验的正规医院就诊，切莫病急乱投医。对肿瘤的初次治疗十分关键，但由于国内医疗条件地区差异较大，不规范治疗屡见不鲜，患者可能因此而遭受多次治疗的苦痛，疗效一次比一次差。此外，误信游医、偏方、小广告，这些常常含有“包治”“不用手术、放化疗”“即刻缓解痛苦”“祖传秘方”等诱人宣传，经常散布于医院周围，不仅给上当者造成经济巨大损失，更重要的是贻误最佳治疗时机，早期变晚期，能治疗的变成不治之症。目前治疗肿瘤的主要方法包括手术、放疗、化疗、分子靶向治疗等，主要根据患者的个体状况，肿瘤的部位、类型、分期采用不同的治疗方法。如早期喉癌可采用单纯手术、单纯放疗或激光治疗的方法，而晚期喉癌应用手术和放疗相结合的综合治疗；绝大部分甲状腺癌可单纯手术治疗，无需放、化疗，如病变侵犯广泛时可在甲状腺全切除后行^{131}I核素治疗。不同肿瘤均有一定的诊治规范，我院的综合查房制度更加保证这些患者得到个体化、科学、合理和有效的治疗方案。综合查房制度是我院针对复杂、疑难或需要多学科共同讨论的病例，召集包括外科、放疗科、肿瘤内科、诊断科、病理科医师一起研讨确定治疗方案的查房制度，特别是针对像下咽癌、乳腺癌、肺癌等这些需要多学科综合治疗的病种，在查房过程中确定患者的肿瘤范围、手术切除范围、功能重建方法、放化疗时机等等，使得患者在开始治疗前就确定了完整的治疗方案。

其次，肿瘤患者治疗时应做好家庭内部计划，安排好人员和经济保障。治疗肿瘤时间短则一两周，长则数年，通常为 1~2 个月。治疗时应安排好家人进行照顾和护理，家人的陪伴和呵护也是对身心遭受癌症折磨患者的一种安慰。虽然说现在来看病不至于砸锅卖铁、出卖房子家当，全民医保也覆盖了中国 90% 以上的人口，但治疗肿瘤的费用在几千至数百万不等，诊断措施有廉、有贵，一些化疗药物每个疗程都在几万以上，对一个普通家庭也是一笔不小的花销，因癌致贫常有发生，所以应当根据患者家庭经济状况量力而行，不要影响家庭其他成员的基本生活保障，医生们也会根据患者家庭的实际情况制订相对合理的诊治方案。

再次，肿瘤患者治疗后应坚持定期复查，因为肿瘤治疗失败 50% 以上是因为复发引起，而复发多在治疗后的 5 年之内，部分复发患者还可通过治疗达到根治效果，因此建议治疗后 1~2 年内每 3 个月复查 1 次，2~5 年内每半年复查 1 次，5 年以上的患者每年复查一次，坚持严格的复查制度是提高治疗效果的另一保证。

最后，对于某些特定肿瘤，肿瘤患者应习惯和学会与瘤共存，调整心态，提高生活质量。临床表现最突出的是结节性甲状腺肿（良性），目前甲状腺肿瘤的发病率全世界都在升高，特别是结节性甲状腺肿，由于其生长缓慢，可以几年甚至几十年缓慢生长，对患者的生活及工作影响不大，而手术治疗又不易彻底切除，还存在复发可能，因此临床目前均建议观察，不必要手术。

患者应该调整心态，做到和肿瘤“和平共处”。另外，还有一些特殊类型的肿瘤，如腺样囊性癌，容易出现远处转移，也是生长缓慢，对放、化疗并不敏感，临床上尚没有行之有效的治疗措施，但肿瘤的发展非常缓慢，这段时间非常长，因此患者应当学会坦然面对，提高这段生活质量，千万不要自己吓唬自己。

总之，肿瘤的防治都要必须从改变自己做起，谚语说“自助者，天助之”也就是这个意思，不仅要保持乐观向上的心态，健康良好的生活方式，尽量节制烟酒等不良刺激，更要在患病后保持清醒的头脑，做好长期抗癌的准备，在正规的医院制订科学合理的治疗方案，并定期**随访**。相信这些措施一定能达到目前最好的治疗效果！

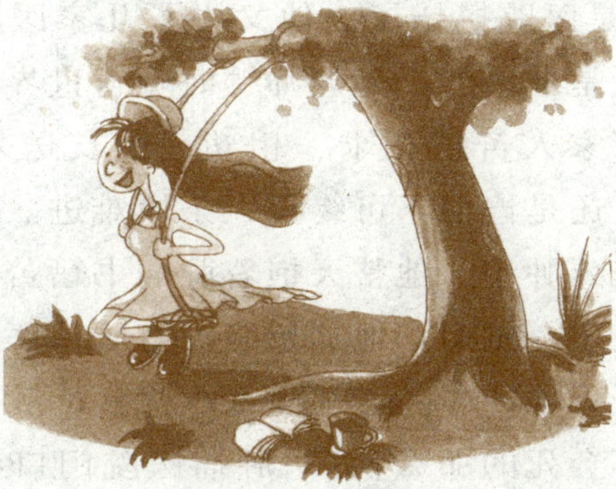

勇气创造奇迹　科学铸造明天

赵平，著名腹部肿瘤外科专家，主任医师，全国政协委员，中国医学科学院肿瘤医院前院长

刘晓林先生是一位优秀的教师，他培养的学生可谓桃李满天下。然而，这位受人爱戴的人却突遭横祸，使他陷入苦难之中。去年过生日，一杯酒下肚，刘晓林先生感到胃部灼痛。他的一个学生安排他去一家医院做检查，这位学生是这家医院的院长，为老师跑前跑后。做胃镜时发现老师的胃窦部有溃疡，**活检**病理证实是腺癌。尽管她没有告诉老师真相，刘晓林先生还是从那张苦笑的脸上发现了破绽。刘晓林先生偷偷从病例中看到那些可怕的字眼，犹如晴天霹雳，晕倒在医院。他不能相信自己得了癌症，他一生没有做过坏事，也没有休过一天病假，怎么会“突然得了癌症？”一定是医院搞错了。他又去了几家医院，医生们都说第一医院的诊断是准确的。刘老师顿时觉得世界马上陷入黑暗与恐怖之中。尽管家人苦苦相求、相劝，朋友送来的补品堆满房间，刘晓林先生还是惶惶不可终日，茶饭难进。他有时觉得如果不吃饭也许会饿死肿瘤，他整天抱着肿瘤书籍苦苦探寻，祈望找到治疗癌症的绝招。然而，他却始终没有听从医生的劝导去做手术治疗。表姐告诉他，“癌症一做手术就会扩散全身。你姐夫要是不做手术也不会死的那么快！”肿瘤医院门口有不少“热情的人”推荐治疗癌症的祖传秘方，他们许诺包管治好刘老师的病，还向他出示已经治愈癌症患者的心得体会。刘老师彻底迷茫了，在困惑中花掉几万块钱也没有觉得见效。有个得甲状腺癌的同学已经活了 5 年，在他的劝导下，刘晓林去青海的一个寺庙求助保

佑，据说不少癌症患者喝了那里的“圣水”后癌症消失了。折腾了几个月，有一天刘晓林发现大便呈柏油状，同时他感到心慌、气短，家人看他面色苍白，出冷汗，把他送进医院，送进手术室。手术中发现胃癌已经扩散，并转移到肝脏。最佳的治疗时机不幸被错过了。

导医的忠告：癌症的发病率受社会发展的影响在继续上升，尤其是人口老龄化和工业化进程导致癌症的新发人数与年俱增。当我们不幸患了癌症，重要的是不能被吓倒。癌症是可以治愈的，世界卫生组织提出40%的癌症通过早诊、早治可以治愈，可以长时间生存。因此，癌症不等同于死亡。刘老师如果得知患高血压、糖尿病，他不会面临天崩地裂的恐惧，更不会丧失理智乱投医。然而，值得注意的是现在癌症已经正式被列入慢性非传染性疾病的系列，说明许多人认为得了不治之症，被死亡的阴魂吓破了胆。美国发现在尸检时许多人患有癌症，生前没有症状或没有被诊断，说明即使身体内有肿瘤，与瘤共存也不是天方夜谭。癌症是恶魔，但是与其吓死，不如抗争求活。最近20年，恶性肿瘤的诊治有跨越式进步，放射治疗设备的进步使恶性肿瘤的放射更加精确和有效；放射治疗的治愈率不断提高。肿瘤内科治疗也努力规避化疗对于全身的副作用；靶向治疗的效果不断创造出惊人的奇迹。外科手术仍是肿瘤治疗的首选方案，外科对器官的人文保护使许多患者减少残疾和心理伤害。多学科的综合治疗使治疗的方案更加合理、更加有效。作为肿瘤专科医生，我们可以说许多肿瘤已经能够治愈。虽然，对于刚刚发现肿瘤的患者，医生常常按家属的意愿用善意的“谎言”掩饰病情真相；但是并不等于医生失去治愈的信心；我们的经验不仅已经可以让许多患者得到长期的生存，而且我们已经注意到关注肿瘤患者的生活质量。保留乳房的乳腺癌手术、保留肛门的直肠癌手术都已经在临床广泛应用。微创治疗也大大减少患者的创伤而达到治疗的效果。北京的抗癌乐园有上万名会员都是癌症患者，他们不仅一起抗争癌症，而且他们还组织文艺活动、体育锻炼改善身体机能，调节心理状态，使越来越多的肿瘤患者赢得生存，也享受了生存的质量。抗癌是一场没有硝烟的战争，争取活下去，能够赢取第二次生命的人就是英雄。勇气创造奇迹，科学铸造明天。

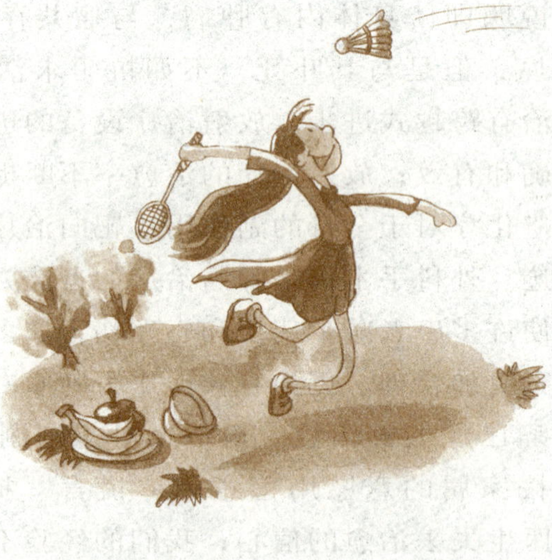

十二、名词解释

1．**备皮：**手术前将手术部位按要求剃除体毛及清洁局部皮肤，以减少术后感染的机会。

2．**表皮生长因子受体（EGFR）：**指正常上皮细胞/或来源于上皮组织的肿瘤细胞表面表达的一种蛋白质。它与血液中或肿瘤细胞自身分泌的一种叫做表皮生长因子的物质具有配对结构，能被表皮生长因子识别并和它结合，因此叫做表皮生长因子受体。

3．**冰冻检查：**又称冰冻切片检查，即手术中将切下的组织经低温快速冷冻后行快速病理检查，是绝大多数疾病在手术中明确诊断的方法，大约30分钟即可出结果。

4．**肠道准备：**检查或治疗前需要做肠道的清洁准备工作。

5．**肠屏障功能：**是指肠道上皮具有分隔肠腔内物质，防止致病性物质侵入的功能。正常情况下肠道具有屏障作用，可有效地阻挡肠道内寄生菌及其毒素向肠腔外组织、器官移位，防止机体受内源性微生物及其毒素的侵害。肠道除消化吸收功能外，其功能完整的黏膜屏障可防止细菌入侵，也防止吸收毒素。

6．**常用抗心律失常药物：**有奎尼丁、普鲁卡因胺、普罗帕酮（心律平）、维拉帕米（异搏定）、普尼拉明（心可定）、阿替洛尔（氨酰心安）、氧烯洛尔（心得平）等。

7．**触诊：**医生用手指或触觉为患者进行体格检查的方法。

8．**电解质紊乱：**是指血液中的离子，如钾、钠、碳酸氢盐、钙、镁、磷、氯出现异常升高、降低或比例失衡。出现电解质紊乱后患者会出现一系列不适症状。

9．**放射性浓聚：**指病变部位摄取放射性药物高于正常组织。

10. **非实体肿瘤：**经影像学检查及触诊无法看到或扪及到的肿瘤，如白血病等。

11. **分子影像学：**是近年来出现的交叉学科，它将分子生物学和影像医学有机结合，在分子及细胞水平研究疾病的发生、发展、转归。

12. **芬太尼族：**包括芬太尼、阿芬太尼、苏芬太尼和瑞芬太尼等药物。

13. **辐射损伤：**指由电离辐射所致的急性、迟发性或慢性的机体组织损害。

14. **富含维生素 B_{12} 的食物：**包括肉类食物，但植物性食品中基本不含维生素 B_{12}。

15. **富含维生素 B_1 的食物：**有豆类、坚果类、芹菜、瘦肉、动物内脏、小米、大白菜、发酵食品等。

16. **富含维生素 B_2 的食物：**有动物内脏、猪肉、小麦粉、大米、黄瓜、鳝鱼、鸡蛋、牛奶、豆类、油菜、菠菜、青蒜等。

17. **富含维生素 B_6 的食物：**有鸡肉、鱼肉、牛肉、燕麦、小麦麸、麦芽、豌豆、大豆、花生、胡桃等。

18. **富含维生素 C 的食物：**主要是新鲜的蔬菜和水果，如西红柿、青菜、韭菜、菠菜、柿子椒、柑桔、橙子、柚子、红果、葡萄等。

19. **富含维生素 E 的食物：**有各种油料种子及植物油，如麦胚油、玉米油、花生油、芝麻油、豆类、粗粮等。

20. **富含维生素 K 的食物：**有牛肝、鱼肝油、蛋黄、乳酪、海藻、菠菜、甘蓝菜、莴苣、香菜、藕等。

21. **干性脱皮：**是指皮肤的轻度放疗反应，表现为受到照射部位的皮肤出现鳞屑样的表皮脱落，脱落处皮肤干燥，没有渗出。

22. **高蛋白、易消化和易吸收的食物：**主要包括巧克力、酸奶、蛋白粉、豆腐、鱼肉等食物。

23. **高危因素：**是指患某种疾病危险性高的因素，该因素与疾病的发生有一定的因果关系，当消除该因素时，疾病的发生机率也随之下降。

24. **根治性放射治疗：**能达到治愈肿瘤的目的，患者接受放射治疗后有希望获得长期生存的结果。

25. **功能影像学：**可以评估脏器某些功能的影像学检查手段，如PET-CT等。

26. **骨髓抑制：**是指骨髓中的血细胞前体的活性下降，导致外周血细胞数量减少，是化疗药物的常见毒副反应。实验室检查表现为白细胞减少、血红蛋白降低、血小板减少。

27. **过敏反应：**是指已免疫的机体在再次接受相同物质的刺激时所发生的反应。反应的特点是发作迅速、反应强烈、消退较快。表现为胸闷、心悸、呼吸困难、瘙痒、皮疹等。

28. **含钾食物：**含钾丰富的水果有草莓、柑橘、葡萄、柚子、西瓜、香蕉、番茄、硬柿、龙眼、香瓜、枣子、橙子、芒果等。含钾比较丰富的蔬菜有菠菜、山药、毛豆、苋菜、大葱等。

29. **含维生素A的食物：**有动物肝脏、奶、胡萝卜、西红柿、柿子、鸡蛋等。

30. **含纤维素食物：**蔬菜类食物富含纤维素，如笋、辣椒、蕨菜、菜花、菠菜、南瓜、白菜、油菜等。

31. **含锌食物：**食物中含锌较多的有牡蛎、胰脏、肝脏、血、瘦肉、蛋、粗粮、核桃、花生、西瓜子等。

32. **缓释制剂：**指口服后能够按照要求缓慢地非恒速释放药物，与相应的普通制剂比较，给药频率至少减少一半或有所减少，且能显著增加患者的顺应性或疗效的制剂。

33. **活检：**活体组织检查简称“活检”，是指应诊断、治疗的需要，从患者体内切取、钳取或穿刺等取出病变组织，进行病理学检查的技术。

34. 基础代谢：指人在安静状态下的代谢状态。

35. 假阳性：指由于多种原因造成将阴性结果误判为阳性，而假阴性则是指将真正的阳性结果误判为阴性。临床上应用的任何技术都很难做到100%正确，故偶尔会有假阳性或假阴性的结果。

36. 假阴性：某项检查的结果实际上应该是阳性的，但由于操作、仪器、个人身体特性等原因导致结果呈阴性。

37. 禁忌证：指不适宜于采用某种诊断或治疗措施的疾病或状况。

38. 巨噬细胞集落刺激因子：是一种促进人体造血细胞增殖和分化的细胞因子，具有刺激粒细胞、单核巨噬细胞成熟，促进成熟细胞向外周血释放，并能促进巨噬细胞及嗜酸性细胞的多种功能。临床主要用于预防和治疗肿瘤放疗或化疗后引起的白细胞减少症、预防白细胞减少可能潜在的感染并发症，以及促进因感染引起的中性粒细胞减少的加快恢复。

39. 开放性手术：即传统的开刀手术，用刀从身体表面逐层切开，显露要手术的部位，通常伤口较大，创伤也较大，瘢痕大。开放性手术是相对于腔镜手术来讲，腔镜手术伤口相对要小很多，愈合也较快，损伤小。

40. 抗血小板聚集：是指有抗血栓形成的作用。

41. 空腔脏器：是指管腔状的器官，脏器内部含有大量空间，如胃、肠、膀胱、胆囊等。

42. 控释制剂：是通过定时、定量、匀速地向外释放药物的一种剂型，它能使药物在血液中的浓度恒定，没有波动现象，从而更好地发挥疗效。

43. 淋巴结清扫术：指切除某种恶性肿瘤易于发生转移或已经发生转移的某部位淋巴组织及周围的脂肪、神经、血管等组织的手术。

44. 咯血：是指喉部、气管、支气管及肺实质出血，血液经咳嗽由口腔咯出的一种症状。

45. 弥散性血管内凝血（DIC）：是指在某些致病因子作用下凝血因子和血小板被激活，大量可溶性促凝物质入血，从而引起一个以凝血功能失常为主要特征的病理过程（或病理综合征）。在微循环中形成大量微血栓，同时大量消耗凝血因子和血小板，继发性纤维蛋白溶解（纤溶）过程加强，导致出血、休克、器官功能障碍和贫血等临床表现的出现。

46. 免疫组化：是应用免疫学基本原理——抗原抗体反应，即抗原与抗体特异性结合的原理，通过化学反应使标记抗体的显色剂（荧光素、酶、金属离子、同位素）显色来确定组织细胞内抗原（多肽和蛋白质），对其进行定位、定性及定量的研究，称为免疫组织化学技术。

47. 脑水肿：指由于某种致病因素导致的脑内水分增加、脑容积增大的病理现象。

48. 凝血功能：人的血液有自动凝固的功能，如正常情况下人受到外伤导致出血时，血液会自动凝固而止血。而某些血液病患者，血液中的促进血液凝固的因子发生异常，可出现出血不能自止的情况。

49. 腔镜检查：利用人体天然形成的通道或通过微小切口将特殊的腔镜器械导入人体内进行的检查，如膀胱镜检查、宫腔镜检查、腹腔镜检查等。

50. 乳糜漏：颈清扫术后颈部负压引流量增多，颜色表现为乳白色液体。主要是颈段胸导管或右淋巴管破裂所致，以左侧多见。

51. 乳糜微粒：脂类食物消化时形成外观混浊的一种白色或淡黄色混浊液，经肠道的乳糜管吸收，再由淋巴系统运送，经胸导管注入血循环。

52. **弱阿片类药物：**抗镇痛作用弱的阿片类药物，以可待因为代表。

53. **筛查：**是指通过询问、查体、实验室检查和影像学检查等方法对“健康人”针对某种或某些疾病有目的进行的检查，是早期发现癌症和癌前病变的重要途径。

54. **神经毒性：**通常是指药物的副作用。是指药物或治疗（如放射治疗）除了正常的治病作用外，对人体神经系统所带来的损伤。

55. **肾毒性：**临床表现轻重不一，轻度时可为蛋白尿和管型尿，继而可发生氮质血症、肾功能减退，严重时可出现急性肾衰和尿毒症等。肾毒性可为一过性，也可为永久性损伤。可导致肾毒性的常见药物有某些抗菌药、抗肿瘤药、解热镇痛抗炎药、麻醉药、碘化物造影剂、碳酸锂等。

56. **生化全套：**是指用生物或化学的方法来对人进行身体检查，生化全套检查内容包括：肝功能（总蛋白、白蛋白、球蛋白、胆红素、转氨酶）；血脂（总胆固醇、甘油三酯、高和低密度脂蛋白）；空腹血糖；肾功能（肌酐、尿素氮）；尿酸；乳酸脱氢酶；肌酸激酶等。

57. **生命体征：**是用来判断患者的病情轻重和危急程度的指征，主要包括有体温、脉搏、呼吸和血压，是维持生命基本征候，是机体内在活动的客观反应，是衡量机体状况的重要指标。

58. **适应证：**指某一种药物或诊断治疗方法所能诊断治疗的疾病范围或疾病状态。

59. **随访：**指医生在对患者进行诊断或治疗后，对患者疾病发展状况、治疗后恢复情况等继续进行追踪观察所做的工作。

60. **听诊：**是医生用耳或听诊器来探听人体内自行发出的声音来判断是否正常的一种诊断方法。

61. **痛阈：**是指引起疼痛的最低刺激量。痛阈的高低因人而异，且受多种因素影响，比如年龄、性别、性格、心理状态以及致痛刺激的性质等。

62. **透皮给药：**是指将药物涂抹或敷贴于皮肤表面，并通过皮肤吸收药物的一种给药方法。

63. **望诊：**医生运用视觉，对人体以及排出物进行有目的地观察，以了解健康或疾病状态。

64. **围手术期：**是指从患者决定接受手术治疗开始，直至手术后基本康复的全过程，时间在术前5~7天至术后7~12天。

65. **胃肠道反应：**本书中胃肠道反应多是指化疗药物常见副作用之一，主要表现为食欲减退、恶心、呕吐、腹胀、腹泻等。

66. **误吸：**误吸字面上讲就是错误的吸入呼吸道。吸入物可以是液体、食物、异物等，如果手术，吸入物则是胃内容物，如胃液、食物等可因呕吐而被吸入呼吸道，造成呼吸道阻塞、吸入性肺炎，甚至窒息等严重后果。

67. **纤溶酶原激活物：**是由血管内皮细胞合成、分泌、不断释放入血液一种单链糖蛋白，是凝血系统重要的监测指标。人体血液中组织纤溶酶原激活物正常值为0.3~0.5U/ml（发色底物法）。其临床意义为：降低：提示纤溶活性降低。见于血栓前状态和血栓性疾病，如动脉血栓形成、深部静脉血栓形成、缺血性脑卒中等。升高：提示纤溶活性亢进，见于原发性和继发性纤溶亢进，如弥散性血管内凝血、急性早幼粒细胞白血病、肝病、冠心病、高脂血症、应激反应等。

68. **纤维鼻咽喉镜：**是一种光学检查仪器，由产生光源的部件和可以进入鼻咽部和喉部的长管状镜身构成。镜身直径较细，通常为4~5毫米，可以通过鼻腔进入鼻咽部和喉部，直接观察这些部位是否正常。

69. **纤维蛋白溶解系统：**血液凝固过程中形成的纤维蛋白被

分解液化的过程称纤维蛋白溶解。纤维蛋白溶解的激活物（纤溶酶原和纤维蛋白溶解酶即纤溶酶）和抑制物以及纤溶的一系列酶促反应，总称为纤溶系统。

70. **血管内皮生长因子（VEGF）：**是指一种能够刺激血管内皮细胞生长、形成新生血管的蛋白质。

71. **血生化检查：**检测除血细胞外存在于血液中的各种离子、糖类、脂类、蛋白质以及各种酶、激素和机体的多种代谢产物的含量的检查。

72. **严重血液学毒性：**是指药物对血液系统的毒性作用达到Ⅳ级（出现血红蛋白<6.5g/dl、白细胞<1.0×10^9/L、中性粒细胞<0.5×10^9/L、血小板<25.0×10^9/L 等改变）。

73. **眼睛的光反射：**通常是指眼睛的瞳孔对光线刺激的一种反应。表现为光线强时，瞳孔缩小；光线暗时，瞳孔放大。

74. **药代动力学：**是定量研究药物在生物体内吸收、分布、代谢和排泄规律，并运用数学原理和方法阐述血药浓度随时间变化的规律的一门学科。

75. **要素饮食：**一种化学精制食物，含有全部人体所需的易于消化吸收的营养成分，包含游离氨基酸、单糖、主要脂肪酸、维生素、无机盐类和微量元素。主要特点：无需经过消化过程即可直接被肠道吸收和利用，为人体提供热能及营养。

76. **一过性失眠：**又称临时性失眠，是一种持续一段时间后可自行缓解的睡眠障碍。它不同于“失眠症”，多半是由心理上或精神上的原因引起，一旦消除了引起失眠的原因，就可以恢复至平日的睡眠状态。

77. **乙肝两对半：**是检查乙肝病毒感染的血清标志物。常用的乙型肝炎病毒免疫学标志物包括表面抗原、表面抗体、e 抗原和 e 抗体、乙肝核心抗体五项，因前四项为两对抗原和抗体，加上乙肝核心抗体，故称为两对半，又称为乙肝五项。其检查意义在于：检查是否感染乙肝及感染的具体情况。

78. **应激状态：**指人体在受到刺激之后作出的反应，以便适应这个刺激变化的环境。这时候的状态称应激状态。

79. **优质动物蛋白质：**动物性食物中含有优质蛋白质、铁、锌、维生素 B_2等，但缺乏维生素 C，钙的含量也少。

80. **预后：**指预测疾病的可能病程和结局，只是医生们依据某种疾病的一般规律推断的一种可能性，这种可能性通常是指患者群体而不是个人。

81. **照射野：**在患者接受放疗前，医生会通过 CT 扫描进行病灶部位定位，通过电子计算机计算、规划后会在患者身体表面划定一个将要进行放射治疗的照射范围，这个被划定的区域就叫照射野。

82. **职业危险暴露：**指由于职业关系而暴露在某种危险因素中，从而有可能损害健康或危及生命的一种情况。

83. **中度有氧活动：**在运动过程中，人体吸入的氧气大体与需要的氧气相等，也称等张运动，如步行、慢跑、游泳、骑自行车、跳绳、上下楼梯、健身舞等。

84. **种植：**体腔内器官的恶性肿瘤侵及器官表面时，瘤细胞可以脱落，像播种一样种植在体腔内其他部位而形成的转移性肿瘤病灶。